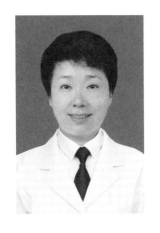

朱彩凤　杭州市中医院肾内科主任中医师，博士生导师，第六批全国老中医药专家学术经验继承工作指导老师，全国名老中医药专家传承工作室建设项目专家，浙江省名中医，国医大师王永钧教授学术经验继承人。曾任杭州市中医院业务副院长，现任杭州市肾脏病医院名誉院长。兼任浙江省中西医结合学会肾脏病专业委员会主任委员、浙江省中医药学会内科分会副主任委员、世界中医药学会联合会肾病专业委员会副会长、杭州市中医药协会中医内科专业委员会主任委员等。

从事中西医肾脏病临床与科研工作近40年，擅长各种急慢性肾脏病的中西医结合治疗，如IgA肾病、膜性肾病、肾病综合征、肾功能衰竭、老年肾病、狼疮性肾炎等。发表学术论文60余篇，出版学术著作4部。作为项目负责人，获省、市级科研成果奖励10项，先后承担各级科研项目10项，包括省部级3项。其中"IgA肾病继发局灶节段肾小球硬化的中西医结合诊治研究"获2005年浙江省科学技术进步奖三等奖、浙江省高校优秀科研成果一等奖；"雷公藤内酯醇对肾脏系膜细胞MCP-1及NF-κB的作用及其抗炎机制研究"获2012年浙江省中医药科学技术奖二等奖、杭州市科学技术进步奖三等奖。

2006年获杭州市三八红旗手，2007年获全国首届杰出女中医师、杭州市德技双馨名医师、杭州市先进科技工作者等荣誉称号，2021年获首届浙江省"仁心仁术奖"。

朱彩凤 中医肾病临证实录

主　编　包自阳

副主编　殷佳珍　李先法

审　定　朱彩凤

浙江大学出版社
ZHEJIANG UNIVERSITY PRESS

· 杭州

图书在版编目(CIP)数据

朱彩凤中医肾病临证实录 / 包自阳主编. — 杭州：
浙江大学出版社,2022.9
ISBN 978-7-308-21168-0

Ⅰ. ①朱… Ⅱ. ①包… Ⅲ. ①肾病(中医)—中医临床
—经验—中国—现代 Ⅳ. ①R256.5

中国版本图书馆 CIP 数据核字(2021)第 044289 号

朱彩凤中医肾病临证实录

主　　编　包自阳
副主编　殷佳珍　李先法

责任编辑　冯其华(zupfqh@zju.edu.cn)
责任校对　沈国明
封面设计　周　灵
出版发行　浙江大学出版社
　　　　　(杭州市天目山路 148 号　邮政编码 310007)
　　　　　(网址:http://www.zjupress.com)
排　　版　杭州朝曦图文设计有限公司
印　　刷　杭州高腾印务有限公司
开　　本　710mm×1000mm　1/16
印　　张　14
彩　　插　2
字　　数　250 千
版 印 次　2022 年 9 月第 1 版　2022 年 9 月第 1 次印刷
书　　号　ISBN 978-7-308-21168-0
定　　价　68.00 元

《朱彩凤中医肾病临证实录》
编委会

前 言

从医三十余年,朱彩凤教授在肾脏病诊疗方面积累了丰富的临床经验,形成了自己的学术思想。她认为,肾脏病的诊疗首先要"融汇中西,兼收并蓄",不仅要熟读经典,博采众长,而且要不断更新现代医学知识,掌握国际上最新的研究进展。朱教授善治未病,三因制宜,注重中西合参,用药灵活。她以精湛的医术服务于广大肾病患者,无论患者地位高低、关系亲疏,均一视同仁,热诚相待,在社会上享有很高的声誉。多年来,朱教授致力于 IgA 肾病、膜性肾病、慢性肾功能衰竭等疾病的科研、临床工作,先后承担各级科研项目多项,在同行中具有很高的知名度。

本人自 2004 年开始跟随朱彩凤老师学习,朱师优良的医德医风、严谨的治学态度深深地影响着我。朱师临证时思维敏捷,干练而果断;处方简洁而严谨,诊疗方案匠心独到,疗效甚佳。为了继承和发扬朱师的临床经验及学术思想,我们整理编写了《朱彩凤中医肾病临证实录》一书。本书所载内容系朱师三十余年的学术思想总结、部分验案及临床研究论文。全书分为五个部分:第一部分为学术思想,对朱师三十余年来诊疗肾病的方法、思路进行了归纳性概括;第二部分为医论,介绍了朱师对不同肾脏疾病或疾病的某些方面所进行的深入探讨或经验总结;第三部分为临床研究,这部分是朱师本人或指导研究生进行的临床研究,其中所选取的文章对临床有着重要的指导意义;第四部分为经验方及药对,介绍了朱师在临床上行之有效的经验处方、专病(证)专方及常用药对;第五部分为临证验案,收集了常见肾脏病的典型医案,并附有按语及学习要点。本书所有资料由"朱彩凤名老中医工作室"成员共同收集、系统整理,并经朱师亲自审阅确定。本书可作为各级临床医生、护士及医学生等的专业参考书。

由于时间仓促,一些资料的收集及整理还不甚充分,书中难免有不足、谬误之处,恳请各位同道及广大读者不吝指正,以便今后修订、完善。

包自阳

2022 年 7 月

目 录

第一部分 学术思想

第二部分 医 论

第三部分 临床研究

第四部分 经验方及药对

第五部分 临证验案

缩写词表

第一部分 · 学术思想

1 善治未病，三因制宜

《素问·四气调神大论》曰"圣人不治已病治未病，不治已乱治未乱，此之谓也"，提出了"治未病"思想。朱师结合三因制宜，将"治未病"这一预见性的思维用于治疗和管理肾脏病。朱师的"治未病"思想可分为"无病先防""欲病救萌""既病防变""瘥后防复"四个阶段。

1.1 无病先防

无病先防，主要强调了"天人合一""形神合一""动静结合"的"中和"思想。"中和"思想源于《中庸》，应用于《黄帝内经》，贯穿于《黄帝内经》中养生、生理、病理、治疗、七情、房事等各个方面。朱师认为，"失和"是人体失去健康的基础，亦是邪气扰肾的诱因。朱师善用预见性思维来进行"无病先防"，主要是从"因"入手，查找是否存在失于"血气和""营卫和""志意和""寒温和"，并消除可导致"失和"的病因。朱师认为，只有阴阳平衡才能正气充盛，正气足，机体方可排除内部的病理产物，御邪于外。

1.2 欲病救萌

欲病救萌，强调了防微杜渐。很多临床病证有先兆症状，只要发现及时，并采取适当的治疗措施，就能避免疾病或危重症的发生。例如，上呼吸道感染、化脓性皮肤病可导致急性肾炎，应及时治疗，进行尿液检查，若有血尿、蛋白尿，则有助于早期发现急性肾炎；又如，肥胖可直接导致肾病，亦可使肾病患者的蛋白尿增加。对于 IgA 肾病合并糖尿病及体重超标的患者，朱师以调摄脾肾为主，配合饮食起居调理，甚则使用利拉鲁肽等药物，在有效控制血糖、减轻体重的同时，使得 IgA 肾病较前稳定。这些"欲病"的状态，今人称为"前病未病态"，应欲病救萌，即《素问·八正神明论》所言"上工救其萌芽""早遏其路"。

1.3 既病防变

既病防变，一者强调"先安未受邪之地"，对于罹患肾脏疾病者而言，可以延伸为先安未病之肾单位,在扶正的同时当为预防未病肾单位发生病变,故加以祛风除湿、活血化瘀或清利湿热之品。二者强调"辨证知机,见微知著"。以 IgA 肾病为例,存在风湿与虚、瘀在肾病发生发展中的病机及其演变规律。通过掌握病机及其演变规律,可以预知其后出现的虚、瘀以及溺毒证,预知肝风证的出现,更重要的是在疾病之初,即对风湿、虚、瘀、肝风等进行防治,提高临床治疗效果。

1.4 瘥后防复

瘥后防复,指疾病初愈,采取适当的跟进治疗和休养方法,以防疾病复发。慢性肾脏病的难治性表现有:一是缓解难,二是最终有部分进入慢性肾衰竭,三是易复发。原因有临床缓解后过早减药停药,但病理并未完全稳定;感受外邪侵袭而复发,如紫癜性肾炎;受休息、饮食、情志等诸多因素的影响。因此,需要医生在疾病缓解后、未复发前,就应用"治未病"的思维,详细了解并分析各种易复发因素,实施个体化的瘥后防复方案。

在治未病思维的基础上,朱师重视与"三因制宜"相结合,即因人、因时、因地施方用药。例如,我们对老年肾病患者进行研究,发现"痰浊证"占比很高,且痰邪可导致肾脏功能衰退。故朱师对老年肾病患者多用苍术、虎杖、半夏等祛痰化湿之品,并针对老年肾病患者提出"与邪共存"的治疗思路,即通过补益正气,使正胜邪退,邪气不再深入,进而不用或少用强效祛邪药物。朱师在处方时,春季多用防风、白芍;夏季多用金银花、忍冬藤;秋季多用天冬、麦冬;冬季多用仙灵脾、菟丝子;梅雨季节酌加佩兰、苍术、砂仁。杭州地处江南,与北方不同,其地潮湿,夏季炎热,朱师临证时常酌予清滋与祛痰湿之品,慎用辛香温燥之品。以上分别乃因人、因时、因地制宜也。

2 肾非皆虚,实证易病

肾为先天之本,藏真阴而寓元阳,大凡肾病多为阳损阴耗之候,故肾虚证在临床上极其常见,内科甚至有"肾无实不可泻"的论述。例如,宋代钱乙在《小儿药证直诀》中云:"肾主虚,无实也。"明代方隅在《医林绳墨》中曰:"肾者,作强之官,有补无泻。"此外,中医统编教材也支持这一论述,多不谈肾实证。《中医基础理论》在脏腑辨证章节中载:"肾的病变虽多,主要的不外肾阳虚、肾阴虚、肾精亏与肾气虚等几个方面。"《中医内科学》在脏腑病证辨治概要中载:"一般来说,肾病以虚证为多,按照虚者补之的原则,当以补肾为主。"1985 年北戴河肾炎座谈会制定了《慢性肾小球疾病辨证试行方案》,并认为慢性肾炎病本多属于"虚",病标多夹有"邪"。朱师总结多年的临床经验得出,虚证在肾脏病的发生机制中固然重要,但肾并非无实证,虚实夹杂是其重要特征,且实证是肾脏病发生、进展的主要原因。

朱师崇尚《内经》及《金匮要略》中关于肾实证的论述,如《灵枢·本神》曰"肾气虚则厥,实则胀",《素问·藏气法时论》曰"肾病者,腹大胫肿,喘咳身重,寝汗出,憎风;虚则胸中痛,大腹小腹痛,清厥,意不乐",上条经文叙述了肾病的证候,后一句特指其虚,前一句当属肾实。张仲景在《金匮要略》中详细记载了肾著、肾水等肾实证,并设有甘姜苓术汤、苓桂甘枣汤等治疗之。朱师认为肾内科范畴的"肾实证"的病因病机无非是"风、热、湿、痰、瘀"累及肾脏,干扰了肾脏正常气血津液的运行,肾封藏、开阖、主水功能失职,出现的一系列病理证候。在这些病理证候中,以"风湿""痰浊""瘀血"三个方面尤为常见。

风湿扰肾是尿蛋白产生的主要病因,并贯穿疾病的始终。朱师继承了全国名中医王永钧教授关于"肾风病"的学术思想,认为具有"开泄、善行、数变"和"凝滞、缠绵、难愈"等特性的风湿病邪干扰了藏精、主水、司开阖的肾之气化,可出现少尿、尿血、泡沫尿、多尿、夜尿、水肿,以及面色、脉舌的异常,继而出现精血不足的虚弱状态,并呈现出气机升降出入和运化输布进一步失于常态,终致湿浊瘀毒留滞于体内,酿成溺毒。

痰浊内蕴是肾病患者常见的病机特征,尤其是老年患者,痰浊致病情复杂、疾病难愈。痰邪无处不到、无所不至。《丹溪心法》言"百病多有兼痰者,世所不知也"。肾病患者多合并高脂血症、肥胖、高尿酸血症等,这些均是痰浊证的辨证依据。痰浊侵犯肾络,不仅可致肾络瘀滞、壅塞受损,而且易致风湿难除,若顽痰形成,则致疾病更加复杂、难愈。

瘀血阻滞肾络,肾络瘀痹,肾失气化,可使病情迁延进展,酿生溺毒。朱师认为,对于慢性肾炎患者,如果肾活检提示有肾小球硬化、球囊粘连、肾间质纤维化、肾血管硬化等病理特点,那么这些属于肾络瘀痹的微观辨证。且痰易与瘀相合为患,使疾病迁延难愈,痰瘀痹阻肾络,肾气化失职,浊毒不化,酿生溺毒而出现危症。

正因风湿、痰浊、瘀血等实证易使肾病进展、病情变化,故言实证易病。朱师强调:虚实夹杂是慢性肾脏病的病机特点,且不可概以"肾虚"治之,然"治病必求于本",肾虚、肾实孰为标本,不可一概而论,应审症求因,综合证候的病因、病性、病位、病势做出系统的阐释,此乃辨证思路之要。

3 顾护脾胃,重视后天

大凡治内伤杂病者,多以脏腑辨证为主,而在众多的论述中,尤其重视脾、肾二脏,一为"后天之本",一为"先天之本",两者之中,医家又多推崇"善补肾者,当于脾胃求之"的主张。朱师认为,现代肾病的辨证论治也是如此,慢性肾小球疾病的病位虽然在肾,但与脾胃有着密不可分的关系。

首先,从病机来说,如《灵枢·口问》曰"中气不足,溲便为之变",《景岳全书》曰

"中气虚弱，则不能收摄，而注陷于下……"，《医学衷中参西录·理血论》指出"中气虚弱，不能摄血，又秉命门相火衰弱，乏吸摄之力，以致肾脏不能封固，血随小便而出也"，故在临床论治慢性肾脏疾病时，必须注重健运脾胃，顾护后天之本。

其次，固护脾胃属先安未受邪之地。《金匮要略》有云"见肝之病，知肝传脾，当先实脾"，"上工不治已病治未病，先安未受邪之地"。一方面，朱师认为肾病非皆虚证，实证尤为重也。实则邪气实，虚则精气虚。肾病的实邪不外乎风湿、痰浊、瘀血等。湿、痰浊、瘀血均为阴邪，易趋下焦，侵犯肝肾而病。而脾为阴土，喜燥恶湿，湿邪最易伤脾，"诸湿肿满皆属于脾"，故此类实邪也易伤脾，导致脾虚不运，水湿内停，因实致虚，前后相因。另一方面，叶天士在《温热论》开篇中即讲"且吾吴湿邪害人最广"。浙江地处江南，地气多湿，湿邪最易侵袭人体。湿为阴邪，喜伤脾阳，脾阳不足，复生内湿，内外相感，脾气益损，变证丛生。湿性缠绵重浊，导致疾病迁延难愈，而湿邪又最难祛除，唯有脾气健运方可使水湿得化。故朱师强调起病时先健脾固脾，先安未受邪之地。常用黄芪、白术健脾益气，山药、薏苡仁健脾渗湿，两组药物配对，一方面脾肾同固，另一方面健运脾胃。

再次，老幼之人脾胃往往不足，健脾就是固肾。由《素问·上古天真论》而知，女子自五七以后先衰脾，再及肾；男子五八以后肝脉先衰，其次脾肾。老年人往往肝脾肾不足。而幼儿"心肝有余而肺脾肾常不足"。小儿由于喂养不当，脾虚更甚，故老幼均为脾肾不足之辈。经云："虚虚实实，补不足，损有余。"加之脾为后天之本，肾为先天之本，补后天即为益先天。对于此两类病患，朱师遣方用药常注意消补并用，如食少者，常用薏苡仁、山药健脾；舌苔腻者，加用藿香、佩兰化浊；湿重腹胀者，用苍术健脾燥湿除胀，增加胃肠动力；食滞者，加山楂消食调脂；胃阴不足者，以天冬和麦冬同用养阴生津和胃。《景岳全书》曰："土气为万物之源，胃气为养生之主。胃强则强，胃弱则弱，有胃则生，无胃则死，是以养生家必当以脾胃为先。"现代人由于食物丰富，生活条件优越，食不厌精，脍不厌细，肥甘厚味，生冷滋腻，嗜食不忌，饮食自倍，肠胃乃伤，脾胃受损，功能失司。故这类患者日常饮食也需注意饮食宜忌，方与治疗相辅相成，事半功倍。

盖脾为胃行其津液，健脾益气，需注重脾阴，顾护脾胃之阴津。朱师深受缪希雍和叶天士的脾阴学说的影响。缪希雍指出："世人徒知香燥温补为治脾虚之法，而不知甘寒滋润益阴之有益于脾也。"以甘寒之类如麦冬、天冬、生地黄、石斛等组方治疗脾阴不足证。叶天士力倡胃阴之说，对脾胃之阴研究颇深，主张脾胃应分而治之。他认为胃阴不足的治疗大法为甘寒润降，清养胃阴，以北沙参、麦冬、玉竹、石斛组方。脾阴虚的原因一为胃阴伤影响脾阴，一为下焦肝肾精血亏损直接影响脾阴。由于对肾病多使用激素等阳药，易耗气伤津，而中药祛风类药物易伤阴血，故朱师深受上述医家的影响，在治疗中常用太子参、麦冬、山药、芡实等益气养阴，固护脾胃之阴。

4 肾病于络,治络为要

中医学认为,络脉是自经脉别出的分支,络脉从大到小,分成无数细支遍布全身,将气血渗灌到人体各部位及组织中,使得在经络中运行的气血由线状流行扩展为面状弥散,对整体起到营养作用。而现代医学肾脏结构和功能的基本单位是肾单位,包括肾小体和肾小管,其中肾小体包括肾小球和肾小囊,发挥滤过作用者为肾小球。肾小球由毛细血管组成。肾小球通过其逐级分支形成的毛细血管系统增加了滤过面积,从而发挥最强的滤过功能,故肾小球与中医络脉的功能特点极为吻合。"络病理论"认为,络病具有"易滞易瘀""易入难出""易积成形"的病机特点,与肾小球疾病由肾炎进展到肾衰竭的病理过程"肾风—肾痹(肾络瘀痹)—肾微癥积(体)—肾劳(用)—溺毒"极为相似。基于此,朱师认为,肾小球疾病病位在肾络,应以络病为切入点论治。

4.1 络气不足,肾络空虚

肾为五脏六腑之根,藏精气,故肾络气虚宏观上表现为腰酸乏力,头晕耳鸣,精神疲惫。微观上,络气不足,肾络空虚,抗病力弱,故风湿邪气极易乘虚侵入肾络,络气虚而无力抗邪,可致邪气长期存在,迁延不愈。肾络津血极为丰富,络气虚,气不摄血,血溢出脉外,可出现肉眼或镜下血尿。络气虚馁,气不行血,血流不畅,可导致或加重瘀血,日久致肾络瘀痹。

4.2 邪气滞络,易积成形

外来邪气,如风湿、风毒、湿毒之邪,既有风邪的"善行数变",又有湿邪的"趋下易袭阴位"或兼有毒邪的"浸渍脏腑,久不捻散"等特性,故此类邪气可直犯肾络,并可留滞肾络,导致肾络损伤,肾固涩失职,故可见蛋白质、红细胞等精微物质随溲外溢。络病以易滞易瘀、易积成形为主要病机特点。若邪气留滞日久,干扰气血津液运行,加之肾络气虚,行血、行津无力,津凝为痰,血滞为瘀,痰瘀互结,瘀痹肾络,日久肾微癥积形成,则形成有形之病变,即肾病理所见的肾小球球性或节段性硬化。

结合"络气不足,肾络空虚""邪气滞络,易积成形"的络病理论基础,朱师立足于肾络,在"补阳还五汤"的基础上化裁,自拟了"通络益气膜肾方",由地龙 10g、赤芍 10g、川芎 30g、黄芪 30~60g、当归 10g、丹参 10g、桃仁 6g、薏苡仁 30g、焦山楂 15g、莪术 15g、积雪草 30g 组成;在此基础上,根据邪气的性质或加用祛风除湿,或祛风散邪,或清热解毒,或化痰散结之品。该方用于治疗膜性肾病、局灶节段性肾小球硬化症、高血压肾小动脉硬化症、慢性肾衰竭等疾病,以肾络空虚、邪气瘀滞为主要证型者。而基于现代肾脏病理学的络病理论探讨为络病诊断标准提供了有利条件,也为与西医学相结合创建新的络病理论提供了基础,利于今后开展相应的理论研究。

5　中西合参,灵活用药

朱师认为,中西医合参并不是机械地中药加西药,而是取长补短,有机地、辨证地结合。

(1)辨病与辨证结合,取长补短。以往,由于诊断技术水平的限制,对疾病病因、病理的认识不足,使得辨病确有困难。而现代科学的发展使我们对疾病发生的原因、病理变化,以及临床表现等的认识较以往更为全面。在目前条件下,只有辨清病,才能明了治愈的是什么疾病,才能更好地总结临床经验,且患者所期望的已不仅仅是症状和证候的改善,还有疾病(现代医学的病)的痊愈、稳定和身体的康复。

中医辨证论治具有现代医学所不具备的优势。朱师崇尚俞尚德先生提倡的"审病—辨证—治病"的诊疗模式,即运用现代医学科学技术手段来明确诊断疾病;从"病"着手,撷取"四诊"资料,同时参考现代科学检查的客观指标,综合宏观的和微观的证据,审慎辨证,以剖析疾病在不同病期不同类型的证候表现与演变规律,进而阐述其病机;根据中医理法,结合中药现代研究的新认识来组方、选药、治病;治疗目标不仅关注证候,更重视疾病的痊愈、稳定与身体的康复。

(2)激素及免疫抑制剂合用中药以增强疗效,减少毒副作用。对于肾病综合征或肾病理较重、活动性指标较高的患者,需要使用激素及免疫抑制剂以控制炎症,延缓疾病进展。但激素及免疫抑制治疗会发生明显的不良反应,需配合使用中药,以增强西药的疗效。此时朱师常分三阶段进行治疗:在激素治疗初期,多出现药源性肾上腺皮质功能亢进症状,如舌红、口干、烘热、盗汗、失眠、精神亢奋、脉数等,呈阴虚火旺证表现,此时宜用滋肾阴药(如生地黄、女贞子、旱莲草、玄参、知母、龟板等)。在激素治疗中期,阴虚证候多向气阴两虚转型,治则亦宜相应微调,即在上述滋肾阴的基础上逐渐增加黄芪、太子参、淮山药等,以补气益肾。在激素治疗后期小剂量维持阶段,临床证型开始向肾阳气虚证转化,此时宜以温阳益气补肾为主,使用黄芪、党参、白术、仙灵脾、菟丝子、巴戟天、金樱子等。

另外,不同疾病应用激素治疗所表现出的证候也是不同的,如IgA肾病出现肾病综合征,与其他非增殖性肾小球疾病所致的肾病综合征,在激素治疗后的证型转化规律方面略有差异,即肾阳虚证少且轻,所以治疗不温肾阳而补肾气,不用肉桂、附子而用人参、黄芪、仙灵脾。

(3)针对不同实验室检查及病理指标辨证用药。朱师将现代医学的实验室指标及肾病理作为中医四诊的一部分,提高了中医辨证论治的准确性。如尿足细胞检测,若尿中出现足细胞,则往往提示肾病处于活动状态,朱师认为此属中医的风湿证候,应加用祛风除湿中药或中成药,如雷公藤多苷片、汉防己、鬼箭羽、青风藤等。血脂、血黏度、血黏附分子水平升高,此为痰浊证的微观依据,常合用荷叶、虎杖、郁金、苍术等。肾病理显示局灶节段性肾小球硬化、球囊粘连、间质纤维化、纤维性新月体等,这些符合瘀血证的微观辨证,常合用积雪草、莪术、桃仁、三棱、丹参等。

(4)灵活应用西药。要正确辨证,灵活应用中药,只要对病情有利,也可善用西药。朱师在长期的临床工作中积累了丰富的实践经验,如对于长期服用激素或免疫抑制剂的老年患者,待天气转冷后,每周给予一次人免疫球蛋白或胸腺素,以预防感染,防止肾病加重。对于长期服用激素及强效免疫抑制剂(如霉酚酸酯、他克莫司等)者,常联合复方新诺明片(每周 2～3 次,每次 1 片),以预防肺孢子菌感染。对于慢性肾炎患者,在小剂量激素维持过程中,如发生呼吸道感染或胃肠道感染,在抗感染治疗的同时,无论尿检结果是否加重,仍需将激素增加 1～2 片/d,连用5～7 天后减回既往剂量,以预防肾炎患者受感染的影响而发生应激反应。

6 微观辨证,开拓思路

临床上许多慢性肾脏疾病无典型症状,隐匿性强,易被忽视,以致早期失治,有症状时多已是晚期。如《内经》早有"肾风"之说,但后世少及,也多仅针对"水肿"治疗。对于隐匿性肾炎,临床上常出现无症可辨,医者出现"病道少"之苦。朱师在临证时总以审病为先,辨证为主,辨证时注重宏观与微观相结合,西为中用,将现代医学的优势用到中医,尤其是检查检验结果及肾病理微观之所见,会开阔中医辨证视野,开拓思路,提高辨证的准确性。

在检验检查方面,朱师非常注重尿足细胞的定期检测,而足细胞来源于肾固有细胞。我们的研究表明,尿中足细胞与肾病临床活动密切相关,尿足细胞阳性提示肾脏处于病理活动状态、病情重,需予以积极治疗。朱师把尿中出现的足细胞作为"风湿内扰"证的微观表现,常加用祛风除湿药物,如汉防己、徐长卿、青风藤,中成药雷公藤多苷片等。肾脏 B 超可通过测量肾脏大小、皮质厚度来检测肾脏血流,以反映肾脏的功能状态。若 B 超提示肾脏变小、皮质变薄,此系肾气亏虚、肾体失充的微观表现;若 B 超提示两侧肾脏长径差别在 1cm 以上,或血流不佳、分枝状,此系肾络瘀阻、血脉不利的微观表现。血脂、血尿酸、血黏附分子升高系痰浊证的微观辨证。尿渗透压降低,提示肾气亏虚、气化功能减退等。

在肾病理方面,肾小球硬化、有效肾单位缺失,提示肾精不足;肾小球系膜区增宽,毛细血管祥闭塞、塌陷、僵硬,肾小血管血栓形成,肾小动脉玻璃样变,细胞纤维新月体形成,球囊粘连,小球节段或球性硬化,间质纤维化,此系肾络瘀痹的微观辨证;而肾增殖性病变,如细胞增生、新月体、炎症细胞增生,系风湿内扰的微观辨证;肾小球肥大、肾小球旁器肥大,出现泡沫细胞,肾小管肥大,肾小叶间动脉节段透明性病变,电镜上足细胞肿胀,微绒毛化,肾小球基底膜扭曲等,这些肾病理表现可作为痰浊扰肾的微观辨证依据。

《伤寒杂病论》序云:"夫天布五行,以运万类,人禀五常,以有五藏,经络府俞,阴阳会通……"因此,"天人相应"并非只是在宏观上,从大世界,到小的个体以及更小的微观世界,也应该是一体的。中医学的前期发展充分发挥了"天人相应"的宏观到人体的思考和辨证。而近现代的微观世界的研究则打开了另一扇世界大门,与属于中华文化的中医学,兼容并蓄,可促进中医学的发展。

第二部分 ○━┤医　　论

IgA 肾病中医辨治四法

IgA 肾病(IgAN)是一种常见的原发性肾小球疾病。近年来,一系列研究证实,20%~40%的患者病情呈慢性进行性发展,最终可导致终末期肾衰竭,患者需依赖肾脏替代治疗来维持生命。我们临床体会,中医中药治疗 IgAN 有自身的特色和优势,现归纳成诊治四法予以介绍,供同道们参考。

1　疏风清热,清上治下法

本法适用于 IgAN 肉眼血尿及尿检异常患者的初发阶段。此类患者病初多有内热上扰的证候,症见咽痛口干,发热咳嗽,舌红或苔黄,脉浮数或滑数。同时可相继出现尿色深,甚至出现肉眼血尿。

处方:蝉衣、桔梗各 6g,连翘、茜草各 15~30g,金银花、黄芩各 10g,白茅根、鲜芦根各 30g,生甘草 3g。加减:扁桃体红肿加蒲公英、紫花地丁各 30g,尿急滞不畅加绵萆薢、大蓟、小蓟各 10g。部分本型 IgAN 患者的病情反复发作与扁桃体感染有密切关系,其发病系由内热上扰所致,因此疏解内热,清解热毒,清其上则能治其下。临床上运用上方,近期疗效十分明显。唯反复发作者,往往可使 IgAN 患者的肾病理加重,严重者可继发局灶节段性肾小球硬化及肾间质纤维化,导致肾功能减退。对于此类患者,宜及早实施扁桃体择期摘除术,以清除病灶,对延缓 IgAN 患者的疾病进展,保护肾功能,不失为简单易行且十分有效的手段。

2　益气养阴,固肾宁络法

本法适用于 IgAN 无症状尿检异常者。此类患者多无明显自觉不适,只在例行体检或婚检时始发现尿常规有蛋白或(及)多形性红细胞;进一步认真询问可知,其中部分患者可能有腰部酸困感觉,或尿中有泡沫,或尿色稍深,脉多细弦或略带数,肾病理检查始证实为 IgAN。

处方:黄芪、白花蛇舌草各 30g,山药、桑椹各 15g,女贞子、杜仲、金樱子、芡实、牡丹皮各 10g,旱莲草 15～30g,生地黄 20g。临床诊断为隐匿性肾炎的患者,多呈无症状性蛋白尿或(及)血尿表现,对其行肾穿刺病理检查,有很大一部分是 IgAN 患者。笔者体会,所谓"无症状",其实应包括一部分症状轻微而未被察觉的患者。病机为肾气失于封藏,阴精外泄。所以治疗时益气养阴兼顾,始能安宁肾络。方中黄芪补气,二至丸滋阴,水陆二仙丹固肾,对气阴两虚、肾失封藏证型的 IgAN 患者有很好的针对性;再加生地黄、杜仲、牡丹皮、白花蛇舌草辅佐之,药后症状及尿常规检查很快获得改善。

3 健脾益肾,淡渗水湿法

本法适用于 IgAN 伴有不同程度水肿者。此类患者临床上常有气短疲乏、腰膝酸软、纳呆便溏、尿多泡沫、苔薄白等证,严重时则表现为大量蛋白尿(≥ 3.5g/24h)、低蛋白血症(≤ 30g/L)及高脂血症等具有比较明显特征的肾病综合征表现。

处方:黄芪、猪苓、茯苓、薏苡仁各 30g,炒党参、苍术、炒白术、汉防己、仙灵脾、大腹皮、车前子各 10g,泽泻 10～15g。水肿明显时宜强调低盐饮食,每天食盐摄入量减至 3g 以下。对于脾肾虚寒明显者,可加大黄芪至 45g,仙灵脾至 15g;若水肿消退,尿检改善不著,可与小剂量雷公藤多苷片配合使用。

4 益肾行瘀,消癥散结法

本法适用于 IgAN 瘀血证或微观辨证显示存在肾内微型癥积(肾纤维化)者。此类患者一般病史较长(但亦有病情隐匿而不自觉者),有的因腰痛固着不移,伴有血尿而被辨证为肾络痹阻和离经之血随尿而泄;有的则因病程迁延,始被考虑"久病入络",然后肾病理检查发现肾脏的形态学改变符合微型癥积,如肾小球系膜区增宽,毛细血管袢闭塞,细胞纤维新月体形成,球囊粘连,小球节段或球性硬化,玻璃样变的间质纤维化等,均可应用本法治疗。其中,益肾法包括前述益气养阴固肾法及健脾益肾法,并在此基础上选加当归、川芎、桃仁、三棱、莪术、海藻、昆布、积雪草等消癥散结。但临床上却以脾肾气血不足基础上发生者多见,可用下方治疗:黄芪、川芎、薏苡仁、积雪草各 30g,仙灵脾、当归、桃仁、炒白芍各 10g,生地黄 20g,莪术、海藻各 15g。笔者体会,以治肾癥积的中医理法方药治疗肾纤维化,要点在于把握一个"早"字。所谓"早期",可分为三个层次:一是从肾功能角度,宜早期选择在肾功能不全刚跨入失代偿期时;二是从肾病理角度,宜早期选择在肾细胞外基质积聚、球囊粘连、肾瘢痕开始形成时;三是从分子生物学角度,宜早期选择在致硬化因子,如转化生长因子 β_1(TGF-β_1)和 IV 型胶原蛋白(Col-IV)开始高表达时。治肾内微癥积有消、补二途,多数情况下需消补兼施。选黄芪、仙灵脾及四物汤,从脾肾气血入手,消癥法用莪术、海藻、桃仁以活血化瘀,软坚散结,其中积雪草传统用于清热利湿,消肿解毒。现研究其所含之积雪草苷、羟基积雪草苷,可抑制成纤维细胞增殖,防止粘连发生,缓解粘连形成,我们用于治疗肾微型癥积,疗效尚佳。

上述的中医辨治四法,倘若能够运用得当,确实能够提高疗效,但亦不能包罗一切,如IgAN的血尿,由内热上扰所致的,清上实下可以获得良好疗效;若为瘀血癥结所致,则有的有效,有的未必有效,此时切勿把止血尿作为治疗的唯一目的,而需从整体辨治出发,采用益肾消癥、调整阴阳气血、保护肾功能、延缓肾纤维化的进展等多种相应措施,才能收到理想的效果,这就是中医辨证论治的灵活性所在。

[原文出自:朱彩凤.IgA肾病中医辨治四法.浙江中医杂志,2003,38(6):252-253.]

IgA 肾病中医辨证现状分析及认识

IgA 肾病(IgAN)是最常见的原发性肾小球疾病之一,东南亚地区的发病率最高,为 30%～40%。近年来,一系列研究证实,20%～40%的患者病情呈慢性进行性发展,最终导致终末期肾病(ESRD)。尽管 IgAN 十分常见,但迄今尚无理想的治疗方法。我们认为,针对 IgAN 在临床及病理表现上的多样性,采用中西医相结合、临床与病理相结合、辨证与辨病相结合的综合治疗方法,有利于优势互补,提高疗效,延缓病情进展。下面就目前 IgAN 辨证的现状做一分析。

1　证候的辨证分型

10 年来有关 IgAN 的中医论文共检出 414 篇,其中有关辨证及临床试验研究论文 85 篇,报道病例数在 20 例以上的论文 44 篇,涉及病例 1817 例,其中仅 11 篇为随机对照临床试验,对照组用药多数为双嘧达莫、藻酸双酯钠、血管紧张素转换酶抑制剂(ACEI)及鱼油。统计文献中共分列出中医证候类型 28 种,经剔除内涵相同而仅用词有别者,则得 20 种证型。

(1)急性活动期:热毒扰肾证、下焦湿热证(膀胱湿热证、肠道湿热证)、心火炽盛证、肺肾风热证(风热扰络证、风热上扰证、热伤血络证)、咽喉证。

(2)慢性进展期:阴虚内热证(阴虚火旺证)、气虚不摄证、气阴两虚证、气滞水停证、气滞血瘀证、三焦气滞证、气虚夹瘀证、阴虚夹瘀证、湿热内蕴证(湿热互结证)、肾虚证、肾阴不足证、肾气阴两虚证、肝肾两虚证、脾气虚证(脾虚证)、脾肾两虚证。

IgAN 的证候被多数学者认可,并且使用频率较高者,主要集中在急性活动期的风热证、湿热证,慢性进展期的肝肾阴虚证、气阴两虚证、脾肾气虚证以及在虚证基础上的夹瘀证等,可见以简驭繁是今后辨证分型发展的趋势,它将有利于 IgAN 中医诊治研究的进一步深入。

2　证候的辨证标准

证候是由众多相关的症状组成的,每一证候有主症,有次症,亦可出现一些或然症。确立一个证候,主症和若干相关次症是不可或缺的,或然症对确立某一证候并不起决定性的关键作用。但笔者从相关文献中也发现,证候缺乏主症,更罕见定量及半定量指标,如金氏[1]认为阴虚内热证应具备尿色鲜红,或显微镜下血尿,五心烦热,口干咽燥,腰酸腿软,舌红少苔,脉细数。应该说该证候的症状是比较简洁和清晰的,但如果临床上见有烦热不及五心,或有口干而无咽燥,有腰酸而无腿软,辨证能否确定;或症状符合而脉、苔、舌不符,辨证是否成立。阴虚内热证的 11 种症状(尿血、心烦、手心热、足心热、口干、咽燥、腰酸、腿软、舌红、少苔、脉细数)何为主症,何为次症,何为或然症,都无明确概念,这些都是我们在医疗实践中经常遇到却无法回避的现实。正如管竞环教授在《中医科研思路之管见》一文中指出的那样,存在"只有定性,没有定量"和"概念模糊,界定不清"的缺陷。布莱福特讲过:"科学有两个特点,即可测量性和可重复性。""一种科学只在成功地运用数学时才标志着真正达到完善的地步。"因此,在对 IgAN 进行中医辨证时,应该引入数学评议,使之不断发展和完善。

3 证候的命名

从上述 IgAN 中医证候分类可知,即使经过初步的归纳和剔除,其证候仍达 20种之多,其中不乏大同小异者、概念不清者、标新立异者,以至于达到混乱的程度。尤其在 IgAN 慢性进展期的辨证中,自上而下,从阴虚内热证至湿热内蕴证 9 项均未列脏腑病位(若三焦作为大范围的病位,则仍有 8 项),而从肾虚证至脾肾两虚证6 项则主要标志肝、脾、肾三脏单独或合并发生病变,不难发现重复之处甚多,如气阴两虚证与肾气阴两虚证、肝肾阴虚证与阴虚内热证,这样繁复的分列证型会对学习研究以及成果推广带来极大困难。

有的证候分类看似简洁,亦颇有新意,如孔氏提出 IgAN 从咽、脾、肾论治,进而确立了咽喉证、脾虚证、肾虚证,并开展了相应的机制探讨;但仔细品味,该证候分类还是存在不少问题,首先咽喉是人体器官之一,其病亦多种多样,中医辨证应有寒热虚实表里之分,轻重缓急之别,即使从中医经络学说探索,除足少阴肾经之外,循咽喉而过的经脉至少有手太阴肺经、足厥阴肝经、手太阳小肠经、手少阳三焦经、手阳明大肠经及任督二脉等。上述经脉所生病都可发生咽干、咽肿、咽痛及喉痹,这在《灵枢·经脉篇》中均有明确记载,何况中医脏腑经络中所述及的肾与现代医学的肾脏也不能等同而言,因此我们认为 IgAN 辨证论治将咽喉专列为一个证候,不辨寒热虚实,通投清热利咽的尿血宁是欠妥的。同理,脾肾同属五脏,其不足亦有阴阳气血之不同,因此直称脾虚、肾虚,通投健脾清利的健肾片(脾虚证用健肾片,大概此肾指现代医学的肾)和益肾清利的肾炎灵片(肾虚证用肾炎灵片,易误解肾炎都是肾虚)亦是欠妥的,尤其对脾虚证所用的健肾片中含有青风藤,对肾虚证所用的肾炎灵片中含有雷公藤,而不标明脾肾虚的同时存在某某兼证,抑或只是结合辨病所用之药,使人难以理解。总之,证候命名应按中医理论,力求表达其内涵,是十分必要的。

4 证候的分布及其规律

IgAN 是一组以 IgA 为主的免疫复合物沉积于肾小球系膜区和(或)毛细血管

祥沉积为主要病理特征的原发性肾小球疾病,临床表现多样化,多数呈隐匿性肾炎表现,亦有呈慢性肾炎综合征、肾病综合征及急进性肾炎者。黎氏[2]根据临床特点及预后,将IgAN分为反复发作肉眼血尿型,且按排列次序,其发展至ESRD的可能逐级增加。至于中医各证候类型与IgAN的病情轻重及预后关系如何?有无规律可循,与现代医学临床分型是否相关?文献专题报告极少。孔氏[2]归纳近10年的临床文献后认为IgAN辨证具有一定规律性,呈肾病综合征的患者辨证以脾肾气虚为主,表现为慢性肾炎者以肝肾阴虚为多,急性肾炎表现者常见脾肾气虚及湿热,呈隐匿性肾炎者以肝肾阴虚及肺脾肾气虚为主,血尿为主伴高血压及肾功能损害者以阴虚及气阴两虚多见;继而又对南京中医院1998—2000年的IgAN住院病例进行中医辨证与肾活检资料的相关性分析,发现咽喉证25例,占总病例数的22.12%,主要为轻微病变,其次为系膜增生性肾炎;脾虚证39例,占34.51%,常见系膜增生性肾炎,其次为轻微病变,局灶节段性肾小球硬化次之,新月体肾炎和轻微病变较少。但是,由于中医对IgAN的证候分类方法并未统一,辨证亦未引入量化标准,加以对IgAN肾功能减损及预后最为重要的肾小球局灶节段硬化、间质纤维化及小管萎缩,未按发生程度予以分级处理后对照,因此上述分布及规律的可靠性是需要质疑的。

IgAN是全球范围内最常见的原发性肾小球疾病之一,临床表现具有多样性,预后又不容乐观,20%~40%的患者在慢性经过中发展至ESRD,治疗主要依靠中西医结合的综合措施,因此中医辨证论治仍然是十分重要的一环。而从文献综述资料透视,目前中医的辨证仍处于低水平状态,它极大地阻碍了中医治疗水平的提高,主要表现在证候类型过于繁复,缺乏统一的、可以量化的标准,对各个不同证候的发展、演变及其对预后的影响没有长期的追踪观察,更缺乏多中心大样本、前瞻性的随机对照试验来系统评价辨证的精确性,因此期待专业医务人员作出更大努力,以求疗效有一个质的飞跃。

参考文献

[1]金仲达,曹向东,张文军.中药为主治疗IgA肾病43例.中国中西医结合肾病杂志,2002,3(5):296-297.

[2]黎磊石,李莉,刘志红.我国的系膜性IgA肾病.中华肾脏病杂志,1989,5(1):49-54.

[原文出自:朱彩凤.IgA肾病中医辨证现状分析及认识.浙江中医学院学报,2003,27(4):17-18.]

朱彩凤"治未病"思想在肾脏病治疗中的应用

近 10 年来,随着人们生活水平的提高,中医"治未病"理论被广泛用于养生保健和疾病预防;同时,"治未病"理论也常被作为冬季膏方的主要依据,各大中医院也非常重视该理论,大多成立了"治未病"科。朱师认为,"治未病"是中医思维中一种独特的预见性思维,是根据以往的经验和事物发展的内在规律,对事物发展的未来趋势和状况预先做出推测的思维特征。中医"治未病"理论的价值不仅体现在养生保健方面,更多体现在疾病的诊断和治疗方面。以肾脏病为例,朱师将"治未病"这一预见性的思维用于肾脏病的诊治和管理,取得了较好的效果。

"治未病"最早源于《黄帝内经》。正如《素问·四气调神大论》所载:"圣人不治已病治未病,不治已乱治未乱,此之谓也。夫病已成而后药之,乱已成而后治之,譬犹渴而穿井,斗而铸锥,不亦晚乎!"治未病,就是在疾病未发生、未传变、未加重、未复发之时,预先采取措施,防止疾病的发生、传变、发展、复发。《灵枢·逆顺》有言:"上工治未病,下工治已病。"这一思想多经后世医家的探索和传承。如朱丹溪在《丹溪心法·不治已病治未病》中专论"治未病"观点,他开章明义,第一句即提出:"与其救疗于有疾之后,不若摄养于无疾之先,盖疾成而后药者,徒劳而已。是故已病而不治,所以为医家之法,未病而先治,所以明摄生之理。夫如是则思患而预防之者,何患之有哉?"此"圣人不治已病治未病之意"形成了以"无病先防,欲病救荫,既病防变,瘥后防复"为主的理论体系。

1 无病先防

《内经》不仅描述了"治未病"理论,而且体现了唯有万物与自然相合,顺阴阳之道,遵虚实之则,择清补之用,才能真正做到未病先防。中国古代的健康标准在《黄帝内经》中可用一个字概括——"和",即"血和""卫气和""志意和""寒温和",表现为人与自然、心与身、气与血和谐,这与世界卫生组织(WHO)提出的健康是"躯体无异常,心理活动正常,能适应外界环境"的定义是一致的。朱师将"以平为期"治病的"中和思想"贯穿肾病治病防病。《内经》云:"虚邪贼风,邪不能独伤人……"外邪之所以能扰及肾,与"失和"关系密切,或失于"寒温和",或失于"卫气和",或失于"血和",或失于"志意和",或失于"饮食和"。"失和"是人体失去健康的基础,亦可能是"风湿之邪扰肾"的基础。故朱师认为在"无病先防"中,防的主要就是人与自然、心与身、气与血的不和谐。《素问·上古天真论》亦有"上古之人,法于阴阳,和于术数……度百岁乃去"之论述,揭示了生命乃阴阳之体的本质,唯有遵天时和地气,才能形神健全。同时,《素问·生气通天论》言:"苍天之气,顺之则阳气固……"人体五脏九窍与自然气候相通,顺者正气存内,邪不可干,逆者阳不抗邪,疾病乃生。朱师善用预见性思维来进行"无病先防",主要从"因"入手,去除可导致"失和"的病因,她认为只有阴阳平衡,才能正气充盛,只有正气充足,机体方可排除内部病理产物,御邪于外。

2 欲病救萌

欲病救萌,意思是当人体出现一些偏离健康的迹象、征兆时,要及时调理、治疗,防止其发展为疾病,防微杜渐。临床上许多病证有先兆症状,只要及早发现,及时采取适当的治疗措施,就能避免疾病甚至危重症的发生。例如,上呼吸道感染、化脓性皮肤病、感染性肠炎等均可导致急性肾炎发病,应及时治疗,并行尿液检验,若尿检有红细胞、蛋白质,则提示急性肾小球肾炎的可能,这正是基于"欲病救萌"思维。再如,糖耐量降低是糖尿病前期的主要体现,而糖尿病前期至糖尿病的发展正是"欲病"至"已病"的具体体现。有中医学者认为[1],糖尿病前期是由"气、血、痰、食、湿、火"六郁和"络滞"所致的,若疾病进一步发展,郁而化热,伤络耗气,则是糖尿病前期发展至糖尿病的主要病机。朱师常将疏郁清热和疏络并用,以改善糖耐量降低,阻断糖尿病前期发展至糖尿病,这正是中医"欲病救萌"思维的体现。就肾病而言,有更多"欲病救萌"的案例。众所周知,肥胖可直接导致肾病,亦可使肾病患者的尿蛋白增加。对于 IgA 肾病合并糖尿病及体重超标的患者,朱师配合饮食起居调理,调节脾肾,甚则使用利拉鲁肽等药物,以有效控制血糖,并在减轻体重的同时,使 IgA 肾病较前稳定。这些"欲病"的状态被今人称为"前病未病态"。《素问·八正神明论》曰"上工救其萌芽""早遏其路",就是说疾病虽未发生,但已有先兆或处于萌芽状态,应积极治疗,从而防止疾病的发生。

3 既病防变

《金匮要略》有言"夫治未病者,见肝之病,知肝传脾,当先实脾",即强调了"既病防变"的重要性。而从专科医师的角度出发,既病防变的意义更大。朱师认为既病防变主要包括以下几个方面:一是所谓"先安未受邪之地",就是说先治疗未受病邪侵袭的地方,以阻断病邪的传变。对于已经罹患肾脏疾病者,可以延伸为先安未病之肾单位。治疗肾脏疾病多以扶正为根本,当为预防未病肾单位发生病变,在此基础上加以祛风除湿、活血化瘀或清利湿热之品,以逆转病变之肾单位。因此,对于已发生慢性肾脏病,特别是肾功能不全的患者,重点在于保护未病之肾单位。二是"辨证知机,见微知著"。古代中医强调"有是证,用是药"的辨证论治,"圣人"或"上工"之所以能做到运用预见性的思维,在证未成或证未现之前进行诊治,与对疾病的病机以及病机演变规律的准确把握有关，认为证之微妙之处，在于"机"。何谓机？事物初露苗头的先兆，也称机先，《辨奸论》则称"见微知著"，告诉人们在防治疾病过程中，一定要掌握疾病发生发展的规律及其传变途径，做到早期诊治。以 IgA 肾病为例，之所以说风湿致肾病是一种理论创新，不仅仅是因为其揭示了风湿为邪的病因，更是揭示了风湿与虚、瘀在肾病发生发展中的病机及其病机演变规律。通过掌握病机以及病机演变规律，可以预知其后出现的虚、瘀以及溺毒证，预知肝风证的出现，以及对肾病风湿的影响；更重要的是在疾病之初，即对风湿、虚、瘀、肝风等进行防治，提高临床治疗效果，可以无愧尊为"圣人"。三是"西为中用，防止传变"。随着现代科技的发展，通过理化检验、病理学检查、基因检测以及大数据统计等先进的检查手段，更快捷、更准确地预测肾病的发展。再举例 IgA 肾病，其也有特例需要另当别论。例如，对于临床表现为急性肾炎综合征，肾病理以毛细血管内增生为主伴轻度系膜增生者，此时需采用现代化的病理学检查帮助见其"机"，知其病机演变规律与急性肾炎相似，而以"一清到底"为治疗原则，同时强调"休息"及"低盐饮食"，以阻断病邪的传变。

4 瘥后防复

瘥后防复，指疾病初愈，并采取适当的跟进治疗和休养方法，以防止疾病死灰复燃。众所周知，慢性肾脏病之所以难治，主要体现在三个方面：一是缓解难，二是最终有部分进入慢性肾衰竭，三是易复发。而易复发的原因有多种，有的与病理类型相关，如微小病变型肾病；有的临床缓解后过早减药停药，但病理并未完全稳定；有再受外邪侵袭而复发，如紫癜性肾炎；还有休息、饮食、情志等诸多因素。因此，需要医生在疾病缓解后、未复发前，就运用"治未病"的思维，详细了解并分析各种易复发因素，制定个体化的瘥后防复方案。例如，对于 IgA 肾病，根据患者的病理表现，在临床缓解后，可适当延长小剂量激素、免疫抑制剂、血管紧张素转换酶抑制剂（ACEI）、中药四联疗法疗程。再如，对于肾病综合征，在激素治疗有效后，在撤减激素过程中或者激素全部停用后，应配合中医药补益肾气，而至肾气充实，"正气存内，则邪不可干"，从而减少肾病的复发。肾病患者普遍正气衰弱，无力抗邪，易受六淫之邪侵袭。肺卫失和，表邪内陷，肾脏受累，诱发肾脏疾病复发或加重。对于慢性咽炎、扁桃体炎患者，根据其易复发特点，及时加用中药，如金银花、牛蒡子、羊乳之类，予以疏风清热祛邪。朱师认为，疾病的发生发展与正气的强弱相关，除先天遗传因素外，正气还取决于环境、情志、劳逸、饮食等因素。因此，肾病患者初愈应慎起居、节饮食、勿作劳，做好疾病后期的善后治疗与调理。

在中医理论的指导下，通过认识"无病先防""欲病防萌""既病防变""瘥后防复"这四方面并将之与防治肾脏病紧密联系起来，旨在提高人们对肾脏病的认识，将疾病治疗的重心放在发病之前,并提前对肾脏病的发生、发展和各个环节进行干预,可以降低肾脏病的发病率,显著延缓肾功能衰竭的进展,推迟进入透析的时间,这对改善患者的生活质量具有重要意义。

（殷佳珍）

参考文献

[1] 仝小林,柳红芳.糖尿病早期"六郁"病机探讨.北京中医药大学学报,2007,30(7):447-449.

朱彩凤从"络病理论"入手治疗膜性肾病经验总结

膜性肾病(MN)是导致成年人肾病综合征最常见的肾病病理类型[1]，占成人肾病综合征的 20%～37%，约 1/3 的患者最终发展为终末期肾病(ESRD)[2]。膜性肾病的临床表现以大量蛋白尿、水肿为主，部分患者可伴有镜下血尿、高血压等症候，且多伴随一系列并发症而影响患者长期预后，其血栓、栓塞并发症的发生率比较高[3]。本病病情复杂、复发率高，治疗方案副作用多，治疗较为困难。朱师认为本病属于中医"水肿""泡沫尿"等范畴，病性为本虚标实之证，临床辨证从"络病理论"入手并诊治膜性肾病，可取得良好疗效。

1 "络病理论"与膜性肾病

1.1 络病与肾络结构

"络病理论"是中医理论体系中用于研究络病发病、病理改变、临床表现、治则治法的理论，其内涵主要为不同致病因素伤及络脉，导致络脉自身的功能障碍或结构损伤，同时包括络脉自身病变引起的继发性脏腑组织病理改变[4]。络病广泛存在于内伤杂病及外感重症中[5]。"络"有网络的含义，为侧行的分支，是经络的组成部分，也是经脉的分支。《灵枢·脉度》载："经脉为里，支而横者为络，络之别者为孙。"清代喻嘉言在《医门法律·明络脉之法》中则更详尽地说明了其组织结构："十二经生十二络，十二络生一百八十系络，系络生一百八十缠络，缠络生三万四千孙络。自内而生出者，愈多则愈细小。"络脉从经脉分出后，逐层细分，纵横交错，通上达下，遍布全身，将人体内外、脏腑、肢节联系成为一个有机的整体。而肾单位是肾结构和功能的基本单位，由肾小体和肾小管组成。肾小体中的毛细血管主要来自肾动脉的分支，进入肾小体后分为 4～5 个初级分支，这与中医的络脉支横别出、逐层细分、随络脉不断分支、络体细窄迂曲的结构特点相似。肾动脉各初级分支形成许多吻合分支的毛细血管袢，这与"络病理论"认识的最末端孙络之间缠袢构成循环的通路相吻合。

1.2 生理功能类似

《灵枢·痈疽》谓"中焦出气如露，上注溪谷而渗孙脉……血和则孙脉先满，溢乃注于络脉，皆盈乃注于经脉"，说明络脉具有满溢灌注、渗布血气于全身的生理功能，可概括为"聚、流、通、化"，即络脉是气血会聚之处，能够渗布气血、贯通营卫、环流经气络脉的结构和功能特点，决定其能够按一定的时速敷布气血，且气血流注以双向、末端联通、运行缓慢、其性弥散为特点，因而具有渗灌气血、保证经气循环流通及贯通营卫的功能,能沟通内外、协调机体内外环境的统一和维持机体的稳态。在正常情况下,肾小球毛细血管网的两端分别与入球动脉和出球动脉相连,维持肾脏的正常滤过功能,一旦滤过屏障被破坏,肾小管结构和肾血流动力学发生改变,就会导致肾小球滤过异常,血浆蛋白滤过增加,超过近曲小管的重吸收能力,就会产生蛋白尿,而蛋白尿尤其是大量蛋白尿又可导致肾小管细胞间质损害及肾功能减退。故而肾络充盈流畅,气血津液渗灌充分、出入有序,是肾主封藏、正常水液代谢的必要条件,而肾主藏精为封藏之本。肾脏具有丰富的血量供应,是全身血流量最多的器官。肾藏五脏之精,为先天之本,气血阴阳之根,为水脏,主津液,司开阖。正如《素问·经脉别论》所描述的"饮入于胃,游溢精气,上输于脾,脾气散精,上归于肺,通调水道,下输膀胱。水精四布,五经并行",即在水液代谢过程中,各脏腑形体官窍代谢后产生的浊液下输于膀胱,在肾气的蒸腾汽化作用下,分为清浊;清者回收,经脾气的转输作用通过三焦水道上腾于肺,重新参与水液代谢;浊者化为尿液,在肾与膀胱之气的推动作用下排出体外。这与现代医学肾小球是血液与组织细胞之间物质代谢的基本形态功能单位,肾小球毛细血管网滤过、肾小管毛细血管网重吸收存在生理上的同一性。

1.3 病理特征相似

络脉组成结构的广泛性、多层次性和网络性,与其气血循环特点决定了其因生理结构而具有易滞易瘀、易入难出、易积成形的致病特点。在疾病发展过程中,随着邪气日盛,正气不断损伤,邪盛正怯,其病为进,则"久病入络""久痛入络"。如《素问·痹论》言"病久入深,荣卫之行涩,经络时疏",最早指出了久病可入深,致营卫功能失调的发展趋势。络病的主要临床特征可概括为"久、瘀、顽、杂",叶天士在《临证指南医案》中说"初病在经,久病入络,以经主气,络主血……""经几年宿病,病必在络",所以络病表现为久治不愈、反复发作的慢性疾病。而膜性肾病是慢性肾脏病的常见病理类型之一,病程往往较长,部分患者能自发缓解,但仍有50%以上的患者病情可出现进展,逐渐发生肾功能损伤。邪居日久,其气必虚。久病亦耗伤气血,"气为血之帅,血为气之母",血不生气,气不行血,气滞津停而致络脉瘀阻;与此同时,气血不足,无法祛邪外出,致使邪气滞留,与湿瘀血结于内,引发内风扰动,肾络受损形成瘀阻而致疾病缠绵难愈。

1.4 微观辨证比象

络病易滞易瘀、易入难出、易积成形,易形成络脉损伤的病理变化。络病一旦形成,必然存在络脉的器质性病变。而器质性病变一旦形成往往难以消除,成为日后反复发作的病理基础。络脉是病邪侵袭的通路,邪气犯络致络中气机瘀滞、血行不畅、津凝痰结,进而使络脉失养、络毒蕴结导致的病理变化成为疾病传变的中心环节。而膜性肾病患者肾活检病理可显示为血管袢狭窄或闭塞、细胞增殖、细胞外基质沉积、肾间质纤维化、纤维蛋白沉积等,这些均说明肾脏微循环内瘀血状态的存在。膜性肾病的特征性表现为基底膜上皮细胞侧形成典型的免疫复合物沉积,通过补体激活刺激基底膜增厚,上述免疫复合物在上皮下沉积。朱师认为,基底膜增厚的病理变化是肾内微癥积之表现。

膜性肾病的"瘀血"又有别于其他肾病,一方面,"瘀血"证与络病两者既有联系又有区别。血液正常运行的前提是脉络完整无损及舒缩功能正常,而其正常运行的基础又取决于恒定的血液容量及血液稀稠、滑利滞涩等质的变化。血瘀证重点反映血行障碍和血液凝结的状态,未能反映脉络自身病变。而络病为络脉受邪致络体损伤,即肾脏的微血管、微循环发生病变。当发生膜性肾病时,患者气血失和,导致肾络亏虚,各种瘀滞之邪兼夹其中,风邪不解日久入络,导致风邪隐伏于肾络之中,故"肾络瘀滞"是膜性肾病的基本病机。另一方面,风邪痹阻肾络,导致气血瘀滞不畅,故膜性肾病患者多病情顽固,不易根除,且每因外感风邪而内外相招,同气相求,而致病情更加复杂。风伏肾络的病位在肾络,邪正关系中"风伏"与"络虚络瘀"并存;因为络虚,易为风邪侵袭;因为络滞,则风邪隐伏而难以祛除。

2　从"络病"治疗膜性肾病

根据"络病理论",朱师认为膜性肾病的病因主要是"肾络瘀滞"和"风伏肾络",其病机为肾络亏虚,气血津液亏乏,络道不利,久则络脉郁滞,气机不利,不能行血,血脉瘀滞,肾络由虚而郁,由郁而瘀,加之外风伤肾,内风扰肾,日久风邪隐伏于肾络,造成风伏肾络,风邪隐伏的标实特征。故治疗主要从补虚通络、化瘀通络、祛风通络入手。

2.1　补虚通络

本法适用于肾络失于荣养的证候。本法为清代名医叶天士首倡,并提出"大凡络虚,通补最宜"之说。肾络失荣即为肾中精气阴阳不足。气虚不能充养,阳虚络失温运,血虚不能滋荣,阴虚络道涩滞。因此,补虚通络,体现在本虚证的整体调节。通过调理脏腑气血阴阳,气机升降出入,以助通络。临床上常予益气补血,养阴填精,荣养络脉,以补药之体作通药之用。络虚通补类药物,益气常用黄芪、党参,取其大补元气,气旺而行;阴血涩少,络道失荣者,治以麦冬、北沙参滋阴生津;当归、阿胶养血活血,滋荣络脉。朱师治疗膜性肾病喜用补阳还五汤,方中黄芪大补元气,使气旺以促血行,为君药;当归尾活血通络而不伤血,为臣药;赤芍、川芎、桃仁、红花活血祛瘀,为佐药;地龙通经活络,周行全身以行药力,为使药。全方标本同治,补气而不壅滞,活血又不伤正,共奏益气活血祛瘀之效。同时配合杜仲、牛膝,杜仲补肝肾,强筋骨,安胎;牛膝活血通经,补肝肾,强筋骨,利水通淋,引火下行。两药合用可以增强补肝肾、强筋骨之功,用于治疗肝肾不足、精气亏损引起的腰膝酸痛、筋骨痿软等症状,亦可引药直达肾所。朱师常将杜仲配牛膝用于肾气亏虚者,亦用作引经药。

2.2　化瘀通络

本法主要适用于络脉瘀阻、肾内癥积者。宏观辨证瘀血证可见面色黧黑,皮下紫斑、瘀点,肌肤甲错,疼痛固定不移或刺痛,舌质紫暗或有瘀点瘀斑,脉沉涩等;或蛋白尿、血尿经久不愈。为久病入络,气机阻滞,瘀血凝聚,瘀久则络破血溢,渗于膀胱而表现为血尿、蛋白尿;或肾病综合征患者相关检查提示存在血液高凝状态等。朱师强调宏观与微观辨证相结合,认为微观上肾络瘀阻证包括肾络不和(肾小球毛细血管袢皱缩、塌陷)、死血凝着(肾内微血栓)和肾内微癥积(局灶节段性或弥漫性肾小球硬化),喜合用当归、川芎以改善微循环,配合丹参、赤芍等活血药,在存在肾内微癥积时喜用莪术、积雪草化瘀消癥。且络病之初,络气郁闭,辛香草木之品或可疏畅,如桃仁、赤芍、川芎、牡丹皮、益母草、郁金、莪术等。然而久瘀入络,肾络瘀阻,非草木药物所能奏效,唯虫类通络药物性善走窜,剔邪搜络,散结化积,独擅其功,常用药物有地龙、水蛭等。现代药理学研究普遍证实,该类药物一般具有抑制血栓形成,降低血小板聚集性和黏附性等作用[6]。

2.3　祛风通络

风邪不解,日久入络,潜伏于肾,发为肾风,伏机待发;又肾为水脏,内寄相火,风邪内乘,扰动肾水,搅动相火,形成肾中之风;肾络亏虚,气血津液亏乏,络道不利,久则络脉郁滞,气机不利,不能行血,血脉瘀滞,肾络由虚而郁,由郁而瘀,加之外风伤肾,内风扰肾,日久风邪隐伏于肾络,造成风伏肾络的病机状态。风伏肾络为标实,肾络亏虚为本虚,各种瘀滞之邪兼夹其中。祛风通络之含义在于祛肾络之风邪,补肾络之虚损,通肾络之瘀滞,才能使慢性肾脏病向好乃至痊愈。朱师常用雷公藤、络石藤、忍冬藤、青风藤、鸡血藤等,重在祛风散结通络。朱师根据"络病学说"的特点将补阳还五汤加以化裁,去红花,加丹参、莪术、积雪草、薏苡仁、焦山楂,增强该方行瘀消癥的功效,组成基本方(黄芪30g,地龙6g,当归10g,赤芍6g,川芎15g,桃仁6g,丹参10g,薏苡仁30g,焦山楂15g,莪术15g,积雪草30g),并常配徐长卿10g、半枝莲15g、白花蛇舌草15g祛风除湿,金樱子10g、芡实10g健脾益肾固涩。既往研究表明,补阳还五汤可减少慢性肾脏病患者蛋白尿,改善肾功能,减轻微炎症状态,改善血液循环,改善肾脏缺血再灌注损伤等[7-11]。朱师认为,当24h尿蛋白小于4.0g时,辨为气虚血瘀证更合适;当大于4.0g时,除气虚血瘀证外合并风湿扰肾证,在补阳还五汤的基础上酌情加用祛风除湿中药,或雷公藤多苷片、他克莫司、环磷酰胺等。

参考文献

[1]谌贻璞,余学清.肾内科学.2版.北京:人民卫生出版社,2016.

[2]Ng JK,Ma TK,Lai FM,et al. Causes of nephrotic syndrome and nephrotic-range proteinuria are different in adult Chinese patients:a single centre study over 33 years. Nephrology,2018,2(6):565-572.

[3]Floege JB,Sean J,Cattran DC,et al. Management and treatment of glomerular diseases (part 1):conclusions from a Kidney Disease:Improving Global Outcomes (KDIGO) Controversies Conference. Kidney International,2019,95(2):268-280.

[4]吴以岭.络病学.北京:中国中医药出版社,2006.

[5]吴以岭.络病病机特点与病机变化.疑难病杂志,2004,3(5):282-284.

[6]曹芝娣.补阳还五汤加味治疗慢性肾衰竭35例临床观察.浙江中医杂志,2016,51(1):31.

[7]黄琳,李燕林.补阳还五汤加减对慢性肾小球肾炎患者肾功能的影响研究.中医临床研究,2016,8(10):63-65.

[8]Zhang ZQ,Song JY,Jia YQ,et al. Buyanghuanwu decoction promotes angiogenesis after cerebral ischemia/reperfusion injury:mechanisms of brain tissue repair. Neural Regen Res,2016,11(3):435-440.

[9]王金峰.补阳还五汤加味治疗难治性肾病综合征疗效观察.中医临床研究,2012,4(15):12-13.

[10]孙瑞涛,杨毅勇.补阳还五汤治疗难治性肾病综合征的疗效评价.同济大学学报(医学版),2013,34(4):104-107.

[11]孙忠康.补阳还五汤加减治疗难治性肾病综合征激素抵抗型21例观察.当代医学,2012,18(3):161-162.

（殷佳珍）

朱彩凤"塞流、澄源、复本"法治疗无症状蛋白尿经验

朱彩凤系第六批全国老中医药专家学术经验继承工作指导老师、浙江省名中医、博士研究生导师。她从医三十余载,擅长各种疑难肾脏疾病的中西医诊疗。笔者有幸从朱师学习,现将其"塞流、澄源、复本"法治疗无症状蛋白尿的部分经验介绍如下,以飨同道。

1 理论渊源

"澄源、塞流、复本"原是治疗妇科崩漏证的基本大法。明代方广在《丹溪心法附余》中言"治崩次第,初用止血,以塞其流;中用清热凉血,以澄其源;末用补血,以还其旧……",首倡塞流、澄源、复本三者次第治之。清代叶天士在《叶氏竹林女科·崩漏标本证治》中亦云:"治崩漏之法,必守此三者次第治之,庶不致误。"后世医家多遵是说,被称为治疗崩漏的基本大法。无症状蛋白尿患者,以尿中持续排出蛋白质但患者自己不宜觉察为主要特点。蛋白质作为构成人体的基本物质,可归属于中医学之"精气""精微"等。精微不固,随溲而下,即为蛋白尿。蛋白尿的病机多由"本虚标实"所致。正虚无力摄精,邪实内扰肾络,病由此生。正虚多因肺气虚损,宣肃无权,精微不布;肾失封藏,精微不固,随溲下泄;脾虚失运,脾失升清,反致精气下泄。邪实则多由风湿、瘀血、痰浊所扰,导致肾络受损,精气外溢,下遗尿中。故从发病机制、病理特征来看,崩漏病与肾性蛋白尿颇为相似。以此为启发,朱师治疗无症状蛋白尿常以"塞流、澄源、复本"为主要法则。

2 临床应用

2.1 塞流

塞流者,急则治其标也,即截流止涩,固摄精微。这是针对肾封藏失职、精关不固,脾虚下陷、统摄失职等病机和证候而制定的,主要指减少或消除尿蛋白和尿红细胞这些精微的流失。《素问·通评虚实论》云"精气夺则虚",如不及时截流固摄,则精微流失,脉中营气匮乏,脾肾失去阴精充养,则肾失开阖,脾失健运,水湿代谢紊乱,水不归壑,浊毒滞留体内,临床表现为浮肿,小便不利,血肌酐、尿素氮等水平升高等。在无症状蛋白尿阶段,患者虽无明显自觉症状,但应仔细询问病史,寻找隐匿的、未被患者重视的症状表现,如易疲劳,劳作后体力不易恢复,易感冒,尿中泡沫多,大便时溏,夜尿次数多,望诊会有面色无华、晦暗,脉诊常有脉沉细弱等脾肾气虚表现。治疗主要分固脾、固肾。固脾,即益气健脾,统摄精微;固肾,即益肾涩精,固摄精微。对于偏脾虚者,方用补中益气汤、玉屏风散等。对于偏肾虚者,方

用水陆二仙丹合用益智仁[1]。

2.2 澄源

澄源者,治病求于本也。澄源指消除病因,从而阻断病机发展。朱师继承并发展了王永钧先生关于肾风病的学术思想,认为肾病患者蛋白尿和病情进展的主要原因是风湿扰肾。风湿扰肾,贯穿肾性蛋白尿发病过程,是辨证论治的关键。风湿相合内扰于肾,肾失开阖,精微下泄,是尿蛋白产生的重要病机。《素问·水热穴论》云:"肾者胃之关也,关门不利,故聚水从其类也。"肾为水脏,司开阖,分清泌浊。风湿扰肾,干扰肾的水液泌别,则出现尿少、浮肿。风湿扰肾不仅是导致肾风病的始作俑者,而且是导致病情加重的独立危险因素[2,3]。祛风除湿法是针对风湿扰肾的病机,提示风湿证甚重的临床表现有:新近出现的身重、困乏、浮肿加重,尿中泡沫明显增多,大量蛋白尿,病理上表现为炎症细胞增生,内皮细胞肿胀增多,新月体形成,毛细血管袢纤维素样坏死等,舌淡,苔薄腻,脉弦、弦细或沉。常用处方有加减防己黄芪汤(汉防己、防风、黄芪、炒白术、茯苓、仙灵脾、雷公藤煎服)。为减少药物副作用,雷公藤常以雷公藤多苷片代替,或以汉防己甲素片口服。若湿邪郁滞日久化热,湿与热合,则合用四妙丸或程氏萆薢分清饮,清热利湿,分消走泄。风湿扰肾,日久肾络瘀闭,湿与瘀相合为患,致病情缠绵难愈,迁延进展,故在祛风除湿基础上合用活血祛瘀通络之品,如复方积雪草汤[4]。

2.3 复本

复旧者,缓则治其本也。无症状蛋白尿患者临床表现隐匿,病程冗长。《素问·六节脏象论》曰:"肾者,主蛰,封藏之本,精之处也。"肾受五脏六腑之精而藏之,肾气充则精气内守,肾气虚则精关不固,蛋白精微失守,漏于尿中,故出现蛋白尿。脾主运化,统摄升清,若脾不摄精或脾不升清,则致精气下泻而出现蛋白尿。而长期尿蛋白精微丢失,又加重肾精亏虚、脾气不足的基本病机。故复本的重点是调补脾肾,酌情兼顾他法,临床上主要分脾肾阳(气)虚及肾阴虚亏虚。对于脾肾阳(气)虚者[1],治以济生肾气丸等加减。对于肾阴亏虚者,治以大补阴煎或六味地黄丸。另外,根据中医学"药食同源""以膳为补"等理论,以及现代医学慢性肾脏病饮食管理[5],笔者制定了不同的药补、食补疗法,如阿胶膏养血,三仁山药粥(枸杞子、桑椹、薏苡仁、山药同煮熬粥)健脾益肾。食补有鱼、肉、蛋、奶等中医学所称的"血肉有情"之物,用于肾失封藏致尿蛋白持续流失的精血不足者。这些营养物质的摄入量应参考患者体重及肾功能情况而定。

3 病案举隅

汤某,男,56岁。2017年4月15日初诊。患者体检发现尿蛋白1个月余。1个月前体检发现尿蛋白++,红细胞+。平素无明显不适,无浮肿。我院查24h

尿蛋白定量 0.86g，血肌酐 75μmol/L，无高血压、糖尿病等病史。建议患者行肾穿刺以明确病理，患者因对肾活检有顾虑而拒绝，求中医治疗。细问病史，患者虽日常生活无明显不适，但劳作后易汗出、易困乏，进食生冷后时有便溏，劳累后尿中泡沫多，平素怕冷，遇事易失眠。体格检查：面色无华，舌淡，苔白，脉弦细。中医诊为尿浊，辨证属脾肾气虚，风湿内扰。治宜补脾益肾，祛风除湿。治以水陆二仙丹合防己黄芪汤加减。方药：黄芪、熟地黄各 30g，山药 20g，党参、金樱子、芡实、益智仁、炒白术、徐长卿、鬼箭羽各 10g，仙灵脾、茯苓、汉防己各 15g，防风 6g。14 剂，水煎温服，每日 1 剂。4 月 29 日二诊：服药 2 周后，患者感体力增，四肢温，劳累后尿中仍有泡沫，复查尿蛋白＋，红细胞＋＋。上方加荠菜花、仙鹤草各 30g。14 剂。5 月 13 日三诊：精力较前旺盛，睡眠佳，二便调，尿蛋白阴性，红细胞＋。仍以上方为基础加减治疗，3 个月后查 24h 尿蛋白定量 0.34g，尿蛋白阴性，红细胞－～＋。

按语：隐匿性肾炎患者往往无异常症状，给辨证治疗带来困难。此时，应详细询问患者的生活起居状况，寻找蛛丝马迹，尤其是一些容易被忽视的症状，如该患者劳作后易汗出、易困乏、尿中泡沫等，并结合舌脉加以辨证，灵活运用"塞流、澄源、复本"法治之。通过详询病史，发现其存在隐匿的"脾肾气虚"证，结合舌脉及微观辨证，确定为"脾肾气虚、风湿内扰"。按"塞流、澄源、复本"之法，予水陆二仙丹合玉屏风加益智仁涩肾固脾益精，以塞其流；予汉防己、徐长卿、鬼箭羽祛风除湿以澄其源；以四君子汤加熟地黄、仙灵脾、山药等健脾益肾，复其本。二诊时，患者尿蛋白减少，但尿红细胞略有增多，故予荠菜花、仙鹤草收敛止血，蕴塞流之意。后经 3 个月调治，患者精力较旺盛，睡眠佳，尿蛋白转阴，尿红细胞好转，疗效显著。

参考文献

[1]包自阳，朱彩凤.试用《伤寒论》少阴病证理论辨证治疗肾脏疾病.中国中医急症，2014，23(1)：54-55.

[2]李秋芬，朱彩凤，孙洁.风湿内扰与肾病综合征关系的初步探讨.湖北中医学院学报，2005，7(4)：47-48.

[3]王永钧.论肾风病的现代观.中国中西医结合肾病杂志，2015，16(2)：95-98.

[4]叶晴晴，朱彩凤.朱彩凤治疗肾病常用药对举隅.浙江中医杂志，2015，50(4)：259-260.

[5]谌贻璞.慢性肾脏病蛋白营养治疗共识.中华肾脏病杂志，2005，21(7)：421-424.

[原文出自：包自阳，殷佳珍，余瑾，等.朱彩凤"塞流、澄源、复本"法治疗无症状蛋白尿经验.浙江中医杂志，2018，53(9)：671-672.]

"三步法"辨治老年慢性肾炎蛋白尿经验

对于老年慢性肾炎,朱师抓住其"本虚标实,精微耗散"的病机特点,提出了"一涩、二消、三补"的治法,简称"三步法"。该法简便实用、疗效好,兹介绍如下。

1 老年慢性肾炎中医病机探讨

蛋白质作为构成人体的基本物质之一,可归属于祖国医学之"精气""精微"等范畴[1]。精微不固,随溲而下,即为蛋白尿。朱师根据对众多老年慢性肾炎蛋白尿患者证候的分析结果,经反复临床实践验证,认为其主要病机特点是本虚标实,虚实夹杂,精微耗散。本虚以肺脾肾亏虚为主,标实主要为风湿内扰、痰浊内蕴、肾络瘀痹。

1.1 本虚证

本虚证多表现为肺、脾、肾亏虚,具体如下:①肺气虚损,宣肃无权,精微不布。水谷精微的运动形式无非升降出入,必赖肺气的宣降吐纳功能来完成,正如《灵枢·营卫生会》所言"人受气于谷,谷入于胃,以传于肺,五脏六腑皆以受气"。肺气虚,宣降无权致水谷精微输布异常,悖于常道而行,下泄则为蛋白尿。②脾虚失运,脾失升清,反致精气下泄。脾位于中焦,主运化水谷精微,升清降浊。《灵枢·上问》曰:"中气不足,溲便为之变。"脾气亏虚,无力升清,且失统摄血液精微之功,精微下泄于溲中,故见蛋白尿、血尿。③肾失封藏,精微不固,随溲下泄。《素问·六节脏象论》曰:"肾者,主蛰,封藏之本,精之处也。"肾受五脏六腑之精而藏之,肾气充则精气内守,肾气虚则精关不固,蛋白精微失守,漏于尿中,故出现蛋白尿。另外,老年患者病程长,脏器亏虚日久,存在虚极精泄、精微耗散,脉中营阴匮乏的病机特征。朱师认为在肺脾肾亏虚基础上,精微耗散、营阴匮乏是老年慢性肾炎蛋白尿患者的共性,因虚致精微不固,精微耗散加重脏器亏虚,造成恶性循环。

1.2 标实证

标实证多表现为风湿内扰、痰浊内蕴、肾络瘀痹。

(1)风湿扰肾是蛋白尿产生的主要病因,并贯穿疾病的始终。朱师继承了全国名中医王永钧教授关于"肾风病"的学术思想[2],认为具有"开泄、善行、数变"和"凝滞、缠绵、难愈"等特性的风湿病邪干扰了藏精、主水、司开阖的肾之气化,导致出现少尿、尿血、泡沫尿、多尿、夜尿、水肿,以及面色、脉舌的异常,继而出现精血不足的虚弱状态,并导致气机升降出入和运化输布进一步失于常态,终致湿浊瘀毒留滞体内,酿成溺毒。

（2）痰浊内蕴是老年肾病患者常见的病机特征,可致病情复杂、难愈。痰邪无处不到,无所不至,《丹溪心法》言"百病多有兼痰者,世所不知也"。老年肾病患者多存在高脂血症、肥胖、高尿酸等,这些均属传统的痰浊证范畴。痰浊侵犯肾络,不仅使肾络瘀滞、壅塞受损,而且易致风湿难除,若顽痰形成,则致病情更加复杂、难愈。

（3）肾络瘀痹,痰瘀互结致病情迁延进展,酿生溺毒。朱师认为老年慢性肾炎患者往往病史长,且肾活检多提示有肾小球硬化、球囊粘连、肾间质纤维化、肾血管硬化等病理特点,这些属于肾络瘀痹的微观辨证。且痰易与瘀相合为患,致病情迁延难愈,痰瘀痹阻肾络,肾气化失职,浊毒不化,酿生溺毒而出现危症。

若老年慢性肾炎患者肾功能正常或轻度损伤,即使有少量蛋白尿、血尿,仍可带病延年;但若肾功能恶化,则会出现水肿、气促、心悸胸闷、神昏等一系列危症。朱师认为标实证是肾功能恶化的主要原因,风湿、痰浊、瘀血是标实证的三大证候,若其中两联甚至三联证候同时出现,则提示病情活动甚重,需积极治疗。

2　根据老年慢性肾炎病机特点提出的"三步法"治疗

针对老年患者的病机特点,结合自己多年的临床经验,朱师提出了"一涩、二消、三补"的"三步法"治之。临床上即通过对患者本虚和标实病机的辨证,将与涩、消、补三步相应的小处方组合应用。

2.1　"涩"即固精收涩

固精收涩是针对老年慢性肾炎蛋白尿虚极精泄、精微耗散的病机,用收涩截流的方法阻止精微的漏出。《素问·通评虚实论》云"精气夺则虚",如不及时收涩截流,则脉中营阴匮乏,水液失去营气固护,则水不归壑,出现浮肿、小便不利等症。固涩法是朱师治疗老年慢性肾炎和临床无症状蛋白尿的常用方法[3]。朱师在长期的临床实践中制定了"固涩方"（由金樱子、芡实、益智仁、五味子组成）,该方主要以水陆二仙丹益肾滋阴、收敛固摄,配益智仁温脾暖肾、固气涩精,五味子敛肺滋肾、涩精止泻、宁心安神。

2.2　"消"即消除风湿、痰浊、瘀血等实邪

朱师针对风湿内扰的病机,制定了"风湿方"（由雷公藤、汉防己、徐长卿组成）;针对痰浊内蕴的病机,制定了"痰浊方"（由半夏、苍术、虎杖组成）;针对肾络瘀痹的病机,制定了"瘀血方"（由积雪草、莪术、桃仁组成）。以上三方均针对标实证病机,临床上根据病机特征可联合应用。"风湿方"中雷公藤祛风除湿、通络解毒,但因雷公藤有肝脏损伤、骨髓抑制等毒副作用,故朱师临床应用时十分谨慎,通常在患者24h尿蛋白定量≥1.0g时使用。为服用方便、减少副作用,常以雷公藤多苷片代替,且老年患者易从小剂量（10mg/d）开始服用。汉防己具有祛风湿、镇痛、利水消

肿之功,是《金匮要略》治风湿和风水的主要处方——防己黄芪汤的主药,《别录》谓汉防己能"疗水肿、风肿"。徐长卿具有祛风镇痛、活血通络之功。汉防己配徐长卿是朱师祛风除湿常用的药对。"痰浊方"中半夏燥湿化痰,是治疗痰饮的要药,其性温易燥;苍术燥湿健脾化痰;虎杖清热利湿,化痰祛瘀,其性寒,与半夏相伍,可和半夏燥烈之性。"瘀血方"中的三味药为复方积雪草汤的主要组成药物,具有活血消癥、解毒消肿之功。杭州市中医院肾内科多项研究均证实复方积雪草汤对局灶节段硬化性肾炎大鼠疗效显著[4,5],而肾小球局灶节段硬化属于中医学"微癥积"的范畴。积雪草配莪术是朱师活血通络消癥常用的药对,常相须为伍[6]。

2.3 "补"即补益肺脾肾

在肺脾肾三者中,尤以脾肾为要,故在治疗时要补益脾肾,兼顾肺气。根据老年肾病患者肺、脾、肾俱虚的特点,朱师制定了"补益方"(由黄芪、当归、仙灵脾、菟丝子、熟地黄组成)。该方以《内外伤辨惑论》"当归补血汤"补气生血,其中黄芪大补脾肺之气,以滋生化之源;当归养血合营;熟地黄补血滋阴,益精填髓;仙灵脾配菟丝子温肾助阳固精;该方阴阳气血并补,肺脾肾三脏兼顾,使肾气充而精微固,脾气旺而升清有力,肺气足而精微输布不悖常道。

总之,朱师治疗老年慢性肾炎蛋白尿谨守病机,辨证施治,指出其病因多为正虚、风湿、痰浊、瘀血,治疗时以补本、消源、涩精为要,主张肺脾肾兼顾、标本兼治、涩消活用的治疗原则,应用"三步法"治疗,化繁为简,临床疗效好,可供参鉴。

参考文献

[1]沈庆法.中医临床肾脏病学.上海:上海科学技术文献出版社,1997.

[2]王永钧.论肾风病的现代观.中国中西医结合肾病杂志,2015,16(2):95-98.

[3]包自阳,殷佳珍,余瑾,等.朱彩凤"塞流、澄源、复本"法治疗无症状蛋白尿经验.浙江中医杂志,2018,53(9):671-672.

[4]邓静锋,朱晓玲,张华琴,等.复方积雪草对局灶节段性硬化大鼠 E-钙黏素表达的影响.中华中医药学刊,2014,32(1):69-71.

[5]袁博寒,朱晓玲,王永钧.复方积雪草防治局灶节段性肾小球硬化模型大鼠足细胞损伤的实验研究.中国中西医结合肾病杂志,2013,14(6):480-483.

[6]叶晴晴,朱彩凤.朱彩凤治疗肾病常用药对举隅.浙江中医杂志,2015,50(4):259-260.

[原文出自:包自阳,朱彩凤.朱彩凤"三步法"辨治老年慢性肾炎蛋白尿经验.浙江中西医结合杂志,2019,29(5):351-353.]

风湿内扰与肾病综合征关系的初步探讨

肾病综合征以大量蛋白尿、低白蛋白血症、水肿和高脂血症为主要临床表现，其中尤以大量蛋白尿为其最基本特征[1]。根据其临床表现，中医论治肾病综合征主要从水肿、腰痛、尿浊等方面入手[2]，认为其病机特点为正虚邪实，正虚主要包括气虚(气阴不足)、阳虚(脾肾阳虚)、阴虚(肝肾阴虚)，病邪则有水湿、湿热、血瘀等[3]，但对肾病综合征的根本病机仍未达成共识。我们认为，风湿内扰贯穿肾病综合征的发病过程，可能是其发病的重要病机，也是临床论治本病的关键所在。现论述如下。

1 外感风湿与肾病综合征

大量蛋白尿是肾病综合征的最主要特征，蛋白尿的发生原因也是肾病综合征发病的关键所在。蛋白质是人体三大营养物质之一，亦属人身精微。因此，中医肾病专家时振声教授将蛋白尿的病机概括为"精气下泄"[4]。精气之所以能藏而不泄，除了五脏本身的"藏精气而不泄"功能特点之外，主要依赖脾气固摄和肾之封藏之力。因此，脾肾亏虚是"精气下泄"最直接的原因[5]。但是"病之一物，非人身素有之也。或自外而入，或由内而生，皆邪气也"(《儒门事亲·汗吐下三法该尽治病诊》)。若无邪气伤人，脾肾不自虚。外感风湿之邪正是引起脾肾虚损而不能固藏精气的根本。风为百病之长，应春生之气，风邪伤人，即病者为外感寒热之疾，如果没有立即发病，风邪留连日久，那么"风淫木胜，克胜脾土"(《素问·吴注》)，致使脾阳受损。此即《素问·生气通天论》所言"春伤于风，邪气留连，乃为洞泄"之意。《素问·阴阳应象大论》亦有"春伤于风，夏生飧泄"之语。"清气在下，则生飧泄"，无论"洞泄""飧泄"，除了表明泄泻的症状之外，还都暗含清浊不分之意。以上说明风邪久客可以损伤脾阳，导致脾不升清，清浊不分，"清气下泄"，若精微流于大肠，则随大便而出，成为"洞泄""飧泄"之症；若精气下泄，经膀胱而出，则可能引起蛋白尿。除了久客伤脾之外，风邪本身的致病特点亦可使精微不藏，下泄于外。风为阳邪，其性开泄，机体感受风邪可致腠理开泄而汗出。以此推之，风邪由表入里，内伤脾肾而致精微不固，精气下泄，形成蛋白尿亦不难理解[4]。当出现大量蛋白尿时，小便中往往可见大量泡沫，正是风动之象[6]，说明风邪在蛋白尿的发生中起着重要作用。风邪伏于脾肾，与外界风淫之邪同气相求，使风邪更易伤人为病，这也可以解释为什么肾病综合征患者往往反复感冒[7]，不但缠绵难愈，而且稍有不慎，即会复发。

湿为阴邪,易袭阴位,易伤脾阳。湿邪外感,留滞体内,常先困脾,脾阳不振则不能"泌糟粕,蒸津液,化其精微"(《灵枢·营卫生会第十八》),精微不化而流于下,与溺并出,可致蛋白尿。此外,"清湿则伤下"(《灵枢·百病始生》),肾为阴中之少阴,位居下焦,亦是湿邪易犯之处。《素问·至真要大论》云"湿气大来,土之胜也,寒水受邪,肾病生焉",说明湿邪是"肾病"的重要病因。肾藏精,受五脏六腑之精而藏之,湿邪伤肾则肾失封藏,可以引起精微不藏,精气下泄,最终导致蛋白尿的发生。湿性黏滞,其致病常缠绵难愈,故而肾病综合征之蛋白尿往往在水肿等症状及其他实验室检查正常时仍迁延不愈。风湿二邪更可以兼挟为病,使风借湿势直袭脾肾,湿凭风性碍其开阖,共同引起蛋白尿的发生,加重肾病综合征的病情。

2 内生风湿与肾病综合征

外感风湿之邪,伤及脾肾而成肾病综合征。脾肾虚则又可能因为多种因素而内生风湿,与原来外感之邪内外相召,加重病情。内生六气最早由刘河间提出,是指在疾病的发展过程中,由于气血津液和脏腑等生理功能异常而产生的类似六淫外邪致病的病理现象。内风的产生主要与阳热太盛、阴血不足有关,前者包括肝阳上亢和热极生风,后者则主要是血虚生风,血燥生风。肾病综合征主要以虚风为主,其病风湿内扰,伤脾碍肾,脾伤则气血生化无源,血虚气少,可致血虚生风;肾水伤则不能生肝木,肝之阴血不足,虚风遂生。

除此之外,瘀血也是肾病综合征患者虚风内动的重要病机。不能养肝制阳,阳气亢动而成虚风。脾肾受损,气虚血少,气虚则推动无力,血少则脉道不利,加之本有风湿之邪伏于络脉之中,于是气滞血停,形成瘀血。肝藏血,体阴而用阳,"为风木之脏,因有相火内寄,体阴用阳,其性刚,主动主升,全赖肾水以涵之,血液以濡之"(《临证指南医案·肝风》),血脉瘀滞,肝无所藏,阴血不足,肝失濡养则虚风内动。

内湿是体内津液不行而致的一种病理产物,"诸湿肿满,皆属于脾"(《素问·至真要大论》),其产生主要与脾虚不能健运水湿有关。风湿内扰,脾失健运,则湿邪内生。脾主运化有赖于肾阳的温煦和气化,因此内湿不仅是脾阳虚、津液不化而形成的病理产物,而且与肾有密切关系,肾虚不能助脾制水亦可致湿浊内生。湿浊内停于脾肾,益发损伤脾肾之阳,使变症丛生。或湿郁化热,灼伤肾络而成尿血;或湿瘀互相夹杂,化热成毒,而为溺毒之症;湿浊久留不去,更可以生痰积水,出现水肿、高脂血症等症。此外,内生风湿与先前所感六淫风湿之邪同气相求,内外相召,损伤脾肾,形成恶性循环,导致肾病综合征病情的进展。

3 祛风胜湿与肾病综合征的治疗

风湿内扰,损伤脾肾二脏,使精微不藏,精气下泄,发生肾病综合征。风性主动,善行而数变,其为病则症状多变,捉摸不定;湿性黏滞,其为病则迁延日久,缠绵难去。风湿合邪为病,故而临床上肾病综合征不但有水肿、蛋白尿、血尿、高脂血症等典型表现,而且常因各种并发病而见发热、乏力、少尿、尿浊等变症,时轻时重,难以尽愈。治疗关键应在于及时祛除风湿之邪,恢复脾肾功能。

祛风湿药在临床上已应用多年,在肾病综合征治疗中取得了较好的效果。雷公藤等祛风湿药对减轻肾病综合征的临床症状,延缓病情进展有非常好的效果。除此之外,亦可结合前人"治风先治血,血行风自灭"等经验,运用凉血、养血、止血等血分药,以达到理血祛风的效果。"燥胜风",风药多为温燥之品,虽然可借其温燥之性开邪理气,通阳行络,祛除水湿,但同时也要注意谨护阴血,毋使受伤,否则反而可能致阴伤风动,加重病情。

总之,风湿合邪是肾病综合征发病的重要病因,风湿内扰是本病病机之一,风湿在肾病综合征病机中占有十分重要的地位。重视风湿之邪在本病发病中的作用可为临床中医辨治本病提供新的思路。

参考文献

[1]王海燕.肾脏病学.2版.北京:人民卫生出版社,1996.

[2]孙中诚,董尚朴.肾病综合征中医研究之二:肾病综合征的中医病因病机及辨证要点.河北中医,2003,25(3):237-238.

[3]王志强,谢桂权,刘建博,等.原发性肾病综合征中医证候标准化研究现状.中医药通报,2005,4(1):52-56.

[4]李平.时振声教授治疗蛋白尿经验.中国中西医结合肾病杂志,2005,6(8):438-440.

[5]盛朝霞.浅谈慢性肾炎蛋白尿的中医治疗.湖北中医杂志,2004,26(10):27.

[6]周鸿艳,代巧妹.肾病综合征并发症病因病机的初步探讨.吉林中医药,2003,23(1):2-3.

[7]安辉.肾病综合征难治因素的分析.湖北中医学院学报,2004,6(2):42-55.

[原文出自:李秋芬,朱彩凤,孙洁.风湿内扰与肾病综合征关系的初步探讨.湖北中医学院学报,2005,7(4):47-48.]

朱彩凤治疗肾性血尿经验

朱师临证经验丰富,对肾性血尿的分阶段、分型论治匠心独妙,且临床效果好,笔者有幸跟师学习,现介绍其经验如下。

1 中医对肾性血尿的认识

肾性血尿属于中医学"溺血""溲血""虚劳"等范畴,多由于热伤血络而迫血妄行,或气不摄血或瘀血阻络致血不循经等,导致血液从尿道而出。朱师认为,本虚标实、虚实夹杂是肾性血尿的疾病特点,其诊治要把握两个阶段、三个关键。两个阶段指急性发作阶段(活动期)和慢性进展阶段(缓解期)。三个关键主要指热、虚、瘀这三个病机关键[1]。往下细分,热又可分为风热、血热,多见于急性发作阶段,主要表现为邪实,治疗以祛邪为主。而在慢性进展阶段,久病伤正,主要表现为正虚,以阴虚最为常见,可合并气虚,具体证型有气阴两虚、肝肾阴虚等,治疗以扶正为主。血尿日久,久病入络,瘀血阻滞,治疗以活血祛瘀为主。

2 肾性血尿的分型论治

2.1 风热犯肺证

此型采用疏风清热、清上治下法,多用于 IgA 肾病急性活动期,临床表现为咽红、肉眼血尿等,或病理合并有毛细血管内增生的急性肾小球肾炎。巢元方在《诸病源候论·小便血候》中曾论述:"风邪入于少阴,则尿血。"朱师认为 IgA 肾病在发病前多有明确的外感史,如咽痛或乳蛾、喉痹,这亦是风邪犯肺的证据。风邪外袭,内舍犯肺,肺气失于宣肃,表邪入里化热,热伤肾络,而致血溢脉外,血渗膀胱,出现尿血。这类患者病初多有风热上扰的证候,症见咽痛口干、发热咳嗽、舌红苔黄、脉浮数或滑数;同时可相继出现尿色深,甚至出现肉眼血尿。治以疏风清热,清其上则能治其下,改善尿血症状。而急性肾小球肾炎急性起病,常有前驱感染,如扁桃体炎和脓皮病等链球菌感染表现,临证亦可参照采用清法。基本方:黄芪 30g,党参 10g,白术 10g,防风 6g,薏苡仁 30g,炒麦芽 15g,炒谷芽 15g,金银花 10g,忍冬藤 10g,蒲公英 15g,白茅根 30g,茜草 15g,半枝莲 15g,白花蛇舌草 15g。方中黄芪、防风、白术为玉屏风散,可以起到益气固表的作用,对于肾性血尿患者,可以增强机体免疫力。合用疏风清热、凉血止血之品,以使热清血止,肾络安宁。临证加减:如有泄泻,可加木香、黄连醒脾祛湿;咽红明显者,加黄芩、玄参、羊乳清热利咽;合并肾阴虚者,可加二至丸滋补肾阴。

2.2 血热妄行证

此型采用解毒祛瘀、凉血止血法,过敏性紫癜性肾炎急性发作期的持续性血尿可参照本法治疗。王怀隐在《太平圣惠方·治尿血诸方》中曾论述:"夫尿血者,是膀胱有客热,血渗于脬故也,血得热而妄行,故因热流散,渗于脬内而尿血也。"朱师认为,过敏性紫癜性肾炎的发病机制是风邪袭表,热毒入血分,热壅致血瘀,血不循经,溢于脉外而致。这类患者主要表现为皮疹色较鲜红或青紫,伴痒感,出现血尿,或见肉眼血尿伴发热、咳嗽、咽红等外感表现,舌尖红,舌质红绛,苔黄,脉数、有力。针对其发病机制,治以解毒祛瘀,凉血止血。基本方:黄芪 30g,水牛角 30g,生地黄 20g,牡丹皮 6g,赤芍 6g,女贞子 10g,紫草 15g,蝉衣 6g,白茅根 30g,荠菜花 30g,白花蛇舌草 15g,茜草 15g。诸药合用,清血中之风热毒邪,除络脉之瘀滞,达到瘀血去则新血生、瘀血去则血能归经之目的。现代药理学研究显示,清热凉血化瘀药物能降低毛细血管的通透性,有降低血液黏滞度和抗凝的作用,从而减少毛细血管内血栓带来的血管损伤[2],并通过调整免疫功能及抗炎等作用来消除外源性致病因素,从而阻断疾病的进展[3]。

2.3 (肝)肾阴虚证

此型多采用滋阴补肾、凉血止血法治疗,肾性血尿慢性进展阶段(稳定期)合并阴虚证者可参照本法治疗。《见间录》曾论述:"肾阴亏损,下焦结热,血随溺出。"朱师认为,属实的火热之邪易引起反复不止的血尿,伤及阴分,虚火内生,从而加重阴虚的症状;反之,阴虚又是导致血尿日久不愈和反复发作的病因,如此循环不已,则是肾性血尿缠绵难愈的原因。慢性进展阶段(稳定期)的血尿,症见肉眼血尿色鲜红或镜下血尿,五心烦热,口干咽燥,腰酸腿软,舌红苔少,脉细数。肾阴亏虚,虚火妄动,热蓄于下焦,肾与膀胱迫血妄行,致使红细胞等属于阴血范畴的精微物质随尿泄漏。肾阴虚,往往出现水不涵木,亦可合并肝阴虚。以狼疮性肾炎慢性进展阶段血尿为例,朱师认为此时病机总属先天不足、肝肾阴虚为本,热毒、瘀血为标,且与其他很多慢性肾脏病的治疗方案一样,多与西药激素等同用,而激素为阳刚之品,在治疗初始阶段,尤易出现肝肾阴虚证候,故治则宜滋阴补肾,凉血止血,始能安宁肾络。基本方:黄芪 30g,太子参 15g,生地黄 20g,女贞子 10g,旱莲草 30g,当归 10g,牡丹皮 6g,赤芍 6g,白茅根 30g,荠菜花 30g,白花蛇舌草 15g。临证加减:如考虑有血瘀,加积雪草、莪术;如有蛋白尿,加杜仲、桑寄生、半枝莲、汉防己;咽干而痛加玄参、知母、黄芩;失眠心悸加夜交藤、合欢皮、酸枣仁;便秘加火麻仁;肝肾阴虚、肝阳上亢而致头痛目眩、心烦易怒,加牛膝、石决明等;肝经湿热加垂盆草、片姜黄;欲改善狼疮性肾炎患者低热和情志抑郁等症状,加青蒿、生麦芽。现代药理学研究证明,青蒿可以调节免疫,主要是抑制体液免疫,对细胞免疫和非特异性免疫既有抑制的一面,又有提高的一面[2]。

2.4　气阴两虚证

此型以益气养阴、凉血止血为法治疗,肾性血尿慢性进展阶段(稳定期)合并气阴两虚症者可参照本法治疗。张锡纯在《医学衷中参西录·理血论》中曰:"中气虚弱,不能摄血,又兼命门相火衰弱,乏吸摄之力,以致肾脏不能封固,血随小便而脱出也。"朱师认为,血尿日久,正气受损,气虚不能摄血;阴气不及,虚火内生,灼伤脉络,而阴精耗损久必伤气,进而形成气阴两虚之候,证见血尿时轻时重,平时以镜下血尿为主,稍有劳累即见肉眼血尿,气短乏力,手足心热,口干咽燥,纳差食少,舌质红,苔薄白,脉沉细或细数。另外,朱师认为中医辨证符合该证型的患者,结合尿检提示兼有肾小管病变(如糖尿病肾病、痛风性肾病等)或肾功能已处于失代偿水平的患者有使用益气养阴药的指征,缘于这类患者素体阴虚,血尿日久,久病耗伤气阴,尤宜使用益气养阴药,是出于保全正气的考虑,对保护肾功能、延缓肾脏疾病的进展有重要意义。治宜益气养阴,佐以止血。基本方:黄芪 30g,太子参 15g,天冬 10g,麦冬 10g,五味子 15g,丹参 10g,当归 10g,川芎 15g,女贞子 10g,白茅根 30g,荠菜花 30g,白花蛇舌草 15g。临证加减:脾胃虚弱可加炒稻芽、炒麦芽健脾扶正;睡眠欠安可加合欢皮、夜交藤;合并下焦湿热之尿感可加萹蓄、瞿麦、车前草;妇女合并有湿热下注之妇科炎症可加大血藤、败酱草;湿阻中焦可加苍术、佩兰;气虚症状明显者可加仙鹤草、大枣,既可止血,又可益气补虚,不论寒热虚实,都可用[4]。

2.5　肾络痹阻证

益肾行瘀、消癥散结法适用于肾性血尿瘀血证或微观辨证显示存在肾内微型癥积者。王清任曰"元气既虚,必不能达于血管,血管无气,必停留而瘀",指出肾虚日久也必兼血瘀。朱师认为,这类瘀血证患者通常尿血病史较长(反复迁延不愈,病程在 1 年以上),先前予以滋阴降火、凉血止血无效,后以益气活血祛瘀而收功,关键在于对气虚血瘀这一病机要点把握到位。而瘀血证的把握除了依靠传统的中医脉证(症见面色晦暗、尿血色暗、腰腹疼痛拒按、舌紫暗、舌底静脉迂曲、脉沉涩)外,还应利用其他微观辨证依据来印证[5],如肾活检病理提示出现毛细血管祥闭塞、塌陷、僵硬,毛细血管内有微血栓样物质形成,毛细血管扩张与瘀血、肾小血管血栓形成,肾小球缺血样改变,肾小球球囊粘连、瘢痕,肾小球硬化,肾小管萎缩,间质纤维化等形态学改变,都应考虑肾络痹阻、肾内微型癥积的存在,有使用活血逐瘀消癥药的指征[6]。而借助现代生化检查发现的甲皱微循环郁滞,血黏度增高、尿纤维蛋白降解产物(FDP)含量增高等也能早期提供肾络瘀阻的辨证依据,这也正是藏象学说的察其外而知其内的意义所在。此外,朱师还强调对于肾内微型癥积,关键在于把握早期辨证,早期论治,早期使用逐瘀、消癥中药,这对改善肾功能、肾病理的进展,乃至整个疾病的预后有重要意义。对肾络痹阻的治疗,一般在辨证基础上加用调畅血行、通和脉络的活血药。基本方:黄芪 30g,当归 10g,川芎 15g,赤芍 6g,桃仁 15g,红花 15g,地龙 6g,积雪草 30g,莪术 15g。临证加减:偏气阴虚者,可加太子参、天冬、麦冬、五味子;脾胃虚弱者,加薏苡仁、焦山楂。现代药理学研究证实,积雪草、莪术、桃仁可以抑制肾纤维化[7]。

3 小结

朱师在肾性血尿的诊疗方面积累了丰富的临床经验,认为肾性血尿总属本虚标实、虚实夹杂,总治则是扶正祛邪,临床上既要两者兼顾,又要有所侧重,要抓住血尿的病机关键,辨清血尿的病期。与此同时,也不应以止血作为治疗的唯一目的,而是从整体出发,宏观与微观相结合,辨证论治,以达到事半功倍的效果。

参考文献

[1]夏燕峰.肾性血尿中医病因病机探讨.河南中医,2011,31(2):116-117.

[2]沈丕安.中药药理与临床运用.北京:人民卫生出版社,2006.

[3]袁雪晶,孙轶秋.凉血化瘀方治疗小儿过敏性紫癜临床表现.辽宁中医杂志,2004,31(3):722.

[4]叶晴晴,朱彩凤.朱彩凤治疗肾病常用药对举隅.浙江中医杂志,2015,50(4):259-260.

[5]张彦成.自拟加味补阳还五汤治疗原发性肾性血尿 36 例.新疆中医药,2011,29(4):17-18.

[6]朱彩凤.IgA 肾病中医辨治四法.浙江中医杂志,2003,38(6):252-253.

[7]白正学.中药三棱和莪术在慢性肾脏病中的应用探讨.中国现代药物应用,2012,6(2):50-51.

[原文出自:朱家欢,朱彩凤.朱彩凤教授治疗肾性血尿经验.陕西中医药大学学报,2016,39(6):41-43.]

效仲景治"虚劳"法辨治慢性肾衰

慢性肾衰(慢性肾衰竭,慢性肾功能衰竭,CRF)是由各种慢性肾脏病引起的肾小球滤过率(GFR)下降及与此相关的代谢紊乱和临床症状组成的综合征,属中医学"虚劳""癃闭""关格"等范畴。虚劳,首见于《金匮要略·血痹虚劳脉证并治第六》,是由多种因素引起的,以脏腑精气亏损、气血阴阳不足为主要病机的多种慢性衰弱性证候的总称。虽然慢性肾衰不单属于虚劳,《虚劳篇》所论亦非单属慢性肾衰,但其有很大一部分却为中医虚劳表现,因此可以从虚劳探求慢性肾衰的部分治法。"虚劳"语出仲景,后世治疗虚劳亦多以仲景《虚劳篇》为圭臬。因此,本文依《虚劳篇》探析慢性肾衰治法,以冀对临床有所裨益。

1　病因病机的认识

虚劳又称虚损、劳损,病名虽始见于《金匮要略》,但究其病因,在《素问》中早有论述。《素问·宣明五气篇》曰:"久视伤血,久卧伤气,久坐伤肉,久立伤骨,久行伤筋,是谓五劳所伤。"《金匮要略·血痹虚劳病脉证治》指出"五劳虚极羸瘦,腹满不能饮食,食伤、忧伤、饮伤、房室伤、饥伤、劳伤、经络营卫气伤……",此即古论虚劳之常见病因——五劳(即久视、久卧、久立、久坐、久行五种过劳致病因素)七伤(即饮食不节、忧思过度、饮酒过量、房事无度、过度饥饿、过度劳累、经络营卫气伤)。五劳七伤始多以一脏损伤为重,但久虚不复,常累及他脏,致使五脏皆为虚损,当损及脾肾先后天之本时,气血生化乏源,先天真阴真阳再损,则进一步加重虚劳诸症。

2　治法

2.1　甘温健脾,斡旋中洲

仲景治虚劳,善用甘药培育中焦,以脾胃为后天之本,气血生化之源。《内经》有云:"阴阳形气俱不足,调以甘药","五脏者,皆禀气于胃;脾者,五脏之本","脾脉者,土也,孤藏以灌四旁也"。盖脾胃之强弱系关五脏,故治虚劳当以调理脾胃为首。虚劳者,其阴阳俱虚者十之八九,单纯补阳或者补阴往往不能达到理想的效果,《金匮要略心典》云"欲求阴阳之和者,必于中气,求中气之立者,必于建中也"。故仲景从补益脾胃入手而创小建中汤,以求中气强健,阴阳气血生化有源。而其他虚劳病证,亦多以此方化裁,如虚劳里急诸不足之黄芪建中汤;治疗肺虚损不足之黄芪建中加半夏汤,体现了培土生金的思路;治疗虚劳诸不足、风气百疾之薯蓣丸,为扶正祛邪之方,其扶正以健脾为主,因脾胃为后天之本,气血生化之源,气血阴阳诸不足,非脾胃健运,则无由资生恢复,故本方用薯蓣专理脾胃,人参、白术、茯苓、干姜、大豆黄卷、大枣、甘草、神曲等益气调中。而以上数方都以甘温为主,正如经云,"虚者补之""劳者温之"之治则。

2.2 补肾填精,扶正固本

肾为先天之本,主藏五脏之精,为水火之宅、阴阳之根,人体各脏腑皆有赖于肾阴的滋养及肾阳的温煦生化。虚劳为慢性衰弱性疾病,病程缠绵,久不能愈,一脏之损延及其他各脏,而肾脏则为虚劳常累及之根本,故有"五脏之伤,穷必及肾"之说。因此,顾护先天之本亦是虚劳治疗大法之一。仲景《虚劳篇》亦立多方以示顾肾之方法,而经典之方当属八味肾气丸,原方以大量生地黄滋阴补肾为主,辅以山茱萸、山药补脾益肾填精,以少量附子、肉桂温阳暖肾,意不在补火而在微微生火以益肾气,助气化;茯苓、泽泻、牡丹皮利湿以泻浊益阴,清火利湿,补泻兼施,使阴阳协调,水火相济。该方可谓补肾之祖方,后世在此方基础上又创立了六味地黄丸、左归饮、右归饮等补肾名方。此外,《虚劳篇》尚有一方天雄散,该方有方无证,后世多用于肾阳虚精冷失精,为补阳摄阴之用;但该方以乌头补益命门之火,兼以白术健脾,桂枝通阳,龙骨镇潜摄精,亦可防止虚阳浮越,组方甚为严谨,可为虚阳欲脱、命门之火将绝之急用。以上二方,一以补肾填精,一以救命门之火,一阴一阳,共显肾为水火之宅、阴阳之根。慢性肾衰病因错综繁杂,但病位始终在肾,肾脏虚损贯穿于疾病始终,久病耗伤肾精及损肾阳,故补肾填精化阳通气,甚则直予大温大热温补命门,以上二方可为效法。

2.3 慢病缓图,兼顾标本

虚劳为慢性虚损性疾病,正气亏虚,机体易受邪气侵袭,而单纯祛邪又易伤正,治疗极为棘手。仲景《虚劳篇》则示人以薯蓣丸和大黄䗪虫丸,二方均以扶正祛邪、兼顾标本立法。如仲景在治疗虚劳风气百疾时使用薯蓣丸,其方以人参、山药、茯苓、白术、神曲、甘草、大枣健运脾胃,补益中气;以生地黄、川芎、当归、芍药、阿胶益阴和营;又以桔梗、杏仁、桂枝、防风、柴胡、大豆黄卷、白蔹祛风散邪,全方以培补正气为主,又兼以祛邪,补而不滞,正邪兼顾,攻补兼施。再如仲景对虚劳干血的治疗,原文谓"缓中补虚,大黄䗪虫丸主之"。虚劳伴瘀,理应除瘀,因瘀去方能生新,然该虚劳干血已属久病,正气亏虚,破血化瘀多可伤正,故只能缓攻瘀血,并扶助正气,攻补兼施,这样才能达到祛邪不伤正、扶正不留邪的目的。二方均以丸药为制,丸者,缓也,故仲景示人以虚劳兼有邪实者,治之当兼顾标本,慢病缓图,不可急功近利。大部分慢性肾衰竭患者长期处于气血阴阳皆虚、五脏六腑俱损的状态,外邪易侵,杂症丛生,故在治疗中应正邪兼顾,根据其邪正盛衰调整用药,扶正乃以脾肾为重,祛邪之法则可根据邪气湿邪、浊毒、瘀血等特点,予化湿、泄浊、祛瘀等,缓缓图之,使之正复邪散。

以上为仲景治疗虚劳补虚重视脾肾、祛邪兼顾标本之法。此外，《虚劳篇》尚有治疗虚劳男子失精、女子梦交之桂枝加龙骨牡蛎汤，治疗虚劳虚烦不得眠之酸枣仁汤，故治疗虚劳当以脾肾为主，但仍当"有是证，用是药"，不可拘泥。

3　不足与发展

本文仅从仲景《虚劳篇》入手，探索慢性肾衰之虚劳证治法，但慢性肾衰非单属虚劳，故本文所论之病因病机及治法只是慢性肾衰之一端，后世在虚劳及慢性肾衰认识上亦有所发展，如在病因上，认识到先天禀赋不足、药毒、环境污染等毒邪亦可为病；在病机上，则更重视邪实的存在，如风湿、痰浊、浊毒、血瘀等。故本文所论难免挂一漏万，不能真正体现仲景治疗慢性肾衰方法之博大精深，但《虚劳篇》补虚祛邪等方法，足可为后世效法。

［本文部分内容出自：陈琪，朱彩凤.从《金匮要略·虚劳篇》探讨慢性肾衰竭的治疗法则.湖南中医杂志，2014，30（2）：1-3.］

慢性痛风性肾病中医辨治

痛风性肾病在古代中医文献中无明确的病名记载,但从其主要临床症状来看,应属于中医学"痹证""石淋""水肿""虚劳""溺毒""关格"等病证的范畴。我们临床体会,中医中药治疗痛风性肾病有自身特色和优势,今归纳诊治六法予以介绍,供同道参考。

1 祛瘀通络,健脾除湿法

本法适用于痛风性肾病患者的初发阶段。此类患者常以关节病变为主,多有痰湿阻络、痹阻关节的证候。临床表现为关节疼痛,局部红肿灼热,单发,夜间尤甚,常因喜食生猛海鲜或酗酒而发作;或肢体轻微浮肿,困倦乏力,腰背沉重,口渴不欲饮,大便不爽。舌质淡红,苔白腻,脉细滑。处方:苍术15g,黄柏10g,薏苡仁30g,牛膝10g,黄芪15~30g,茯苓30g,桃仁6g,红花6g,丹参15g,桑枝30g,蚕砂10g,秦艽10g。

2 清热利湿,通淋排石法

本法适用于痛风性肾病患者伴尿道结石、感染或血尿。此类患者常伴有不同程度的腰痛、血尿、尿道刺激症状,多有湿热下注、损伤肾络的证候。临床表现为关节疼痛,腰腹胀痛,有时甚至绞痛难忍,小腹拘急;小便频数涩痛、灼热,甚则可见尿中带血,或尿中有时夹有砂石,或排尿突然中断;口苦咽干,大便秘结。舌质红,苔薄黄腻,脉濡滑数。处方:焦栀子10g,瞿麦15g,萹蓄15g,熟大黄6g,车前草20g,六一散6g(包煎),黄柏10g,络石藤30g,牛膝10g,海金沙30g,鸡内金6g,金钱草30g。

3 健脾益肾,化气行水兼化湿浊法

本法适用于痛风性肾病患者伴有蛋白尿和血尿,甚至出现轻度肾功能不全(为肾功能失代偿期)。此类患者常有以肾脏受损为主,关节炎间有发作,多有肾气亏虚、水湿不化的证候。临床表现为腰膝酸软,颜面、下肢浮肿,夜尿多且清长,尿有泡沫或有关节轻微痛。神疲倦怠,头晕耳鸣,面色萎黄,纳少腹胀,大便溏稀。舌质淡,苔白腻或白滑,脉沉细。处方:黄芪30g,党参10g,白术10g,仙灵脾10g,茯苓30g,薏苡仁30g,桑枝30g,蚕砂10g,牛膝10g,车前子10g,地龙15g。

4 温补脾肾,降逆通腑泄浊法

本法适用于痛风性肾病患者伴肾功能衰竭、尿毒症期。此类患者肾脏受损明显,多有脾肾虚衰、浊毒留滞的证候。临床表现为患病日久,精神疲惫,形寒肢冷,面色㿠白,腰膝酸软,水肿,腹胀纳呆,晚期可出现尿少呕恶,心悸气喘,口有尿臭,皮肤瘙痒。舌淡胖有齿印,苔白腻,脉细沉迟。处方:熟大黄10g,附子10g,白术10g,半夏10g,茯苓30g,陈皮6g,枳壳10g,姜竹茹10g,积雪草30g。

5 活血逐瘀消癥法

本法适用于痛风性肾病患者伴有瘀血痹阻。此类患者多有瘀血停滞、痹阻关节的证候。临床表现为关节疼痛剧烈,多呈刺痛感,部位固定不移,痛处拒按,局部红肿灼热,可有硬结或瘀斑;血尿、腰部刺痛如锥。面色黧黑,肌肤甲错,皮肤赤丝红缕,蟹爪纹络。舌质紫暗,有瘀点、瘀斑,舌下脉络瘀滞,脉涩弦。处方以桃红四物汤加减。桃红四物汤是以活血为主要药效的组方,但瘀血有脉络不和、死血凝着和癥积形成三个层面,故针对瘀血的治疗,在实际运用时还需进一步深入辨析:活血选当归、川芎、赤芍、丹参等,逐瘀选制大黄、桃仁、土鳖虫、地龙、水蛭等,消癥选三棱、莪术、海藻、昆布、积雪草、鳖甲等。

6 祛风胜湿法

本法适用于痛风性肾病患者伴有风湿内扰。此类患者多有风湿内扰证候。其病因缘于风湿邪侵扰肾脏。"善行数变"的风邪与"缠绵难愈"的湿邪相合,内扰于至阴之处的肾脏,干预肾主封藏的职能,干预肾主水液,干预肾络。此类患者临床表现为尿蛋白、红细胞等精微物质增多,或新近出现或加重的困乏、浮肿,或新近出现血肌酐从原先稳定的水平快速升高,或有祛风胜湿药治疗有效的既往史。苔薄腻,脉弦,或弦细,或沉。我们在临床上常用的祛风湿药有:①雷公藤多苷片、火把花根片等。②单味药有汉防己、徐长卿、老鹳草、鬼箭羽等。

7 讨论

慢性痛风性肾病的初期病变以关节疼痛为主,病位在关节经络,相当于中医学的"痹证"。由于素体虚弱,卫外不固,复感外邪,内外相因,风湿热留注经络关节,淫居于脉道之中,日久邪气缠绵不去,血滞成瘀,深入骨骼而成"痹证";若"痹证"进一步发展,病邪湿浊瘀阻郁久化热,或病邪由浅入深,由经络入脏腑。若入脏,则"穷必及肾",可表现为肾虚内热,热扰阴血,血随渗出的"尿血",又可表现为肾气亏损,封藏失职,甚至脾肾阳虚,湿浊留滞而成的"水肿、虚劳",甚至"溺毒、关格"

危证。

慢性痛风性肾病的病机是本虚邪实。本虚以肾气亏虚、气阴两虚、阴阳两虚为主;邪实以湿浊、湿热、浊毒、瘀血、风湿为要。我们分析:当累及肾脏时,其临床证型大多为肾气亏虚,病情进展则可出现气阴两虚,甚至阴阳两虚。病程中大多兼夹湿浊、湿热、浊毒、瘀血、风湿。本虚邪实两者虽有标本之异,但多数患者却是标本互存,又相互影响。杭州市中医院曾对121例高尿酸血症患者及其中102例痛风性肾病患者的资料进行分析研究,痰湿阻络、痹阻关节型为主14例(13.7%),湿热下注、损伤肾络型为主11例(10.8%),肾气亏虚、水湿不化型为主37例(36.2%),脾肾阳虚、湿浊滞留型为主11例(10.8%),瘀血痹阻型为主16例(15.7%),风湿内扰型为主13例(12.7%)。

中医辨证论治应根据痛风性肾病的特点,早期"痹证"为主者采用祛瘀通络、健脾除湿法,"淋证、尿石"为主者采用清热利湿、通淋排石法。后期则伤及肾脏,有肾功能损害者如夜尿多、浮肿,为肾气亏虚,水湿不化;此时患者虚证已显,不能单从"痹证"论治,而以"水肿、虚劳"论治,应当重视健脾益肾,化气行水法。随着病情的发展,出现脾肾虚衰、浊毒留滞的证候,则属"溺毒、关格"危证,此时阳气虚弱,不能疏导运化气机,使湿浊、热毒、瘀血、风湿在体内停留,导致因虚夹实,虚中夹实。治宜温补脾肾、降逆通腑泄浊法为主,祛除邪气,伸展正气。在中医辨证中,我们的临床体会是:要关注是否有风湿内扰证候,倘若风湿内扰于原有肾气亏乏、封藏失职的患者,使原有的病情加重,尿蛋白、红细胞等精微物质增加,少尿、浮肿明显,瘀血痹阻加重,可导致病情的进展。对于肾亏气虚夹风湿内扰、脾肾阳虚夹风湿内扰、瘀血痹阻夹风湿内扰的患者,均可在健脾益肾、温补脾肾、活血消癥的基础上适时加用有效的祛风胜湿药治疗其风湿证候,对阻抑病情发展十分有利。

[原文出自:毛黎明,朱彩凤.慢性痛风性肾病中医辨治.浙江中医学院学报,2005,29(6):38-39.]

透热转气理论在肾脏病治疗中的运用

"透热转气"语出叶天士《温热论》,云"在卫汗之可以,到气才可清气,入营犹可透热转气"。近年来,医家对"透热转气"研究不断深化,以透热透邪、宣畅气机、予邪以出路的研究思路充分体现了"透热转气"之要旨。临床上,我们在辨病辨证基础上灵活运用"透热转气"理论,对辨属温热、湿热或瘀热性肾病的治疗收到了较好的效果,现将经验总结如下。

1 对透热转气理论的再认识

叶天士在《温热论》中提出"入营犹可透热转气,如犀角、玄参、羚羊角等物",后吴鞠通在《温病条辨》中进一步发挥,创清营汤,为治疗热邪入营、劫伤营阴的代表方剂。方中金银花、连翘、竹叶心均为轻清宣透之品,有透热转气作用,使营分之热邪透出气分而解,这体现了温病学说"透热转气"理论的治疗原则。而后世医家结合临床实践对"透热转气"理论进行了再认识,更重视宣畅气机,使营分热邪易于外泄。如吴锡璜在《中西温热串解》中曰"治温病,虽宜用凉解,然虑其有寒凝,宣透法仍不可少",提出了治疗温病的凉解之法。同时,还要用宣透之法宣畅气机,使营热之邪转出气分而解。清代章楠在《医门棒喝·叶天士温热论》中曰"故虽入营,犹可开达,转出气分而解",提出用开达之法宣畅气机,使营热转出气分而解。赵绍琴先生[1]认为,叶氏"透热转气"治法不仅适用于温病营分证,而且适用于温病的各个阶段,关键在于"透热"二字。近年来"透热转气"理论应用范围更广,不再局限于温热病邪,湿热、痰热、瘀热等邪气郁滞营阴,均可用"透热转气"法解之。张亚楠等[2]以过敏性紫癜血热妄行重证的病机演变和治疗为例,总结出水湿、湿热、瘀血等因素阻碍了气机运行和热邪由营分向气分透发,将透热转气的具体治法归纳为宣通三焦以透热转气、养阴活血以透热转气的治疗方法。临床上肾脏疾病复杂多变,在虚、瘀、湿的基础上往往会兼夹宿食、积滞、痰热、燥屎、瘀血等阻滞于内,致气机不畅,邪热内迫于营。因此,我们在治疗中将"透热转气"归纳为以"透达三焦、宣畅气机、解郁散热"之法给邪以出路。

2 透热转气理论的应用

2.1 外感相关肾病与"透热转气"

外邪袭人,肺卫受邪。若机体素虚,外邪不解,移热下焦,或在卫、气分阶段大量使用抗生素、解热镇痛药或过用寒凉药物,使邪无出路,与素体痰湿、血瘀等病理产物相合,则致余邪不得外解,而内舍于营血,出现高热、口渴、扁桃体肿大、小便短赤、小便泡沫增多、尿检隐血阳性,若病情进一步加重、迫血妄行或血液不循常道,则可出现血尿。若病邪弥漫,三焦气化不利,水道不畅,水液代谢障碍,则伴头面、肢体浮肿,伴头晕、胸闷、面色萎黄、纳差,甚或恶心呕吐等症,舌红或淡红、苔腻或厚或黄,脉象濡滑或弦数。这些患者来肾科就诊时往往已经尿检阳性,或肉眼血尿、浮肿,即病邪已入营血,弥散三焦。临床上此情况多见于急性肾小球肾炎、IgA肾病、紫癜性肾炎、狼疮性肾炎等疾病。治疗以"疏风清热,凉血散瘀,透达三焦"为法,以银翘散合用犀角地黄汤、清营汤及小蓟饮子等加减为主方,其中金银花、连翘、薄荷、淡竹叶等透热转气,使邪热出气分而解。温热之邪易与湿合,壅滞三焦,此时在上方基础上按叶天士治法"……夹湿,加芦根、滑石之流"或合用三仁汤。

此外,在慢性肾炎迁延过程中,机体也可多次感受外邪,出现卫气营血感邪同病的情况,多次外感和气血同病在慢性肾炎和肾功能不全阶段大量存在,是慢性肾脏病进展的重要原因。尤其是服用激素、免疫抑制剂的患者,其正气低下,抗病力弱,易反复感邪。治疗宜标本兼顾,在治疗原发病的同时,清热疏风,透热转气,以宣畅气机,透邪外出。

2.2 慢性肾脏病过程中邪实与"透热转气"

慢性肾脏病并非单纯的肾虚证,本虚标实,体虚与邪实并见是肾脏病的发病特点,而邪实尤为重要,是肾脏病加重进展的重要因素[3]。邪实多湿、多热、多瘀,并易兼杂宿食、积滞、燥屎等为患。《医方考》曰:"下焦之病,责于湿热。"刘完素在《宣明论方》中言:"湿气先伤人之阳气,阳气伤不能通调水道,如水道下流淤塞,上流泛滥必为水灾。"现代临床实践证明,感受湿热之邪是肾病发病的重要原因之一[4];同时,在肾病发病过程中,感染湿热之邪或湿热之邪缠绵不去常是病情反复和迁延不愈的主要原因。随着病变进展,肾功能的损伤与湿热痰浊密切相关,湿热之邪兼夹浊毒,可导致多种并发症的发生。而湿热之邪郁滞有蒙上流下的特征,易弥散三焦,波及其他脏腑。《杂病证治准绳·伤湿》言,湿邪"淫溢上下内外,无处不到。大率在上则呕吐,头重胸满;在外则身重肿;在下则足胫浮肿;在中腹胀中满痞塞"。湿热壅滞上焦,上焦不利,肺失宣肃;壅阻中焦,中焦不利,脾胃失健;留滞下焦,下焦不利,湿热下注膀胱则尿少而黄。湿热壅滞于肾,肾失封藏,精微不固,可见尿中泡沫,肾失气化,肢体浮肿,水湿潴留。湿热壅阻三焦,蕴结于肾,易耗气伤正,下注膀胱,羁留肾府,耗血伤阴,瘀血内停,湿热瘀血互结,导致病情缠绵难愈。治疗可根据叶天士"开上、宣中、导下"为法,配合透热转气,使湿热透转外泄,给邪以出路,以调畅气机,令三焦通畅为要。

湿热偏重于上焦,多见于慢性肾炎初起,或慢性肾炎复感风湿、热毒之邪患者,临床上症见咽喉肿痛,或皮肤疮疡,身热自汗、口渴或不渴而咳。治疗以清热宣肺、芳香化湿之法,即以清解宣畅肺气,疏通肌腠,使腠理通达,透邪外出,达"透热"之目的;配合芳香化湿,使热与湿分而解之。常以新加香薷饮加前胡、淡竹叶、藿香、苏叶、白芷等。湿热偏于中焦,多见于慢性肾功能不全,血肌酐、尿素氮水平升高患者,往往呈湿热脾困之态,且易夹杂宿食、积滞,临床上症见口干不欲饮,食纳减退,恶心呕吐,腹胀,大便干结,数日一行,或溏泄秽臭。治疗上除予"健脾、化湿、清热"外,再予醒胃消导之品,以达透热转气、透邪外出的目的,常用的药物有佩兰、黄连、积雪草、淡竹叶、砂仁、大豆黄卷等。湿热偏重于下焦,多见于慢性肾炎久治不愈,或肾病综合征患者,临床上症见面色晦暗、浮肿、口干舌燥、神疲肢倦、双耳不聪,尿少、涩、痛、不利或闭,便秘或大便不爽。治以淡渗利湿透热之品,使湿邪下趋,下焦通畅,透热而解。常用药物有滑石、通草、猪苓、泽泻、车前子、薏苡仁等。

湿热病的病变虽然有偏于上、中、下三焦某一部位的区别,但因为其气氤氲,多呈弥漫三焦之势,所以治疗当以其中心部位为主,兼顾三焦,使湿热邪气分道而消。然在不同时期,应根据湿热着重侵犯的脏器,湿与热孰轻孰重,是否兼夹瘀血、宿食、积滞、燥屎等进行辨证施治,或配合祛瘀清热,或配合消食清热,或配合清热通便诸法,总以气机通畅、三焦调达、郁热透转为要。

2.3 药源性损害与"透热转气"

临床上,在治疗肾脏病时,由于激素、免疫抑制剂等的长期、广泛应用,肾病未愈而易继发皮质醇过多症,同时抑制了细胞免疫,人体易反复感染,而致热淫于内,与水湿相合,郁久而成湿热,谓之药源性湿热证,相当一部分患者还表现出很明显的热毒现象。邪热内迫于营,患者可表现为咽喉赤烂,或伴有身热面赤,全身酸楚不适,口苦呕恶,胃脘灼热、纳呆,小便短赤,大便秘结或不爽,舌淡红而胖,苔薄黄或黄腻,脉濡数。中药在缓解激素、免疫抑制剂带来的毒副作用方面有独特疗效。对于药源性湿热、热毒,也应以其着重侵犯的部位,湿与热的孰轻孰重,兼夹证等情况辨证施治,以"祛湿透热,化瘀解毒"为治疗大法,其中"透热转气"给邪以出路,使营分之邪热透过气分而解,常用药物有金银花、淡竹叶、牛蒡子、白茅根、六月雪、白花蛇舌草等。

3 病例举隅

钱某,男,54岁。2017年2月15日初诊,患者反复浮肿2个月余,2个月前劳累后出现双下肢及颜面浮肿,住院查24h尿蛋白定量4.2g/24h,血清白蛋白(ALB)26g/L,伴有高血压及血脂升高。肾活检提示:膜性肾病1—2期。诊断为"肾病综合征—膜性肾病1—2期"。于氯沙坦及氯吡格雷、复方氨基酸、托拉塞米等治疗1个月,仍有反复浮肿,要求配合中药治疗。中医症见:面色晦暗,气短乏力,浮肿,神疲肢倦,腰重时有刺痛,尿少而涩,尿色黄赤,大便黏滞,肛门有灼热感,舌红、苔黄腻,舌下络脉迂曲,色紫暗,脉沉涩。中医辨证为"水肿—脾肾气虚、湿热内蕴兼瘀血"。治则:益气活血,透热祛湿,通畅三焦。治以补阳还五汤合程氏萆薢分清饮加减:黄芪45g,赤芍15g,川芎30g,当归15g,地龙10g,茯苓15g,车前子15g,石菖蒲15g,瞿麦10g,黄柏10g,丹参15g,白术10g,莪术15g,积雪草30g,猪苓10g,泽泻15g,14剂,水煎温服,每日一剂。二诊(3月1日):服药2周后,患者气短、腰痛、尿涩、肛门灼热等症好转,仍时有困倦,仍有浮肿,纳差,夜寐差,上方去瞿麦,改茯苓30g,加砂仁6g,14剂。三诊(3月15日):服药2周后,浮肿逐好转,困倦乏力等症改善,复查24h尿蛋白定量2.3g,血清白蛋白31g/L。后以上方加减治疗,3个月时诸症基本消失,浮肿消退,24h尿蛋白定量0.3~0.5g,血清白蛋白在40g/L以上。

按语:临床上膜性肾病多表现为肾病综合征,病理上以基底膜增厚,伴有免疫复合物沉积,其最常见的特点是高凝状态,最常见的并发症是血栓栓塞。我们在治疗膜性肾病时,将宏观与微观辨证相结合,认为基底膜增厚伴有免疫复合物沉积阻塞属于微观上肾络瘀闭证,治疗上当活血化瘀[5]。该患者气短乏力、腰刺痛、舌下络脉迂曲紫暗、脉沉涩等特征也符合气虚血瘀证,故以补阳还五汤益气活血祛瘀。除了气虚血瘀外,该患者还有一重要特征是湿热证,且湿热与瘀血相合,相互作用,致病缠绵难愈及病情进展,故以程氏萆薢分清饮清热利湿,分清泌浊。由此可见,热、瘀、湿、虚是该患者的病理特征,在补虚祛瘀、清热化湿的同时,要宣畅气机,给邪以出路。方中车前子、积雪草、石菖蒲、猪苓透热转气,使湿热透转外泄,以调畅气机,令三焦通畅。

4 结语

综上所述,急、慢性肾炎的病理损伤常伴有水湿化热,湿热相合,蕴结不解。且湿热易与瘀血、宿食、积滞、燥屎等相互作用,致病情日趋复杂而缠绵。"透热转气"重点强调了透热、透邪,使邪有出路,所以在补肾、活血化瘀、祛湿的基础上,酌情配合使用疏风散热、利湿透热、祛瘀清热之品,使湿热透转外泄,给邪以出路,以调畅气机,令三焦通畅,提高肾脏病的治疗效果。

参考文献

[1]赵绍琴,彭建中,赵爱华.赵绍琴温病讲座.北京:学苑出版社,2009.

[2]张亚楠,黄岩杰,秦蕾等.透热转气理论在过敏性紫癜血热妄行重证治疗中的运用.中医杂志,2017,58(11):933-935.

[3]王永钧.IgAN肾病理的中医微观辨证.中国中西医结合肾病杂志,2011,12(2):95-98.

[4]孙伟.湿热之邪在慢性肾炎进展中的作用.江苏中医药,2006,27(6):6-8.

[5]叶晴晴,朱彩凤.朱彩凤治疗肾病常用药对举隅.浙江中医药,2015,50(4):259-260.

[原文出自:包自阳,朱彩凤.透热转气理论在肾脏病治疗中的运用.江苏中医药,2018,50(5):41-43.]

试用《伤寒论》少阴病证理论辨证治疗肾脏疾病

少阴，即阴气较少之意。少阴病是以心肾虚衰、水火不交为主要病理变化的疾病，其以多虚、复杂多变为特点。《伤寒论》少阴病篇的疾病辨治，除了阐述治疗之常法外，还贯穿着全面分析病情、掌握病机特点的辨证思维以及注重调节整体平衡、审证求机论治、明辨标本缓急、把握动态变化的治疗原则，与现代肾脏病关系密切。近年来，我们试用《伤寒论》少阴病证理论辨证治疗肾脏病，取得了一些经验，现将少阴病辨证分型如下。

1 少阴表证

少阴表证，即素体少阴里虚，复被风外袭，卫阳郁于肌表，脉沉、发热互见，如《伤寒论》301条曰"少阴病始得之，反发热，脉沉者，麻黄细辛附子汤主之"。对于肾小球肾炎的发病，近代医家认为由肾气不足，外邪侵入所致，如邹云翔云"内在肾气不足，病邪乘虚而入，导致肾炎发生"[1]，《内经》云"邪之所凑，其气必虚"。临床上，感受外邪而发生咽痛、发热或咳嗽等肺卫表证患者，一般外邪解后病即痊愈，但有部分患者上述肺卫表证渐解后，随即出现水肿、血尿等症而形成急性肾小球肾炎，主要是肾气不足、少阴里虚，外邪得以深入为患。仲景治疗少阴病表证往往解表与温里同步进行，表邪较重者以"麻黄细辛附子汤"温经解表；表邪较轻者去辛烈之细辛，加炙甘草，以达微微发汗之目的，即麻黄附子甘草汤。临床上该证多见于以下几种情况：①部分急、慢性肾炎起病即表现为恶寒无汗，发热不高，面浮肢肿，或全身浮肿，小便不利，倦怠乏力或大便溏薄，舌苔白腻，脉沉弦或细。②部分肾病综合征患者治疗后缓解或部分缓解，但因上呼吸道感染而病情复发，以上症为主要表现。③慢性肾功能不全患者，尤其合并肾性贫血，往往表现为心肾衰惫，此时复感风寒，卫阳被郁，可以"麻黄细辛附子汤"为主方加减予之。

但《伤寒论》对少阴表证的治疗较局限，应用麻黄细辛附子汤需要掌握"阳虚寒凝"的基本病机。临床上若表证表现为风热、湿热之证，解表相应采用疏散风热、祛湿化热之法，如桑菊饮、藿香正气散等。另外，表里同病，治疗是先解表，还是先救里，应视表里证之轻重缓急而定，若里证为痼疾，且不急不重不危，当先解表，后治里；如少阴阳虚较甚，里证为急，即当先救其里；少阴阳气虚而未甚，而表证犹在，可表里双解。

2 少阴寒化证

2.1 命门火衰,阴寒内盛

少阴真阳虚衰,阴寒内盛之证,多表现为四肢逆冷,下利清谷,恶寒身踡,或恶心欲吐,心烦,口渴,小便清长、夜尿频数,舌淡苔白,脉沉。仲景治以四逆汤回阳救逆,如《伤寒论》323条曰"少阴病,脉沉者,急温之,宜四逆汤"。若病情进一步加重,阴盛格阳,则予通脉四逆汤。临床上该证多见于慢性肾炎、慢性肾功能不全病程较长者,或肾病综合征反复发作,肾性贫血等以肾阳虚衰、阴寒内盛为主要病理表现者。治疗上,附子配干姜,附子走而不守,能通彻内外上下,干姜守而不走,温中回阳,二药相须为用,温阳力大且持久。临床上应根据病史、症状体征、舌苔脉象等加以综合分析:①火衰不甚,但病程较长或反复发作者,可减附子、干姜用量,合用仙灵脾、仙茅、锁阳、肉苁蓉、巴戟天等滋肾温阳之品。②阴寒内盛所致虚阳上浮、外越所引起的各种假热之象,可应用清代郑钦安的潜阳丹。③肾为元阳所居,为脾胃之根,阳衰则脾困,出现纳差、腹痛、便溏、水肿等脾阳亏虚表现,可合用苓桂术甘汤或参苓白术散。

2.2 肾阳虚衰,水湿内滞

以少阴阳虚水泛,或阳虚湿盛为主要病机,表现为四肢沉重、浮肿,小便不利,或伴有背寒、心下悸、头眩、下利、呕吐,苔白脉沉。仲景以真武汤温阳镇水,或以附子汤补阳化湿,通阳祛寒。临床上该证见于以浮肿为主要表现的肾脏病,如肾病综合征、肾功能不全等。治疗如下:①表现为阳虚水泛,以真武汤为基本方加减;若合并有三焦气化不利,表现为水肿较甚、尿少、口渴、水入即吐,则可合用五苓散;若兼气虚较甚,出现少气懒言、乏力便溏、汗出恶风,则可合用黄芪、党参、白术等。②表现为阳虚湿盛者,以附子汤为主,并参照《金匮要略·痉湿暍病脉证治第二》论治;若兼风湿气虚,表现为脉浮、身重、汗出、恶风,则予防己黄芪汤;若风湿表里阳虚,表现为骨节疼痛、汗出短气、小便不利、恶风、浮肿,则予甘草附子汤。

2.3 阳气亏虚,瘀血阻滞

少阴阳气虚衰,运血无力,血行缓慢,加之肾阳虚寒从中生,寒凝血脉则涩滞不畅,终致瘀阻络脉、血行瘀滞而成。正如《灵枢·痈疽》曰:"寒邪客于经脉之中则血泣,血泣则不通。"《读医随笔》曰:"气虚不足以推血,则血必有瘀。"以面色淡白而晦暗,身倦乏力,局部疼痛如刺,或伴有血尿,舌淡紫或有紫斑,脉沉涩等为表现。临床上该证多见于肾病病程较长,蛋白尿、血尿反复发作,肾病理表现为肾小球硬化、球囊粘连、肾间质纤维化等。近年来,相关研究表明,瘀血阻滞在慢性肾脏病中普遍存在,而温阳活血法疗效显著[2,3]。《伤寒论》中无少阴阳虚血瘀的论治。临床上可用后世王清任的补阳还五汤加仙灵脾、肉苁蓉、巴戟天等温肾阳药,或济生肾气丸加红花、泽兰、丹参、水蛭等化瘀药。若少阴阳虚里寒较甚，伴有四肢厥冷、畏寒体踡，则可合用附子、干姜。

3 少阴热化证

3.1 火盛水亏，心肾不交

少阴属心肾，具有水火二气的妙用，心肾相交，水火既济，相辅相成，相互制约。若肾水亏虚，不能上制心火，心肾不交，心火独亢于上，则出现心中烦躁、不得眠，伴见口干咽燥、舌红少苔、脉细数等脉症。正如《伤寒论》303条曰："少阴病，得之二三日以上，心中烦，不得卧，黄连阿胶汤主之。"临床上见各种阴虚火旺型肾脏病或长期应用激素出现的，以阴虚内热、心肾不交为主要病理表现者，治疗当以仲景黄连阿胶汤为主方；如火炽不甚，以肾阴虚为主，则可用六味地黄丸、左归丸等。

3.2 水亏火旺，灼伤血络

阴虚火旺，易灼伤血络，迫血妄行，致出血病证。少阴肾与膀胱相表里，故少阴为病最易表里相传，由肾脏波及膀胱。如《伤寒论》293条曰："少阴病，八九日，一身手足尽热者，以热在膀胱，必便血也。"少阴热化，虚火盖炽，热移膀胱，形成膀胱热证，热伤血络，可见尿血。临床上见于以血尿为主要表现的IgA肾病、急慢性肾炎等。对于此证，当清解热邪，宁络止血。仲景未言何方治疗，后世医家柯韵伯在《伤寒来苏集》中指出：轻则猪苓汤，重则黄连阿胶汤；张璐在《张氏医通》中根据"壮水之主，以制阳光"的滋阴降火法，用六味丸加生牛膝。临床上可根据以上三方加减，并可合用白茅根、泽泻、大蓟、小蓟、蒲黄等凉血止血药。

3.3 阴虚有热，水热互结

阴虚有热，水气停蓄，水热互结下焦，膀胱气化不利，水气不化则小便短赤而不利；水气泛滥则见浮肿。如《伤寒论》223条曰："如脉浮，发热，渴欲饮水，小便不利者，猪苓汤主之。"319条曰："少阴病，下利六七日，咳而呕渴，心烦不得眠者，猪苓汤主之。"以上均提示下焦有热，水热互结，出现口渴、小便不利、心烦，或伴有泄泻、呕吐、咳喘等症状。临床上常见于尿路感染、肾盂肾炎，肾病浮肿，或各种肾病失治、误治，以阴虚有热、水热互结为主要病理表现者。治疗当育阴清热利水，方用猪苓汤加减。①虚热煎熬，血行迟缓，易致水、热、瘀互结，形成"热结膀胱"的下焦蓄血证，可合用仲景的桃核承气汤加减。②水热互结，弥散三焦，易形成三焦湿热证，治疗可根据后世温病学派"开上、宣中、导下"治法，清热化湿，调畅气机，令三焦通畅为要，如三仁汤、连朴饮、甘露消毒丹等。

综上所述，临床上对肾脏病的治疗，以少阴病为纲，遵从"审症求机"的论治原则，即根据临床表现及证候特点来判断少阴病证的表里、寒热、虚实，以及是否合并兼夹证，如宿食、积滞、痰热、燥屎、瘀血等，采取相应的治则方药。当然，临床上肾脏病较复杂,是不断变化发展的过程,肾脏病的每一个阶段都有不同的病理特点,因此必须把握其动态变化,注意缓急层次,针对疾病的主要矛盾和关键环节进行治疗。而用《伤寒论》少阴病证辨证治疗,可为临床处理肾脏疾病提供指导性思路。

参考文献

[1]沈庆法.中医临床肾脏病学.上海:上海科学技术文献出版社,1997.

[2]何立群,邵命海,侯卫国,等.活血化瘀法对血瘀型早、中期慢性肾衰竭疗效评价及作用途径.医学研究杂志,2007,36(7):70.

[3]周海姗,王云满,王浩,等.温阳活血方对慢性肾脏病2—3期阳虚血瘀型患者疗效观察.长春中医药大学学报,2012,28(5):854-856.

[原文出自:包自阳,朱彩凤.试用《伤寒论》少阴病证理论辨证治疗肾脏疾病.中国中医急症,2014,23(1):54-55.]

"治太阴"法在肾脏病治疗中的重要性及运用探讨

临床上,肾脏疾病病程长,并发症多,病情缠绵难愈,治疗棘手。近年来,我们试从六经辨证来认识、治疗肾脏病,并积累了一些经验。肾脏病具有复杂性、阶段性及进展性等特征,可涉及整个六经范畴,但对此进行系统性的研究甚少。我们曾研究其中少阴病证的辨治[1],然少阴病证多由太阴病证传变而来。太阴为三阴之首,是三阴病的初始阶段,病在太阴,宜早治防变。太阴病在证候上有"表证""经脉气血不和证""脾脏虚寒"之别[2];病理特征上又有"虚寒水饮""津血亏虚""水血同病"之异[3]。然与肾脏病甚为相关的实属手足太阴之脏功能失职,引起气血生成、运行失常及水液代谢紊乱,导致肾脏病发生、发展及各种并发症发生,故在肾脏病治疗中应重视治太阴的重要性,掌握治太阴的方法。

1 源机明析

1.1 肾病浮肿与太阴水湿

浮肿为肾脏病的主要临床表现。太阴在脏主脾肺,脾主为胃行其津液,以灌四傍。肺朝百脉,促气血水液运行于百脉中。正如《素问·经脉别论》曰:"饮入于胃,游溢精气……五经并行。"李克绍先生有言[4]:"水谷中的精华与津液,必须脾肺健运,这样的湿才会有用,如果太阴失职,脾气不能散精,脉气不能流经,那么食入于胃,就谷反为滞,饮入于胃,就水反为湿,从正常生理转变为病态而形成太阴病。"《素问·至真要大论》指出"诸湿肿满,皆属于脾",《金匮要略》曰"寸口脉沉而迟,沉则为水,迟则为寒,寒水相搏。趺阳脉伏,水谷不化,脾气衰则鹜溏,胃气衰则身肿",可见寒湿水饮的形成与太阴失职关系密切。

1.2 肾病虚劳与太阴气虚

慢性肾脏病病程冗长,缠绵不愈或时而复发,伴随尿蛋白、红细胞等精微物质丢失,或激素及免疫抑制剂耗散精气,《素问·通评虚实论》曰"邪气盛则实,精气夺则虚"。长期精气耗伤,使气血阴阳衰减,因病致虚,久虚不复成劳。《素问·太阴阳明论》曰"脾病而四肢不用""四肢皆禀气于胃而不得至经,必因于脾乃得禀也……"又曰"足太阴者三阴也,其脉贯胃,属脾,络嗌,故太阴为之行气于三阴",说明太阴为胃输布精微至三阴经,五脏六腑通过足太阴经从阳明胃禀受水谷气精气。《理虚元鉴》曰:"阳虚三夺统于脾。盖阳虚之症,虽有夺精、夺火、夺气之不一,而以中气不守为最险……"纵观慢性肾脏病患者病程中都存在夺精、夺火、夺气的病机特点,有形之精血,不能速生;无形之中气,所宜急固,所以宜急救太阴。由此可见,肾病虚劳与太阴气虚关系密切,肾病日久会出现太阴气虚,太阴气虚又会加重肾病虚劳。

1.3 肾衰溺毒与太阴痰浊

溺毒系指因脾肾衰败,二便失司,湿浊毒邪滞留于体内而发生的一种病症。《重订广温热论·开透法》述"溺毒入血,血毒上脑之候,头痛而晕,视力蒙眬,耳鸣耳聋,恶心呕吐,呼吸带有溺臭,间或猝发癫痫状,甚或神昏惊厥不省人事,循衣摸床撮空,舌苔起腐,间有黑点",论述了溺毒入血后的临床表现。溺毒病机复杂,总属脾肾功能衰败,水湿代谢紊乱,邪毒潴留,甚则成痰、生瘀、化热、动风,涉及太阴、少阴、厥阴。脾为生痰之源,肺为贮痰之器,痰乃湿气而生,湿由脾弱而起。痰水阻滞,气血不行,日久成瘀,水瘀互结。《金匮要略》曰"血不利则为水",提示血分与水分不能截然分开,相互影响,缔结根固,难以祛除,故太阴失职导致痰饮、水湿、瘀血形成。另外,湿浊溺毒最易伤及太阴,使中焦枢机不利、升降失常,"清气在下,则生飧泄;浊气在上,则生䐜胀",故呕恶、纳呆、腹胀、便溏等为常见之症状,而太阴健运与否是病变是否进展、是否产生少阴厥阴危候的关键,正所谓"有胃气则生,无胃气则死"。

2 治法方药

2.1 发汗宣肺,通降太阴

肺主气,主通调水道,肺气不化则水停胸膈而为喘,溢于皮肤而为肿,上焦不通,下泄困难,所以小便不通。临床上常见于急性肾小球肾炎、慢性肾炎急性发作等疾病。病在手太阴肺经,临床上主要表现为喘、眼睑浮肿及小便不利,以邪犯手太阴,肺气不化,肺失通调为病机,而究其肺气不化的根本原因,当属少阴肾阳不充[1],此时根虽在少阴肾,而其标在太阴肺,我们称之为"太阴实,少阴虚"。急则治其标,故在浮肿未退之时,重点是使水饮有出路,可按《金匮要略》"风水"论治,宣肺发汗,通调太阴,以越婢汤或加白术。处方一般用药:麻黄、杏仁、浮萍、石膏、猪苓、茯苓、汉防己、车前子等。邪在太阴肺经,病尚轻浅,手太阴证期间阳气虽原本就弱,但仍能任温散,若不任温散,则转属少阴证矣。

另外,水气重证,需肺经通利,水邪乃散。饮邪易上犯手太阴,失其通调,水壅不利,饮邪愈重。治以降太阴,开鬼门,洁净府,上下分消,以冀风消水通,消退其肿为要,我们常以麻杏石甘汤、葶苈大枣泻肺汤、三子养亲汤等加减。另如赵玉庸[5]在泻肺逐水的基础上三焦并调,临证可参之。

2.2 渗利水湿,健运太阴

肾病浮肿的主要病机与太阴、少阴功能失职有关,临床上以补少阴、运太阴为法。运太阴,即健运、运达太阴脾阳。太阴脾虚不运主要表现为身肿日久,腰以下为甚伴脘腹胀闷,纳减便溏,四肢倦怠,舌质淡,苔白腻或白滑,脉沉缓或沉弱。治疗上予健运太阴,温化水湿,如《丹溪心法·水肿》所述"水肿因脾虚不能制水,水渍妄行,当以参、术补脾,使脾气得实,则自健运,自能升降运动其枢机,则水自行"。临床上有两种情况:一者太阴自虚,运化失职,气失舒展,水湿内生;二者水饮留滞,湿邪困脾,伤及太阴,太阴失运。治疗上,前者注重健脾、运脾,后者注重运脾、醒脾。前者予参苓白术散,后者予实脾饮,气虚甚者加黄芪;小便短少,可合用五苓散以助膀胱气化;若阳虚较重,则可合用四逆汤、理中汤、甘姜苓术温化水湿。并可参考邹氏治肾经验[6],若兼腹水,则用大腹皮、厚朴、赤小豆,以理气宽中利水;若眼睑、头面肿甚,则用汉防己、防风之属,以疏风祛湿,使在表之水从肌肤排泄;若足胫肿甚,则用牛膝、车前子、独活,使水由下分消。

2.3 健脾益气,补益太阴

久病必虚,故肾病虚劳往往贯穿于慢性肾脏病整个病程,尤其是慢性肾功能不全、肾性贫血、肾性骨病、慢性肾小管疾病患者的虚劳症状尤为突出,主要表现为形体羸瘦、面色无华、体倦纳呆、腹满下利、腰膝酸软等,可根据"虚者补之""损者益之"的法则治之。太阴脾土为后天之本,气血生化之源。太阴脾虚,运化失司,则脏腑百骸受气无源,必致正虚于内,百病变化而生。补气健脾则中土健运,诸气生化不息。《素问·阴阳应象大论》曰"形不足者,温之以气",故甘温益气为治疗大法。但肾病虚劳中气虚虽是主要表现,但同时亦有邪实内蕴一面,故在慢性肾脏病气虚证的治疗中,临床上宜用甘平,而慎用温补之品,以免助邪之弊。常用四君子汤加黄芪,黄芪用量宜大(30~60g)。若有气血阴阳俱不足之症:自汗盗汗、倦怠、身重或肢体麻木、腹中拘急等,则予黄芪建中汤补太阴调阴阳。然,太阴主湿,湿邪易从其合,益气健脾唯恐助湿遏阳化热,故临床上常合用薏苡仁健脾利湿清热。

2.4 化痰降浊,调补太阴

慢性肾衰直至溺毒、关格整个病程以本虚标实、寒热错杂为特点,本虚包括气、血、阴、阳虚,主要涉及少阴肾与太阴脾之虚,标实为水湿、浊毒、瘀血及痰饮。太阴不运,水反为湿,谷反为滞,湿浊内生,表现为呕恶纳呆、腹胀便溏等症。若湿浊不去,太阴不展,蕴结成毒,邪毒内传,则可出现下利清谷、神昏谵语、脉微欲绝等少阴厥阴危候。治疗遵循《证治准绳》提出的"治主当缓,治客当急"。所谓缓指本虚,即少阴太阴之阴阳气血亏虚,应长期治疗,缓缓补之;所谓客指标实,即痰浊。痰浊为阴邪,最易伤阳,浊不去,则阳不复,且邪浊瘀久易成毒,故要尽快祛除。先哲云:脾为生痰之源,治痰不理脾非其治也。以脾土虚,则清者难升,浊者难降,留中滞膈,瘀而成痰,故治痰当先补脾,脾复健运之常而痰自化矣。临床上以寒湿内蕴者予《千金方》温脾汤加吴茱萸、厚朴、砂仁、黄芪;痰热内蕴者予黄连温胆汤加积雪草、莪术、桃仁,配合补脾益肾治疗。若伴有水瘀互结,则加水蛭、赤芍、桃仁、地龙等。

3 总结

综上所述,手足太阴之脏与肾病水肿、肾病虚劳、肾衰溺毒及关格等病证关系密切。太阴与少阴同病,以及水湿、痰饮、瘀血、浊毒等病理产物相互作用,导致病机错综复杂,疾病缠绵难愈。临床上肾脏病是不断变化发展的过程,疾病的不同阶段有相异的六经属性及病理特征,因此必须把握其动态变化,注意缓急层次,针对疾病的主要矛盾和关键环节进行治疗。治太阴,即需合理应用发汗宣肺、渗利水湿、健脾益气、化痰降浊之法则,使太阴健运、水道通畅,则诸症安矣。

参考文献

[1]包自阳,朱彩凤.试用《伤寒论》少阴病证理论辨证治疗肾脏疾病.中国中医急症,2014,23(1):54-55.

[2]郝万山.郝万山伤寒论讲稿.北京:人民卫生出版社,2008.

[3]张心平,张守中,曹灵勇.从太阴病理法方药探讨经方美容.中华中医药杂志,2016,31(2):504-506.

[4]李树沛,李克绍.李克绍伤寒解惑.济南:山东科学技术出版社,2012.

[5]王筝,熊云昭,王萱,等.赵玉庸从肺论治肾性水肿经验.中华中医药杂志,2017,32(3):1108-1110.

[6]郑艳辉.补气健脾基本方治疗肾小球疾病:邹燕勤教授治肾经验浅谈.山西中医,1998,14(3):4-5.

[原文出自:包自阳,朱彩凤.治太阴法在肾脏病治疗中的重要性及运用探讨.中华中医药杂志,2019,34(1):153-155.]

老年慢性肾炎痰邪致病理论探析

目前对老年慢性肾炎病机的研究较少,一般认为该病具有本虚标实、虚实夹杂的特点,虚证常见的证候有脾肾气虚、肝肾阴虚,标实证有外感、水饮、瘀血、湿热等,但众医家各持己见,且各证在疾病中孰轻孰重,目前并无论断。我们结合临证经验及对老年患者的体质进行分析后认为,痰邪在老年慢性肾炎发病及病情进展中起到了重要作用,临证辨治时要重视祛痰邪。兹分析如下。

1　年老多痰,痰邪促进衰老

生、长、壮、老、已是生命的自然发展规律,机体由壮到老代表着五脏六腑、气血津液由强盛到衰弱的过程。正如《灵枢·天年》曰:"四十岁,五脏六腑,十二经脉,皆大盛以平定……五十岁,肝气始衰,肝叶始薄……六十岁,心气始衰……七十岁,脾气虚,皮肤枯。八十岁,肺气衰……九十岁,肾气焦,四脏经脉空虚。百岁,五脏皆虚,神气皆去,形骸独居而终矣。"故衰老的重要特征是五脏皆虚。随着年龄益增,脏器渐虚,不但气血津液化生不足,难以充养机体而出现衰老的征象,而且由于脏腑功能低下,尤其是脾不健运,肾气化功能衰退,水津运行代谢迟缓而停聚,会生成许多病理产物。这些病理产物会破坏年老机体原本较低水平的平衡,导致疾病由生、衰老加速。痰,便是这些病理产物中的主要物质,故中医素有"老年多痰"之说。

痰,既是一种病理产物,又是一种危害极广的致病因素。痰邪致病广泛,无处不到,无所不至,《丹溪心法》言"百病多有兼痰者,世所不知也"。痰分为有形之痰和无形之痰。与机体衰老密切相关的为无形之痰。无形之痰指无物可征,无形可见,能引起某些特殊病理变化和临床表现的致病因子,可流窜经络,影响脏腑功能,致病多端。《灵枢·天年》曰"其五脏皆不坚,使道不长……血气虚,脉不通,真邪相攻,乱而相引,故中寿而尽",《素问·灵兰秘典论》曰"主不明则十二官危,使道闭塞而不痛,形乃大伤,以此养生则殃",说明各种因素导致的"脉不通"是中寿的主要原因。《格致余论》曰"夫老人内虚脾弱阴亏性急……阴虚难降则气郁而成痰,至于视听言动,皆成废懒",说明老年易生痰,痰邪易致视、听、言、动等技能下降。流行病学调查显示[1],痰浊证的患病率与年龄增长呈显著正相关。痰浊与多种老年疾病的发生、发展密切相关,是加速衰老进程的重要因素[2]。痰邪凝滞肾络,肾脉不通,同时加速了肾脏衰老。痰浊既是人体衰老过程中的病理产物,又是引发各种老年疾病、加速衰老的重要因素。

2　痰邪易致肾脏损伤

痰邪常由外感六淫,或内伤七情、饮食劳逸等因素影响组织器官之气化,使津液在体内的升、降、出、入失常,水液失于正常输布与排泄,停聚凝结而形成。痰为阴邪,具有黏滞、易阻滞气血、影响水液代谢、易兼邪致病等特点。痰邪可随经络流窜,侵犯肾脏,并可兼夹其他邪气致肾损伤。

2.1　痰邪易侵肾络,损伤肾络,影响气化

痰邪致病广泛,无处不到。痰邪凝滞、聚集于肾络,使肾络臃肿、肾体肥大,继之肾气化、封藏功能受损。《素问·上古天真论》曰"肾者主蛰,封藏之本,精之处也",又曰"肾者主水,受五脏六腑之精而藏之",肾气受损,精微不藏,而下泄,可出现尿蛋白。《素问·水热穴论》曰:"肾者,胃之关也,关门不利,故聚水而从其类也",肾气化失职,开阖不利,水液代谢紊乱,出现浮肿、小便不利等症。现代医学认为,脂质异常、肥胖、糖代谢异常等患者可出现肾脏损伤,主要机制为:脂肪堆积,压迫肾实质,使肾内压力及间质流体静脉压增高,肾血流减少,肾小管重吸收钠增加,形成高滤过,致肾小球肥大,产生蛋白尿;脂质作用于肾小球系膜细胞表面的相关受体,使巨噬细胞趋化因子及黏附分子增多,促进细胞外基质生成,促进系膜基质增生,参与肾小球硬化。而脂质、肥胖等均属于中医学"痰浊证"范畴,黏附分子也被证实与痰邪致病密切相关[3,4],其致肾损伤的过程体现了痰邪致病的特征。

2.2　痰邪内犯,营卫失和,易致风湿之邪入侵、损伤肾脏

年老之人,或痰浊体质人群,如肥胖、高脂血症患者,体内痰浊壅盛,痰浊流窜血脉,与营血相合,营血被扰,使正常的内环境发生紊乱。《素问·阴阳应象大论》言"阴在内,阳之守也;阳在外,阴之使也",提示营卫气血间相互依存。痰邪凝滞营阴,营气内乱受损,营卫失和,则阳气难以发挥卫外作用,易致六淫邪气入侵。现代医学认为[5,6],高脂血症、肥胖患者存在慢性低炎症状态,氧化应激增多,激活相应的信号通路并产生促炎分子,导致巨噬细胞浸润增加及内皮功能障碍,使机体细胞修复功能及免疫功能下降。

目前认为,慢性肾小球肾炎产生蛋白尿、红细胞尿的重要机制为风湿邪气侵犯肾脏,引起一系列的病理变化。王永钧教授认为,风湿扰肾证不仅是导致肾风病的始作俑者,而且是导致病情加重的独立危险因素[7]。风湿之邪具有"开泄、善行、数变"和"凝滞、缠绵、难愈"等特性,风湿邪气扰肾,干扰肾藏精、主水、司开阖的肾之气化,可出现少尿、尿血、泡沫尿。痰源于湿,同气相引,加之痰浊之体营卫失和,卫外不固,则风湿极易入内,侵犯肾脏,引起肾脏病。

2.3　痰邪的存在使风湿难除、瘀血难化

风湿扰肾、肾络瘀痹均为导致慢性肾炎进展的重要因素。痰为湿生,风湿扰肾

日久,湿邪瘀滞酿生痰浊;或外来痰邪流经肾络,痰与湿同气相求,受风湿相引,居于肾络。黏滞、凝聚、易兼邪为病的痰邪,与风湿相合,将风湿桎梏于肾脏,使病情愈加缠绵难愈。且风湿与痰邪相合后,易于生变,变为风痰、顽痰等,使祛风除湿药物难以发挥疗效,这也可能是慢性肾炎老年患者较年轻患者病情更加缠绵难愈、对药物治疗反应差的原因之一。

老年慢性肾炎往往病史长,久病必瘀,且肾活检多提示具有肾小球硬化、球囊粘连、肾间质纤维化、肾血管硬化等病理特点,这些属于肾络瘀痹的微观辨证[8],故瘀血证在老年肾病中广泛存在。痰邪易与瘀相合为患,使病情迁延难愈,痰瘀互结痹阻肾络,肾络不通,肾气化失职,浊毒不化,酿生溺毒而出现危症。痰浊、风湿、瘀血是老年慢性肾炎发病、进展的三大要素,痰浊不仅自身可致肾病,而且可兼他邪为患,加重病情,变生危症。

3　痰邪扰肾的微观辨证

痰浊的传统微观辨证一般表现为血中总胆固醇、甘油三酯、低密度脂蛋白水平升高,血糖水平升高,肥胖,血液黏稠度增高,这可能是痰浊的物质基础,使用化痰健脾中药可降低上述物质水平,痰湿体质亦表现出上述情况。有研究表明,体内自由基代谢与痰证关系密切,表现为痰证患者体内超氧化物歧化酶水平下降、脂质过氧化物及丙二醛水平升高,化痰治疗可使上述指标恢复正常[9]。在各种肾脏损伤、肾间质纤维化形成的过程中,黏附分子发挥了很大的作用。而黏附分子与痰邪的特性相似,其表达异常与痰邪致病密切相关[3,4],黏附分子可能是痰邪致肾损伤的微观指标之一。随着经皮肾活检术的日趋成熟,慢性肾炎更易明确诊断,肾病理不仅指导了西医治疗,也为中医微观辨证提供了依据。风湿扰肾及肾络瘀痹等肾病理微观表现已相对明了[8],丰富了中医的诊断、辨证依据,提高了临床疗效。但痰浊扰肾的肾脏微观表现目前仍未明,我们试从肥胖、脂质肾损伤、肾衰老等与痰浊关系密切的肾脏病去寻找答案,认为以下表现可考虑痰浊证的肾病理微观辨证:肾小球肥大、局灶节段性硬化、肾小球旁器肥大,出现泡沫细胞,肾小管肥大,肾小叶间动脉节段透明性病变;电镜示足细胞肿胀,微绒毛化,肾小球基底膜扭曲等。这些肾病理表现理论上可作为痰浊扰肾的微观表现,但临床上还需要大样本队列研究来证实。

4　结语

随着人们生活水平的提高,老龄化社会的到来,痰浊证患者也日渐增多。痰邪不仅促进衰老,导致肾脏病的发生、发展,而且可与风湿、瘀血等重要病邪结合,使病情复杂、缠绵难愈。明确痰浊扰肾的肾脏微观辨证可使辨证精准并得到量化,有利于针对痰邪的辨证施治。因此,在老年慢性肾炎的治疗中要重视祛痰的重要性,有关祛痰法的研究是今后老年肾病的重要研究方向。

参考文献

[1]俞征宙,陈文发,俞宜年,等.从增龄对本虚标实证的影响探讨中医衰老机理.中国中西医结合杂志,1992,12(2):80-82.

[2]宋昊翀,孙冉冉,张惠敏,等.衰老的中医理论研究.中华中医药杂志,2015,30(6):1889-1893.

[3]黄成宝,廖凌虹,张斐.黏附分子与痰邪相关性的研究进展.时珍国医国药,2017,28(8):1977-1979.

[4]许湘,王平,汤琪,等.黏附分子与痰邪致病相关性的探讨.辽宁中医杂志,2013,40(1):57-59.

[5]Steven S,Dib M,Hausding M,et al. CD40L controls obesity-associated vascular inflammation, oxidative stress, and endothelial dysfunction in high fat diet-treated and db/db mice. Cardiovasc Res,2018,114(2):312-323.

[6]Miller YI, Shyy JY. Context-dependent role of oxidized lipids and lipoproteins in inflammation. Trends Endocrinol Metab,2017,28(2):143-152.

[7]王永钧.论肾风病的现代观.中国中西医结合肾病杂志,2015,16(2):95-98.

[8]王永钧.IgAN肾病理的中医微观辨证.中国中西医结合肾病杂志,2011,12(2):95-98.

[9]刘松林,王平,张茂林,等.痰邪致病机理的现代研究思路与方法探讨.中医杂志,2003,44(1):5-7.

(包自阳)

"见痰休治痰"——朱彩凤老年肾病祛痰法

随着人们生活水平的提高,社会压力的增加,痰浊证患者也日渐增多。痰邪不仅引发肾衰老,导致肾脏病的发生、发展,而且可与风湿、瘀血等重要病邪结合,使病情复杂、缠绵难愈。在慢性肾脏病的治疗中要重视祛痰的重要性,朱师对肾病痰邪,见痰休治痰,而采用扶正、化湿、理气、化瘀之法。

1 《景岳全书》"见痰休治痰"的论述及景岳治痰之法

1.1 治痰应治本

"见痰休治痰"见于《景岳全书》。所谓"见痰休治痰",并非痰病不治痰,而是治疗生痰之源,以"使之不生"。痰邪成因,总不离外感六淫邪气或内伤七情等因素影响五脏六腑功能,使气血津液运行输布变异。如因风因火而生痰者,但治其风火,风火熄而痰自清;因虚因实而生痰者,但治其虚实,虚实愈而痰自平。《景岳全书》曰"痰非病之本,而痰惟病之标耳",又言"今举世医流,但知百计攻痰,便是治病,竟不知所以为痰,而痰因何而起……"。以言痰邪致病,为标而非本,应寻找痰邪形成的原因而治之,即所谓"治痰当之求本,则痰无不清"。

1.2 急痰治其标

"见痰休治痰",并非"不治痰""不治标",正如《景岳全书》言"诸家治痰之法,多有治其标者,虽不可执,亦不可废也"。如"痰因表者汗之,因里者下之,挟湿者分利之。痰在膈上,必用吐法,泻亦不去……"。另外,景岳认为治痰当分缓急,言:"凡非风等证,其有痰涎壅盛,闭塞上焦而药食不能进者,此不得先治其痰,以开清道,若痰之甚者,惟用吐法为最妙。若痰气不甚,饮食可进,便当从缓,求其本而治之,不宜妄行攻击……"

总之,景岳治痰之法可总结为三:一者急则治其标,以吐、下法攻逐痰涎,以开清道,但应中病即止;二者顽痰因治其标,如胶固稠痰、老痰、食积痰等;三者治痰当知求本,则痰无不清。

2 朱师针对肾病之痰的疗法

2.1 健脾益肾以治痰之本

2.1.1 理论渊源

痰的形成,与脾肾关系密切。《素问·经脉别论》曰"饮入于胃,游溢精气,上输于脾,脾气散精,上归于肺……",《素问·至真要大论》指出"诸湿肿满,皆属于脾",

即言脾运行水液,运化水湿。肾主水,水湿津液的输布有赖于肾阳的蒸化、开阖作用。脾肾功能失调,水湿津液输布失职,而湿为阴邪,聚则成饮,凝则成痰。正如景岳所言:"五脏之病,虽俱能生痰,然无不由乎脾肾。盖脾主湿,湿动则为痰;肾主水,水泛亦为痰。故痰之化无不在脾,而痰之本无不在肾。"故治痰当温脾益肾,以治痰之本。健脾即健运、运达太阴脾土;益肾即补益少阴肾水,摄肾固真,以水土共治,以消阴翳、治虚痰。因年老体弱,形羸气衰,故脾肾亏虚、气化不足是老年慢性肾脏病患者的共性。《景岳全书》言:"或以形羸气弱,年及中衰者,即虚痰也;或以多病,或以劳倦,或以忧思酒色,致成劳损,非风卒厥者,亦痰虚也……"故老年肾脏病之痰邪多为"虚痰"。脾虚不运兼肾气不足出现的痰湿证候主要表现为肾病日久,身体浮肿,腰以下为甚,伴脘腹满闷,纳差便溏或完谷不化,四肢倦怠乏力,舌质淡,苔白腻或白滑,脉沉缓或沉弱。

2.1.2　论治

《景岳全书》曰:"凡脾土湿胜,或饮食过度,别无虚证而生痰者,此乃脾家本病,但去其湿滞而痰自清,宜二陈汤为主治。"又言:"然脾胃不虚,则虽生痰饮,不过微有留滞,亦必不多,且无大害,惟脾虚饮食不能消化而作痰者,其变最多,但当调理脾胃,使其气强,则自无食积之患,而痰饮解即气血矣。"景岳列举了健运脾胃相关的方药,若脾虚不能制湿,或不能运化而为痰者,其证必食减神倦,或兼痞闷等症,宜六君子汤、五味异功散、金水六君煎。若微虚兼寒者,宜苓术二陈煎。若脾气大虚,或兼胃寒呕恶而多痰者,宜六味异功煎、温胃饮、理中汤、圣术煎之类。景岳认为:"肾经之痰,水泛为痰者也,无非虚证。"脏平者,宜六味地黄丸、左归饮;脏寒者,宜理阴煎、加减金匮肾气丸、八味地黄丸之类。可见,景岳对虚痰的治疗,必当温脾、强肾,以治痰之本,使根本渐充,则痰自去。

朱师根据老年肾炎痰浊证患者脾肾不足、气阴两虚的特点,制定了"健脾强肾方":黄芪30g,炒党参10g,苍术10g,薏苡仁30g,仙灵脾10g,生地黄15g,菟丝子10g,当归10g。本方有健脾化湿、补肾益气之功,以治痰之本,具有脾肾同治、阴阳并调的组方特点,为老年慢性肾脏病痰浊证的基本方。若阴虚证候偏重,则加山茱萸、山药;若阳性证候偏重,则加附子、干姜。姜、附属辛热之品,用量宜小,朱师一般用3~6g,以微微生火,缓缓升阳。

2.2　调气治气以宣畅气津

2.2.1　理论渊源

气能行津,气机的升降出入促进津液在体内输布、排泄,气机不调则津液的输布、排泄受阻,津液不行,凝而为痰。正如《诸病源候论》所言:"气脉闭塞,津液不通,水饮气停在胸腑,结而成痰。"《济生方》有言:"人身无倒上之痰,天下无逆流之水……人之气道贵乎顺,顺则津液流通,决无痰饮之患"。《景岳全书》言:"……痰饮、瘀血之属,气不行则邪不除,此气之实也。"以上论述了与气虚相对而言,气实也可以引起痰饮,主要是因气不行邪不除。老年慢性肾脏病患者极易出现气机不畅的证候,主要原因有三:一者,老年患者脏腑功能下降,升降出入运动减缓致气机不畅。二者,老年患者多忧善虑或久坐少动,致气机郁滞。三者,慢性肾脏病患者往往存在致病邪气,如风湿、湿热、食滞等,这些邪气会瘀遏阳气,阻滞气机。痰浊证患者伴有气机不畅的主要表现为胸脘满闷,多忧善虑,时时叹气,不思饮食,饱胀之感,头晕恶心,舌苔白腻,脉滑或弦。

2.2.2 论治

应以治气为主,宣畅气机,正如景岳所言"气不行则邪不除",要祛除痰邪,须气机通畅。又如朱丹溪云:"善治痰者,不治痰而治气,气顺则一身之津液,亦随气而顺矣。古方治痰饮用汗吐下温之法,愚见不若以顺气为先,分导次之。"故顺通气机为治痰饮的一种重要手段。《景岳全书》在痰饮篇列举了许多顺气化痰的方药,如四磨汤、加味四七汤等。

朱师认为,对于老年慢性肾脏病气机不畅患者,以"和"为关键,主要是"情志和""气血和"。"情志和",即患者要保持乐观、愉悦的心态,正如《素问·上古天真论》所言"以恬愉为务,以自得为功"。朱师非常重视《内经》中的情志养生思想,充分做好患者的心理疏导工作,尤其是老年患者思虑较重,需要充分了解其家庭、心理等各方面因素,有针对性地予以疏导。"气血和",即要保持气血通畅,津液才能正常输布。对于证属"气机不畅,痰浊阻滞"的老年慢性肾脏病患者,朱师制定了"调气和血方":黄芪 30g,当归 12g,白芍 15g,川芎 15g,柴胡 6g,郁金 10g,茯苓 30g,玫瑰花 10g,苍术 10g,香附 6g。本方系在"逍遥散"的基础上化裁而成,具有行血解郁、益气养血、燥湿化痰之功效,可使气血调和,津液畅而不滞;若兼有食滞,则加焦山楂、炒二芽。

2.3 治痰活血,血活则痰化

2.3.1 理论渊源

津血同源,两者相互资生,相互转化,相互依附,故由两者产生的病理产物——"痰浊""瘀血"常兼见为病,或相因为病。血凝则痰滞,痰阻则血凝。《诸病源候论》言:"诸痰者,皆由血脉闭塞,饮水积聚不散,便成痰也。"朱丹溪曰:"血气成积,自积生痰,痰挟瘀血,遂成窠囊。"《金匮要略》列举了诸多开化瘀血祛痰之方剂,如鳖甲煎丸、当归贝母苦参丸、大黄䗪虫丸等。可见,痰瘀同生,并相互为患,治疗上应痰瘀同治,气血并调。老年慢性肾脏病患者往往病史长,久病必瘀,且肾病理多提示有血管硬化、肾小球球性或节段性硬化,故多伴有瘀血证。而痰邪易与血瘀相合为患,痰瘀互结痹阻肾络,形成"瘀痰",易阻塞肾络,并使肾气化失职,从而导致浊毒不化,酿生溺毒而出现危症。老年慢性肾脏病痰瘀共存者主要表现为浮肿久治不愈,皮色晦暗,伴肢体麻木,胸闷痰多,或伴有血中肌酐、尿素氮等的水平升高,舌紫暗或有斑点,苔腻,脉弦涩等。

2.3.2 论治

随着痰瘀互结的形成,往往伴有脾肾亏虚证,故在痰瘀同治的同时要兼顾脾肾,使瘀血通行,痰无所依,脾肾气旺,痰无所生。《内经》所记载的"四乌贼骨一芦茹丸"开创了痰瘀同治的先河。国医大师朱良春认为,顽痹症多由痰瘀痹阻经络所致,治疗宜遵"见痰休治痰"的原则,多以温通经络、搜风镇痛为主,虽未直接应用化痰药,却达到了化痰、通经、镇痛的目的。

痰瘀互结的老年慢性肾脏病患者多为久病、顽疾,且多伴有慢性肾衰竭,所以在治疗上朱师拟定了"化瘀祛痰益气方":黄芪30g,积雪草30g,莪术15g,桃仁10g,当归10g,川芎30g,地龙6g,薏苡仁30g,焦山楂15g,赤芍10g。本方是在"补阳还五汤"及"复方积雪草汤"基础上化裁而成的,具有活血祛瘀、益气通络、祛湿化痰之功效,用于治疗老年慢性肾脏病痰瘀互结证候。本方以活血通络为主,未大量应用祛痰药,使痰无所依,血瘀通则痰自除。

3 总结

痰症之状变化无穷,若只处消痰之方,此"见痰治痰"之法,往往难以奏效,故称其为怪病。善治痰者,宜治生痰之源,未用消痰之药,即可获除痰之效,此即《景岳全书》所言"见痰休治痰"之旨也。肾疾痰多,尤其是老年患者,脏腑虚损,痰瘀互结。朱师效景岳治痰之法,分别予以"健脾益肾以治痰之本""调气治气以宣畅气津""治痰活血,血活则痰化"为治痰法则,则痰易除,病易解,可供参鉴。

(包自阳)

朱彩凤古方今用治疗肾脏病经验拾萃

朱师提倡临证时在审病的前提下,宏观与微观辨证结合的基础上经方活用,古方今用。笔者有幸师承朱师,在跟师学习过程中感其遣方用药匠心独运,疗效甚佳,现拾萃三首古方录于此,供同道参考。

1 补阳还五汤

该方出自《医林改错》,由黄芪、赤芍、当归尾、川芎、地龙、桃仁、红花组成,具有补气、活血、通络作用。原书云:"补阳还五汤,此方治半身不遂,口眼歪斜,口角流涎,大便干燥,小便频数,遗尿不禁。"根据《内经》之"虚邪偏客予身半,其入深者,内居荣卫,荣卫稍衰则真气去,邪气独留,发为偏枯"思想,《医林改错》进一步明确提出了"气虚血瘀"的理论,本方即为此而设。该方重用黄芪补益元气,使气旺则血行,为君药;臣以当归尾活血;佐以少量川芎、赤芍、桃仁、红花助当归尾活血和营;地龙通经活络;诸药合用,共奏补益元气、活血通络之效[1]。朱师认为,应用补阳还五汤要抓住"气虚血瘀"的病机特征,临床随证加减;而该方含有多种活血祛瘀药,活血药物易伤及脾胃,故朱师在应用时常合用薏苡仁、焦山楂、炒二芽等健脾化湿、消食和中之品。

1.1 治疗膜性肾病

膜性肾病好发于中老年人,以大量蛋白尿为主要表现,且病程长,病情缠绵难愈。尿蛋白属于中医"精气""精微"范畴,《素问·通评虚实论》云"精气夺则虚",精微流失日久则正气亏虚,加之好发于中老年人、病程冗长等特点,故膜性肾病患者普遍存在元气不足之征象。膜性肾病的病理表现为基底膜增厚伴有免疫复合物沉积阻塞,且极易发生肾静脉血栓栓塞并发症,朱师认为这些属于微观辨证之肾络瘀痹证[2],故膜性肾病的治疗总则为补益元气、活血祛瘀,以补阳还五汤加减治之,且临证需灵活变通。①肾病理若表现为伴有系膜细胞增生、新月体形成、多免疫复合物沉积的非典型膜性肾病,这些属于"风湿扰肾"的微观证据,治疗上应配合祛风除湿药物(徐长卿 15g,汉防己 15g,穿山龙 30g)。②若初发、早期膜性肾病,元气尚不甚亏虚者,则重用川芎、地龙,一般川芎 30g,地龙 10g。川芎活血通络,祛风湿痹痛,地龙具通络、熄风、利尿之效,两者相须,通络祛瘀走窜之效甚,且能祛风利尿,有利于治疗肾病浮肿诸症。③若为Ⅲ期、Ⅳ期膜性肾病或伴有肾小球硬化,肾络瘀痹证候更甚,则合用三棱 10g,莪术 10g,积雪草 30g,以活血消癥。④高龄、病程长、反复发作,常合并有肾阳亏虚里寒甚者,合用附子、干姜[3]。因姜、附辛热燥烈,朱师一般小剂量(3～6g)应用,以微微生火,缓缓升阳。

1.2　治疗高血压肾损害

高血压肾损害,临床上多为由长期高血压所致的良性肾小动脉硬化,表现为轻度至中度蛋白尿,肾小管间质受损,功能减退,肾小球滤过功能降低。肾病理表现为肾小球缺血性硬化,肾小球毛细血管袢皱缩、塌陷甚至闭塞。本病大都发生于50岁以上中老年患者,年过半百,肾气渐亏;且高血压病程多在10年以上,根据"久病必虚""久病必瘀""久病入络"的理论,气虚血瘀为其主要病机。在微观辨证方面,肾小球硬化,毛细血管袢塌陷、闭塞等均属于肾络瘀痹,缺乏血供的肾脏病变又符合"血瘀失荣"理论。故虚瘀共存,并相互影响、加重,是高血压肾损害主要的病机特点,临床上予补阳还五汤加减施治。基础研究证实,补阳还五汤对动脉粥样硬化的发生发展有预防作用[4]。①患此病者常伴有夜尿频数、腰酸体倦、四肢不温等肾阳气亏虚证候,加仙灵脾15g、肉苁蓉10g、补骨脂10g,以温肾助阳。②伴有目胀眩晕、头痛耳鸣、烦躁失眠等肝阳上亢证,加夏枯草15g、钩藤10g、菊花10g、蒺藜10g、珍珠母30g,以平肝潜阳。

1.3　治疗硬化性肾小球肾炎

硬化性肾小球肾炎的病理表现为球性硬化的肾小球占病理切片中所有肾小球的75%以上,伴重度肾小管间质病变及肾小动脉和细动脉硬化,临床表现为慢性肾衰竭、肾性高血压。朱师认为本病总属本虚标实,脾肾气虚为本,瘀血内留为标,瘀阻肾络日久,肾体萎废不用,肾气化不利,浊毒不化,可酿生溺毒,出现危症。临床可见肾小球滤过率下降、尿液浓缩功能减退;肾B超可见肾体萎缩,肾皮质变薄,肾血流下降;其肾脏病理所见有效肾单位减少均为肾气虚之微观表现;其肾脏病理所见肾小球硬化、肾间质纤维化、肾小动脉硬化等均为肾内微癥积之表现[5]。故补肾益气活血消癥常贯穿于治疗的始终,临床上仍可予补阳还五汤加减施治。①因存在肾体萎废、肾气亏虚证候,故常在补阳还五汤基础上加用桑寄生(30g)、牛膝(10g)、熟地黄(30g)等滋肾之品。②伴浊毒内留,血肌酐、尿素氮水平增高,食少纳呆,或口有尿臭、脘腹胀满、困倦身重等症,加用黄柏10g、虎杖15g、苍术10g、半夏9g,以祛痰利湿化浊。

2　三才封髓丹

该方出自《卫生宝鉴》,由天冬、熟地黄、人参、黄柏、砂仁、炙甘草诸药组成,用肉苁蓉浸酒,煎汤冲服,有滋阴降火、养血益肾之功。原方用于阴虚火旺、梦遗失精诸症。《医方集解》云:"此手足太阴少阴药也。天冬以补肺生水,人参以补脾益气,熟地黄以补肾滋阴。以药有天、地、人之名,而补亦在上、中、下之分,使天地位育,参赞居中,故曰三才也。"方中天冬、熟地黄、人参三味主药,寓"三才"之意。"封",

有封藏之意;"髓",指肾精。借喻服用该方可降心火,益肾水,使心肾相交,水火既济,虚火平熄,肾精封藏。配以黄柏入肾滋阴,以砂仁入脾行滞。朱师认为该方能纳五脏六腑之精而归于肾,且能通达三焦,补而不腻。现代药理学研究表明,甘草有类醛固酮样作用,可加重水钠潴留[6],对肾病浮肿不利,故朱师在应用该方治肾病时去甘草。常合用生脉饮,并改人参为太子参,加强养阴生津之效,称之为"加减三才封髓丹"。方药组成:太子参15g,天冬10g,麦冬10g,五味子10g,熟地黄15g,黄柏6g,砂仁3~6g。临证时抓住该方"益肾生津、滋阴降火"的病机特征,随证加减应用。

2.1　治疗阴虚火旺型血尿

肾性血尿属中医学"溺血""溲血""虚劳"等范畴,多由热伤血络而迫血妄行,或气不摄血或瘀血阻络使血不循经等,导致血液从尿道而出。朱师将其分为急性发作阶段和慢性进展阶段,并认为阴虚火旺是慢性进展阶段血尿日久不愈和反复发作的主要原因[7],肾阴亏虚,虚火妄动,热蓄于下焦,肾络与膀胱受损,致属于阴血范畴的红细胞随尿泄漏。慢性进展阶段合并阴虚火旺证者,症见肉眼血尿色鲜红或镜下血尿,五心烦热,口干咽燥,腰酸腿软,舌红苔少,脉细数,可用该方。①离经之血即为瘀,常合用白茅根30g、荠菜花30g、茜草15g,以凉血祛瘀止血。②肾阴虚,往往出现水不涵木,而合并肝阴虚,此时则合用二至丸加桑椹10g、枸杞子15g。

2.2　治疗紫癜性肾炎迁延期

过敏性紫癜属中医学"血证""紫斑"范畴。朱师认为,紫癜性肾炎可分为热、瘀、虚三个方面,急性期与迁延期两个阶段。是在迁延期的病程中可再次感邪,出现急性发作。急性期以毒热迫血妄行证为主,迁延期以气阴两虚、阴虚火旺为要。朱师认为各种因素所致的肌肤出血,血液一旦溢出,离经之血便是瘀血,故在病程中存在"瘀血阻络"这一共同的病理基础,治疗时应配合活血祛瘀,正如《血证论》所述"经隧之中,既有瘀血踞结,则新血不能安行无恙,终必妄走而吐溢矣。故祛瘀为治血之要法"。阴虚火旺,热灼肌肤脉络,脉络受损,血溢肌肤,所致之皮肤紫斑时发时止,常伴有颧红,心烦,口渴,手足心热,或有盗汗。对于阴虚火旺型,治以滋阴降火,凉血止血,活血化瘀,以加减三才封髓丹加紫草10g、牡丹皮15g、赤芍10g,或合用茜草散。

2.3　治疗服用糖皮质激素后出现的药源性阴虚火旺

糖皮质激素具有抗炎、免疫抑制等作用,是现代医学治疗慢性肾炎、肾病综合征的关键药物。中医学认为,糖皮质激素具阳热之性,属"纯阳"之品,具有"助阳壮火"之功[8]。正常人体会分泌少量激素,起温煦、维持阴阳平衡的作用。《素问·六微旨大论》曰:"亢则害,承乃制。制则生化,外列盛衰,害则病乱,生化大病。"长期服用外来的纯阳性质激素,会破坏人体阴阳平衡,耗伤人体阴液,因其归肾经,而耗伤肾阴,损及元气,所以阳盛而阴伤为糖皮质激素副作用的病机特点,患者会出现潮热面赤、心烦失眠、口干口渴等症。研究表明,足量激素开始使用后的 1~4 周,阴虚阳热证候较重[9]。治以益肾降火,宁心安神。朱师常以加减三才封髓丹治之,使虚火平熄,肾精封藏,心神安宁。

3 举元煎

该方出自《景岳全书》,由人参、黄芪、升麻、白术、甘草组成。原书曰:"治气虚下陷,血崩血脱,亡阳垂危……"方中参、芪同用,补气升阳固脱;以术、草健脾益气,以助后天化生之源,助参、芪益气;升麻升阳举陷。与东垣补中益气汤相比,举元煎仅用益气药与升提药配伍,更专注于益气升提。朱师在用该方时,去甘草加薏苡仁,称之为"益气升提方"(组方:炙黄芪 30g,炒党参 15g,白术 10g,薏苡仁 30g,升麻 6g)。薏苡仁能利水渗湿,健脾除痹。合用薏苡仁,加强健脾益气,并使补而不腻;利水祛湿除痹益于肾病浮肿。临证时抓住该方"健脾益气,升阳举陷"的病机特征,随证加减应用。

3.1 治疗肾性贫血

肾性贫血可归属于中医学"血虚""血枯""虚劳""亡血"等范畴。中医学认为,血的生成与五脏六腑均有关系。而脾肾与血液生成的关系最为密切,《医宗必读》曰"夫人之虚,不属于气,即属于血,五脏六腑,莫能外焉。而独举脾肾者,水为万物之元,土为万物之母,二藏安和,一身皆治,百疾不生",强调了脾肾在气血生化中的地位。由于肾性贫血属慢性肾脏病中晚期的并发症,此时往往合并有"溺毒"证候,故除了虚证外,尚有浊毒内蕴证。朱师在治疗该病时立足于中焦脾土,以健脾升清、益气生血为法,配合化浊解毒。用药宜甘平,而慎温补,以免助邪之弊,常在益气升提方的基础上合用当归(10g)、枸杞子(15g)以补血活血,积雪草(30g)、虎杖(10g)、白花蛇舌草(15g)以祛湿化浊解毒。若伴有畏寒肢冷,脉微细,以肾阳虚衰、阴寒内盛为主要病理表现者,此时辨属少阴[3],当合用干姜、附子。

3.2 治疗老年慢性肾炎患者蛋白尿、血尿

蛋白尿、血尿均属中医学"精微""精气"范畴,老年患者存在脾肾亏虚的基础。《灵枢·上问》曰"中气不足,溲便为之变",脾不摄精,清气下陷,精微下泄于溲中;肾气虚则失封藏,精气不固,漏于尿中,故见蛋白尿、血尿。朱师认为,老年慢性肾炎存在以虚为主、本虚标实的病机,本虚即肺脾肾亏虚,而病情反复发作者存在中气下陷、肾精不固证候,表现为面色萎黄,腰膝酸软,食欲不振,腹胀便溏,神疲之力,少气懒言,舌淡胖有齿印,苔白,脉沉缓等。治疗上以补脾升清、益肾固涩为基础,合同他法。①老年肾炎以蛋白尿为主者,以本方加金樱子 10g、芡实 10g、仙灵脾 15g、菟丝子 15g,其中金樱子、芡实为"水陆二仙丹",益肾涩精;仙灵脾、菟丝子

温肾助阳固精,均为朱师常用的药对[10]。②以血尿为主者,加仙鹤草30g、大枣30g,以收涩止血、补虚劳,在减少血尿的同时改善体倦乏力等症状。

3.3 治疗血液透析患者低血压

透析低血压可归属于中医学"眩晕""厥症"等范畴。低血压是维持性透析患者常见的并发症之一,低血压可限制透析的顺利进行,易诱发心律失常,导致动静脉内瘘失功,西医治疗手段有限。血液透析不仅可清除毒素,而且能清除多余的水分,相当于中医的"祛邪"法。但短时间内大量清除水分,机体营津短时间内也大幅减少,津液相对匮乏,而气随津泄,气随血脱,故气虚不足,升清无力,导致透析低血压的发生。朱师认为治疗该病应立足于"气",根据《素问·阴阳应象大论》"气虚宜掣引之",治疗上予益气升提方,黄芪需增加到60~90g,以增强益气升清之效。

综上所述,朱师临证时总以审病为先,辨证为主,辨证时要宏观与微观相结合,西为中用,将现代医学的优势用于中医,尤其是肾病理微观之所见,可开阔中医辨证视野,提高辨证的准确性。朱师常言:"今人非古人,今病非古病。"疾病谱、人的体质都在变化,故习古方应以习其法为要,师其法而不泥其方,更不能泥其所治。仲景有言"观其脉证,知犯何逆,随证治之",治疗时根据证候特征,灵活变通,活用古方,而不拘泥于古方。限于篇幅,我们阐述了常用的三首古方的临证应用,可供参鉴。

——————————— 参考文献 ———————————

[1]连建伟.方剂学.杭州:浙江科学技术出版社,2005.

[2]包自阳,朱彩凤.透热转气理论在肾脏病治疗中的运用.江苏中医药,2018,50(5):41-43.

[3]包自阳,朱彩凤.试用《伤寒论》少阴病证理论辨证治疗肾脏疾病.中国中医急症,2014,23(1):54-55.

[4]朱博冉,吴佳菲,张海楼,等.补阳还五汤对防治动脉粥样硬化的ApoE-/-小鼠Toll样受体4及其下游主要元件的影响.中华中医药杂志,2018,33(8):3566-3570.

[5]叶晴晴,李秋芬,朱彩凤.朱彩凤教授应用补阳还五汤治疗肾病经验介绍.中国现代医生,2017,55(31):117-120.

[6]高学敏.中药学.北京:人民卫生出版社,2012.

[7]朱家欢,朱彩凤.朱彩凤教授治疗肾性血尿经验.陕西中医药大学学报,2016,39(6):41-43.

[8]叶任高.中西医结合肾脏病学.北京:人民卫生出版社,2003.

[9]王俊,邓旭,徐梅昌.原发性肾病综合征激素治疗前后证候演变规律的研

究.浙江中医药大学学报,2016,40(9):669-676.

[10]叶晴晴,朱彩凤.朱彩凤治疗肾病常用药对举隅.浙江中医杂志,2015,50(4):259-260.

（包自阳）

尿足细胞检测对肾小球疾病诊治的重要意义

足细胞,又称肾小囊脏层上皮细胞,是一种高度特异性终末分化细胞。足细胞与内皮细胞及肾小球基底膜共同构成肾小球滤过屏障,维持正常的肾小球滤过功能。几乎所有的肾小球疾病都与足细胞有关。Hanamura K 等[1]曾提出足细胞损伤是微小病变性肾病(MCD)、局灶节段性肾小球硬化(FSGS)、膜性肾病(MN)、糖尿病肾病(DN)及狼疮性肾炎(LN)的共同病理生理改变。足细胞是高度分化的细胞,其损伤死亡后难以再生。足细胞受损脱落可随尿液排出,因此尿液足细胞检测可反映足细胞损伤程度,对各种肾小球疾病的临床诊治及预后判断具有重要的指导价值。朱师在对慢性肾炎患者的随访中非常重视足细胞检测,并指导团队完成了许多足细胞相关研究。

足萼糖蛋白(podocalyxin)是足细胞一种重要的胞浆膜蛋白,足细胞素(podocin)是足细胞关键的裂孔膜蛋白,两者是足细胞的主要检测分子和重要标记蛋白[2]。为研究尿足细胞与肾小球疾病的关系,2011 年朱师团队收集杭州市中医院肾活检病理诊断为肾小球疾病的 40 例患者进行回顾性分析研究,采用 ELISA 法检测尿沉渣足细胞分子足细胞素、足萼糖蛋白的排泄情况[3]。研究发现,病理诊断为肾小球疾病(包括增殖性肾小球疾病,如 IgA 肾病、IgM 肾病、新月体性肾炎和狼疮性肾炎;以及非增殖性肾小球疾病,如 MCD、FSGS、MN)及原发性淀粉样变性的 40 例患者,其尿中足细胞素、足萼糖蛋白分子的排泄量明显高于健康对照组,其中以新月体性肾炎和局灶节段硬化性肾炎患者排泄量较高,淀粉样变性患者排泄量低。该研究证实,尿足细胞检测对肾小球疾病的诊断具有重要意义,可为其病理类型提供依据,且尿足细胞排泄与患者尿蛋白排泄呈正相关;同时,该研究也证实 ELISA 法是一种方便、准确检测尿沉渣足细胞分子的手段。

目前足细胞损伤对 MCD、原发性 MN 和 FSGS 的重要意义已得到国内外各种临床和实验研究的证实。2011 年我们团队对 IgA 肾病足细胞损伤的研究机制进行了回顾综述[4],研究表明足细胞数量减少、足细胞相关蛋白变化及足细胞分泌细胞因子变化是 IgA 肾病足细胞损伤的重要机制。国内研究证实,在 IgA 肾病患者中,尿足细胞阳性者尿蛋白水平较高,且在病理上其肾小球硬化程度、新月体发生率亦比尿足细胞阴性者明显增高[5]。我们对病理明确诊断为原发性 IgA 肾病且尿沉渣足细胞阳性的 41 例患者进行回顾性分析发现,尿足细胞阳性的 IgA 肾病患者其尿蛋白水平仍然是肾脏病轻重的一个重要指标,与临床病理关系密切[6],因此尿足细胞和尿蛋白检测对 IgA 肾病诊治均具有重要意义。

目前,临床上判断慢性肾炎病理类型及病情活动仍以肾活检穿刺作为"金标准",但肾活检穿刺是一种有创检查方法,受客观条件的限制,部分患者无法接受肾活检穿刺,而且肾活检难以用于动态追踪观察,这些都给肾脏疾病的早期诊断及病情追踪带来困难。李惊子等[7]对60例肾活检病例进行尿足细胞检测,发现多种类型肾小球疾病患者的足细胞呈阳性,但主要见于急性活动性肾小球疾病(如Ⅳ型狼疮性肾炎)患者,而慢性非增殖性肾小球疾病患者的尿足细胞往往呈阴性,因此提出尿足细胞检测有助于判断肾小球疾病的急性活动性损伤和病理类型,可作为临床治疗措施的依据之一。张迎华等[8]对274例肾活检病例进行尿足细胞检测,其中57例尿足细胞为阳性,而正常成人对照组全部为阴性,且多种病理类型均有足细胞阳性,阳性率由高到低依次为:紫癜性肾炎、局灶节段性肾小球硬化、IgA肾病、狼疮性肾炎、肾小球微小病变、系膜增生性肾炎、膜性肾病。薛晓菲等[9]对肾活检病理确诊为狼疮性肾炎的20例患者进行研究发现,20例患者尿足细胞阳性率为80%,其尿足细胞的数量与狼疮肾炎的活动性呈正相关,与24h尿蛋白定量无明显相关性,且研究发现,Ⅳ型狼疮患者的尿足细胞数量明显高于Ⅲ型和Ⅴ型狼疮患者。因此,尿足细胞检测不失为一种简便、无创的检测肾小球疾病的方法和灵敏指标,可为病理分型诊断提供依据,并且便于随访追踪。

目前,大量研究已证实足细胞标志分子足细胞素、足萼糖蛋白和尿足细胞数量检测对各类肾小球疾病的诊治具有重要意义,其中尿足细胞数量检测临床操作简便、无创,可作为临床判断肾小球疾病活动的一个重要指标,且可为肾小球疾病病理分型提供依据,为临床治疗方案提供重要参考;尿足细胞检测方便,可多次随诊复查,便于临床随访追踪疾病变化。

朱师在临床上非常重视足细胞检测,主要体现在以下几点:①足细胞阳性提示病情活动。对于肾活检风险较高的老年患者,或拒绝肾活检者,应进行多次尿足细胞检测,如足细胞阳性,则提示肾病理活动,可考虑加用激素或免疫抑制剂治疗。②为激素减量提供参考。在治疗增殖性肾炎患者的过程中,要定期进行尿足细胞检测,如发现尿足细胞持续阳性,则减药应慎重,以防病情反弹。③为中医微观辨证提供依据。尿足细胞与病理增殖性、炎症性病变密切相关,而杭州市中医院肾内科多项研究表明肾病理上的增殖性、炎症性病变与"风湿内扰"密切相关,故朱师将尿足细胞阳性看做是"风湿扰肾"的微观辨证依据,此时需加用祛风除湿药物,如汉防己、徐长卿、穿山龙、雷公藤多苷片等。

参考文献

[1] Hanamura K，Tojo A，Fujita T. Urinary and glomerular podocytes in patients with chroninc kidney diseases. Clin Esp Nephrol，2014，18(1)：95-103.

[2]Camaici M. Urinary biomarkers of podocyte injury. Biomark Med，2008，2(6)：613-616.

[3]林宜，朱斌，朱彩凤，等.肾小球疾病患者尿沉渣足细胞分子 podocin 和 podocalyxin 分析.中国中西医结合肾病杂志，2011，12(8)：690-693.

[4]瞿中洁，朱彩凤，朱斌.IgA 肾病足细胞损伤机制研究进展.中国中西医结合肾病杂志，2011，12(6)：563-564.

[5]程劲，叶朝阳，孙晶，等.IgA 肾病患者尿足细胞排泄与临床病理相关性分析.临床肾脏病杂志，2009，9(4)：160-163.

[6]李先法，朱彩凤，朱斌，等.尿足细胞阳性 IgA 肾病患者不同蛋白尿水平临床病理分析.中国中西医结合肾病杂志，2013，14(11)：966-969.

[7]李惊子，黄海长，刘颖，等.检测尿足细胞在活动性肾小球疾病中的意义.北京大学学报(医学版)，2005，5(37)：464-466.

[8]张迎华，朱晓玲，汤绚丽，等.尿液足细胞检测及其临床意义探讨.中国中西医结合肾病杂志，2014，15(3)：205-206.

[9]薛晓菲，孙以兰，薛成爱，等.尿足细胞与狼疮肾炎关系的研究.国际泌尿系统杂志，2015，35(4)：571-574.

（刘红）

"风湿"之于肾脏及祛风湿药物在肾病治疗中的应用

慢性肾小球疾病在我国仍是导致终末期肾病（ESRD）的重要病因,朱师的恩师——全国名中医王永钧教授在长期的临床实践中所总结出的"肾病风湿"思想[1]是近年来的创新理论之一,风湿扰肾是引起蛋白尿,导致肾病进展的独立危险因素。朱师团队在此基础上进一步深化对"肾病风湿"的认识,并探索各类新型祛风湿药物及其治疗靶点。

1 古籍中的"风湿"与肾风

肾风最早见于《素问》的"风论""奇病论""评热病论",如"有病庞然如有水状""面庞然浮肿""面胕庞然壅"等,指出了以风为邪内扰于肾,导致"水湿肿满"的症状。《华氏中藏经》、巢元方《诸病源候论》、王怀隐《太平圣惠方》都有"风水者,由脾肾气虚弱所为之也。肾劳则虚,虚则汗出,汗出逢风,还客于肾,脾虚又不能制水,故水散溢皮肤,又与风湿相搏,故云风水也"的记述。《太平圣惠方》还记有"夫肾虚属水,而主脚膝,若肾气虚弱,为风湿毒气所搏,则肾气不足,不能宣通水液……致水气流溢,浸渍皮肤,故令脚膝浮肿也"。此处虽仅提及风邪,但湿邪已蕴藏在水湿肿满之中。而《金匮要略》在"痉湿暍病"和"水气病"的脉证并治中提出"风水""风湿"的概念,设防己黄芪汤证,其主症均为"脉浮身重,汗出恶风",其实水和湿是同一属性的[1]。这些记载都明确表明肾风致病之邪主要是风湿。

上述古籍在谈论肾风病时都提及水肿,即肾病最主要的症状,这是因为水肿既是患者所诉的症状,亦是医者诊察所得到的体征,易被医患所察觉。东汉华佗的《中藏经》记有"肾风之状,但踞坐而腰脚重痛也",提及腰脚重而且痛。隋代巢元方在《诸病源候论》中曰"风入于少阴,则尿血",提示肾风可出现血尿。宋代陈无择在《三因极一病证方论》中曰"肾风之状,多汗恶风,色如焰……腰脊痛及小腹,隐曲不利,昏寝汗愈多,志意惶惑,"补充了风湿扰肾除表现为水肿、腰脚重痛外,还可出现多汗、神志异常,文献中甚至有"不能食""正偃则咳""面色灰暗"、脉弦、善惊、心气痿者死等,这些症状均可见于现代医学所说的慢性肾脏病（CKD）。

近代中医逐渐发现肾风患者的尿液往往浮有不同程度的泡沫,明显者尿泡沫浮于尿容器的表面,可历久难消。对泡沫尿进行尿常规检查,可有不同程度的尿蛋白,伴或不伴尿红细胞。若有大量泡沫浮于尿容器表面且历久难消,则尿蛋白多呈强阳性（＋＋～＋＋＋＋）,定量可不低于 1.0g/24h,直至血清白蛋白水平降低发生水肿。

2 风湿致肾病的病因病机及微观辨证

2.1 风湿致肾病的病因病机

《素问·六节藏象论》云："肾者主蛰,封藏之本,精之处也。"《顾氏医镜》进一步阐述"引肾之精,贵欲其藏,然精又化生于五脏,肾精受而藏之耳,故五脏合而精自生,肾得补而封藏称职",说明肾有封藏精微物质的职能。肾能封藏的不仅是人类生长繁殖所必需的阴精,还包含人类生存和健康生活所必需的精微物质,如蛋白、红细胞等。肾气亏虚、肾失封藏是最初被认为的病因病机,肾气亏乏,下元不固,精微物质下泄,发为蛋白尿。以后又运用"塞流,澄源,复本"之法治疗肾性泡沫尿的探索[2],发现单纯补肾固肾方药只对轻度泡沫尿有效,因而促使我们进一步寻求肾失封藏,精微下泄,使泡沫尿增多的病因病机。

慢性肾炎呈现慢性隐匿状态,在长达几十年的病程中可以反复出现泡沫尿增多、肉眼血尿、头晕、浮肿等症状,呈现活动性病变,导致肾病反复活动,久之病情逐渐加重,肾功能逐渐减退。所以在肾风病的病程中会先后出现少尿、尿血、泡沫尿、水肿加重,致使疾病迁延不愈,逐渐加重。此时选用祛风湿药物往往能取得良好的治疗效果,因而探寻"风""湿"致病是重要的环节。

风邪很少单独致病,常兼它邪合而伤人,为外邪致病的先导。叶天士云："风能鼓荡五气而伤人。"凡寒、湿、暑、燥、热、毒等邪常依附于风而侵入人体,形成各种复合证候。若"善行数变"的阳邪与"缠绵难愈"的阴邪相合,湿借风力则善行而多变,风借湿势直袭于肾则缠绵而难愈,导致疾病呈现慢性和进展的经过。风湿扰肾,干扰了藏精、主水、司开阖的肾之气化,肾失气化,开阖不利,可出现尿少、水肿等症。同时,风的开泄之性又干扰肾的封藏职能,使所封藏的精微随尿泄漏,产生泡沫尿。风湿合邪干预肾脏经络、气血的运行,久闭成痹,导致肾络瘀痹。这就是风湿干预—肾虚(肾主封藏、主水、司开阖的功能下降)—肾痹(久闭成痹,致肾络瘀痹)—肾劳(病情加重,由体及用,肾的各种气化功能逐渐衰减)的慢性肾炎病机演变规律。病情进展最终可导致溺毒(终末期肾衰竭)。

风湿扰肾,由内外两途而来:由外而至者,往往前有风、湿、热邪侵袭肺、皮肤、肠道的病史,以后热邪虽去,但风湿余邪未能尽除,乘虚内扰于肾;由内而生者,内风多因三焦气涩,脉道郁闭,或肝阴(血)不足,或脾运不及,或肾气亏虚所致。中医五藏相关理论认为"肝肾同源",素体肾虚、劳倦过度、年老体衰、情志影响、久病及肾、药毒伤肾等均可引起肾虚精亏,肝木不得肾水涵养,水不涵木,致肝阴虚、肝火旺、肝气横逆、肝风内动,出现眩晕、耳鸣、血压偏高等症状;同时肝行肾气太过,使肝的疏泄和风的开泄之性干扰肾的闭藏,则精微物质随尿下泄,可见尿中泡沫增多。

内湿是体内津液不行而致的一种病理产物,其产生与体内气机的畅通和阳气的温煦功能密切相关,若肺脾气虚,不能通调水道,则津液停聚,水湿内生。《医宗必读·水肿胀满》云"水虽制于脾,实统于肾,肾本水脏而元阳寓焉。命门火衰,既不能自制阴寒,又不能温养脾土,则阴不从阳而精化为水",表明脾主运化有赖于肾阳的温煦和气化,故内湿形成与肾也有密切关系。但内外因互动而致病者居多,即内生风湿与外感之风湿同气相求,内外合邪为患,风湿与肝风、内外风相合,疾病进展尤为快速[3]。

2.2 风湿致肾病的微观辨证及靶点

在中医肾病现代化过程中,随着诊断技术的发展,肾活检微观结构及分子结构、代谢蛋白组学等逐渐被纳入肾病理论研究,包括病因病机及辨证系统。临床观察发现[4,5],风湿内扰证患者除了临床上尿红细胞、24h尿蛋白定量显著增多,血清白蛋白水平显著下降外,平均动脉压也显著升高,肾病理中急性病变(新月体、系膜及内皮增生、毛细血管袢坏死)明显增加,足细胞损伤及脱落均明显。

而风湿扰肾的创新理论可以概括为免疫炎症启动细胞的增殖(风湿扰肾)导致肾脏固有细胞损伤(致虚)及节段甚至球性硬化,基质增生、微血管硬化(致瘀)的中西医结合创新理论,其中涉及的免疫细胞包括系膜细胞、足细胞、内皮细胞等。研究表明,大量蛋白尿(风湿证)患者肾脏病理中足细胞损伤重,足细胞融合明显,而尿足细胞的排泄明显高于非风湿证患者[6,7]。因此,足细胞是风湿微观辨证的重要靶点。

足细胞作为肾小球毛细血管壁最外层的细胞,与上皮细胞及基底膜一起构成肾小球滤过膜的分子屏和电荷屏障,其还参与维持毛细血管袢的形态、抵抗毛细血管内的压力、参与稳定肾小球毛细血管、合成并保持肾小球基底膜(GBM)的完整性。足细胞损伤,严重的甚至脱失,滤过屏障的正常结构破坏,及其引起的血管壁塌陷,系膜细胞增生,细胞外基质沉积等表型改变,与肾小球疾病的尿蛋白排泄关系最为密切,并最终引起肾小球节段及球性硬化。

足细胞损伤最早在局灶节段性肾小球硬化(FSGS)患者中被发现及研究,是引起 FSGS 的核心环节;同时,由于氧化应激、内质网应激、RAS 激活等因素引发足细胞损伤及凋亡,参与了糖尿病肾病的发生发展[8-10]。在 IgA 肾病患者中,缘于糖基化异常的 IgA_1 分子触发系膜细胞上相关因子及介质的分泌,如 IL-6、IL-8 等,诱导足细胞上皮表型发生转分化,后期损伤严重而引起凋亡脱落,是 IgA 肾病蛋白尿产生及肾小球硬化的重要原因[11]。另外,足细胞上瞬时受体电位阳离子通道蛋白6(TRPC6)的过度表达,使 Ca^{2+} 内流增加并激活 Ca^{2+} 依赖的信号通路,引起细胞骨架蛋白分布紊乱和足突消失[12],从而影响肌动蛋白细胞支架组织,并能与钙调蛋白相互作用,进一步活化活化 T 细胞核因子(NFAT),NFAT 转录靶基因是

TRPC6,因此就形成了有害前馈环[13],这些引起的足细胞损伤也是众多肾脏病的共同损伤机制,包括原发性肾病(FSGS、微小病变性肾病、膜性肾病、IgA 肾病),也包括继发性肾病(狼疮性肾炎、糖尿病肾病等)[14-16],产生较多的蛋白尿,即"风湿"证候。

3 祛风湿药物在肾病中的应用进展

既往研究发现,祛风湿药物多用于风湿类疾病。风湿病在中医学中的病名是"痹症",中医对痹症的认识已有两千多年,中医在预防和治疗风湿病的过程中逐渐显示出优势,如诊疗效果较好、毒副作用小等,由此引发了世界范围内研究风湿病的"中医趋势"[17]。中医将凡能祛除风湿邪气、治疗风湿痹症为主的药物称为祛风湿药,常用药物有雷公藤、昆明山海棠、青风藤、汉防己、穿山龙、积雪草、徐长卿、豨莶草、鬼箭羽、羌活、独活、海风藤、络石藤、千年健、伸筋草、老鹳草等。这些药物不仅仅在治疗痹症上有优势,在运用辨证与辨病相结合方法的基础上加用祛风湿药,对延缓、截断甚至扭转肾脏病的进展也是十分有利的。例如,一项关于慢性肾小球肾炎 CKD 3 期肾保护的多中心、前瞻性、双盲、随机对照的临床研究结果也说明经祛风化湿治疗后,风湿组的肾保护作用优于单纯西药组[18]。通过对 1148 例 IgA 肾病患者的临床观察发现,辨证后加祛风湿治疗可以显著提高疗效,改善预后[19]。对其中 50 例 IgA 肾病患者进行治疗前后的重复肾活检,结果表明祛风湿治疗可以更好地改善肾脏病理的活动指数及慢性化指数[20]。

3.1 祛风湿单药研究

3.1.1 雷公藤

雷公藤为卫矛科植物雷公藤的根,是祛风化湿药物中临床应用及研究最多的一种药材,其中药制剂雷公藤多苷片用于临床已有近 30 年。较多临床试验证实,在治疗肾病中过程中,雷公藤多苷片能显著减少蛋白尿,对缓解病情及改善预后具有一定的疗效。2013 年的一项系统评价表明,除激素以外,雷公藤多苷可以作为治疗肾病综合征的一种有效用药[21];雷公藤多苷联合糖皮质激素治疗成年人原发性肾病综合征效果的 Meta 分析[22]提示,相较于单纯使用足量糖皮质激素,雷公藤多苷联合糖皮质激素可提高总缓解率,减少不良反应发生;亚组分析显示,相较于单纯使用足量糖皮质激素,雷公藤多苷联合中等剂量糖皮质激素,能提高总缓解率。

实验证实,雷公藤中的多种成分(如雷公藤甲素、雷公藤红素等)均有保护肾脏的作用,可通过不同的途径及作用机制保护肾足细胞,作为免疫抑制剂,既能作用于 T、B 淋巴细胞等,又能抑制多种细胞因子、黏附分子的分泌[23,24]。雷公藤甲素防治足细胞病的研究也较多,如雷公藤甲素能抑制肾小球系膜细胞分泌单核细胞趋化蛋白-1(MCP-1)、细胞间黏附分子-1(ICAM-1)等促炎因子,减轻嘌呤霉素氨基核苷(PAN)诱导的足细胞损伤,减少足细胞凋亡、表型转化[25];秦卫松等发现雷公藤甲素能通过抑制补体激活介导的信号通路而发挥足细胞保护作用[26]。近年来,人们发现雷公藤甲素还能通过抑制细胞自噬、调节凋亡信号起到保护足细胞的作用[27-29]。

3.1.2 青风藤

青风藤为汉防己科植物青藤和毛青藤等的藤茎,其药用首载于《本草图经》,谓"可治风"。《本草纲目》记载:"青风藤治风湿流注,历节鹤膝,损伤疮肿。"《中华人民共和国药典》记载其功效为"祛风湿,通经络,利小便[30]",说明其具有祛风胜湿、舒筋活络的作用。有关青风藤制剂(正清风痛宁)治疗肾小球疾病的临床观察提示,该药具有降低蛋白尿、血尿,改善肾功能等作用[32,33]。青风藤的主要有效成分为青藤碱。研究表明,盐酸青藤碱可有效抑制 T 淋巴细胞活化,减少 IgA 免疫复合物在肾小球中的沉积,减轻肾脏病理损伤,降低尿蛋白水平,改善 IgA 肾病病情[31];另有研究表明,青藤碱具有降低足细胞自噬的作用,其是通过调节 Ang Ⅱ 引起活性氧(ROS)产生,抑制细胞膜上的 p47. phox 亚基表达等途径发挥效应的[34]。

3.1.3 昆明山海棠

昆明山海棠(火把花根)为卫矛科植物昆明山海棠的根,具有祛风除湿、活血止血、舒筋接骨、解毒杀虫之功效。自 20 世纪 80 年代起,临床上就有其成药火把花根片应用于肾病,取得了一定的疗效[35]。实验表明,火把花根对肾小球系膜细胞及足细胞均有作用,可抑制系膜细胞的增生。曾红兵等通过应用火把花根片治疗实验性系膜增生性肾小球肾炎大鼠来观察肾炎其病理改变,发现肾炎模型鼠的肾小球存在足细胞病变;治疗后形态提示,其可能部分通过改善足细胞病变而减少蛋白尿[36];进一步研究提示,其可能通过上调 miR-29a 的表达来抑制同源性磷酸酶张力蛋白(PTEN)的表达,继而抑制细胞凋亡,促进细胞活力增加,最终缓解足细胞损伤[37]。

3.1.4 汉防己

汉防己黄芪汤是《金匮要略》从古至今治风湿和风水的经典处方,一些学者证实它具有保护足细胞的作用[38,39]。该方的主药是汉防己,《别录》谓汉防己能"疗水肿、风肿"。2005 年版国家药典明确指出,汉防己可"祛风止痛,利水消肿,用于风湿痹痛,水肿脚气,小便不利"。现代研究显示,汉防己不仅对风湿病邪(免疫介导性炎症)有效,而且对肝风(血压增高)及微癥积(纤维化)均有优良作用,是防治肾风进展的良药[1]。其主要药效成分——汉防己甲素,不论口服或静脉给药,均有确切的降压效应,其降压效应可能的靶标基因有钙信号途径、PI3K/AKT/mTOR、MARK 号转导途径等[40-42]。体内外研究提示,汉防己甲素可能通过抑制促纤维化因子结缔组织生长因子(CTGF)表达,促进抗纤维化因子基质金属蛋白酶-13(MMP-13)表达,从而防治阿霉素肾病大鼠的肾纤维化[43],同时可减少 TRPC6 介导的钙离子内流,减少足细胞损伤及凋亡[44]。

3.1.5 其他祛风湿药

研究表明,鬼箭羽能减少 IgA 肾病肾小球硬化大鼠的尿红细胞数、24h 尿蛋白定量,降低尿素氮、肌酐水平,减轻肾损害,改善肾功能,是防治肾小球硬化的有效中药[45];研究表明,由雷公藤、汉防己、鬼箭羽三味药组成的祛风除湿辨证组方具有良好的肾保护作用,可延缓肾衰竭进展,提高临床总体疗效[46]。进一步的实验研究发现,复方鬼箭羽合剂可通过调节 Smad4、Smad7 的表达,抑制转化生长因子 β_1 表达,防治糖尿病肾病肾小球硬化[47]。

徐长卿是一味较常用的祛风除湿药物,《本草纲目》云"徐长卿……辛,温,无毒。……徐长卿汤;治小便关格"。其具有祛风化湿、活血止痛、利尿、解毒消肿之功效。有临床研究报道含徐长卿的中药复方能减少蛋白尿,单味中药可改善小儿肾病及治疗高血压,内外风同治[48]。

3.2 益气健脾祛风

对于肺脾气虚,卫表不固,风邪乘虚,通调失职,脾失健运,水湿停留,溢于肌肤经络而发的水肿,宜益气祛风解表,治湿先健脾。最常用的组方为防己黄芪汤,清代费伯雄在《医方论》中有云"祛风先养血,治湿先健脾,此一定之法,此证乃风与水相乘,非血虚生风之比,故但用治风逐水健脾之药,而不必加血药,但得水气去而腠理实,而风亦不能独留矣"。临床及实验研究均证实,防己黄芪汤可以减少蛋白尿,保护足细胞,前文已有表述[38,39]。作为方中的君药,黄芪是一味益气健脾药,目前许多临床及实验研究已肯定黄芪及其有效成分黄芪甲苷具有保护肾脏、减少蛋白尿的功效。其重要的靶点就是足细胞[49],可能的机制有:黄芪甲苷通过下调足细胞 TRPC6 表达来减少足细胞凋亡[50],也可能通过抑制 PKC/MAPK 通路来修复损伤的人足细胞裂孔膜,也可通过调控 Sirt1/p53/Drp1 信号通路来改善足细胞线粒体异常分裂,减少足细胞凋亡[51,52],或通过抑制足细胞的转分化而发挥作用[53]。而益气养阴经典方参芪地黄汤也有保护足细胞的作用。实验研究显示,该方对阿霉素所致足细胞病大鼠早期减少蛋白尿作用更突出,可能通过保留裂隙素(nephrin)的表达而发挥作用[54]。

3.3 祛风活血

"祛风先养血","治风先治血,血行风自灭"。对于风湿扰肾患者合并瘀血证,调整气化和营血的内在生理功能,有助于更好地发挥祛风除湿药的疗效,达到祛邪而不伤正的目的,使机体气血充沛,运行顺畅。因此,常在祛风湿药基础上搭配活血药物,如当归、桃仁、熟大黄、川芎等。大黄素有明显的抗肾脏细胞增殖作用,并能降低 TNF-β₁ 的表达，通过 Smad 通路阻断足细胞凋亡，减轻肾脏的硬化程度[55]。川芎嗪能降低 IgA 肾病大鼠的 24h 尿蛋白总量，减少足突的融合并提高肾组织裂隙素 mRNA 的表达水平[56]。

临床上多使用益气活血祛风之复方，由于复方具有多靶点的干预效应，可起到增效减毒的作用。实验研究提示，复方积雪草（积雪草、黄芪、当归、桃仁、熟大黄、雷公藤）能通过上调模型大鼠肾小球内裂隙素和足细胞素（podocin）分子表达，减轻足细胞损伤，延缓肾小球硬化[57]。桃红四物汤对延缓肾功能损伤、改善肾脏纤维化作用明显，可能主要通过下调足细胞血小板源性生长因子-BB（PDGF-BB）的表达而发挥作用。而 PDGF-BB 表达上调与肾脏纤维化过程相关[54]。

研究表明，祛风通络法与益气活血法均可以缓解足细胞损伤，从而起到降蛋白的效果。祛风通络法在保护足细胞方面优于益气活血法，而在保护肾功能方面弱于益气活血法[58]。

3.4 其他祛风药

肝风内动，是风湿理论的重要组成部分。肝风作为常见内风，也是泡沫尿产生的机制之一，主症头晕、脉弦、血压增高，因而平肝熄风药物，如天麻、钩藤、石决明，均有助肝之条达，加强祛风胜湿之功效，对肝风内动引起的肾性高血压有明显的疗效。

肾脏症状的加重和咽的关系十分密切，因而使用祛风毒的蝉蜕可改善咽部症状。而祛风化痰通络的僵蚕、祛风通络的地龙等的运用在肾病中更为常见，配伍祛风湿药及益气活血药等可以改善蛋白尿。临床观察显示，联合使用僵蚕，蝉蜕可以减少蛋白尿[59]。有数据挖掘研究也证实，使用上述药物治疗肾病蛋白尿有效。进一步的实验研究显示，僵蚕可抑制肾脏组织中诱导型一氧化氮合酶、内皮素-1 的过度表达，从而抑制肾小球系膜细胞增殖，减轻系膜基质积聚[60]，并可能通过保护足细胞的骨架蛋白而发挥作用[61]。

3.5 其他化湿药

感受湿邪，体内生湿，两者相合，日久郁而化热，形成湿热之证；而长期服用大量激素，日久抑真阳损真阴，使机体阴阳平衡失调，内生水湿，形成湿热之证。临床发现感染是肾病加重和反复发作的主要原因，肾病病情迁延不愈，肾病患者易反复感染，这与湿热致病的特点相似。

许多清化湿热药物在肾脏病治疗中应用广泛，如虎杖、青蒿、白花蛇舌草、豨莶草等。白花蛇舌草有清热除湿、活血止痛等功效，其含有的总黄酮具有增强机体特异性免疫功能和非特异性免疫功能的作用，亦可以刺激网状内皮系统增生，增强吞噬细胞的活力，从而达到抗菌消炎作用；实验研究发现，白花蛇舌草具有减少尿蛋白、降血脂、提高血清蛋白水平等作用，改善病理组织学变化，减轻肾脏损害，对肾病综合征大鼠具有良好的治疗作用[62]。

虎杖对湿化热的蛋白尿也有一定作用。对虎杖的主要成分大黄素及白藜芦醇进行研究发现,大黄素具有明显的抗肾脏细胞增殖作用,并能下调 TNF-β_1 的表达,通过 Smad 通路阻断足细胞凋亡,减轻肾脏的硬化程度[55];而白藜芦醇可抑制 TNF-β_1 诱导的足细胞骨架系统蛋白表达异常、足细胞表型异常和细胞凋亡,起到保护足细胞的作用,维持足细胞滤过屏障的完整性[63]。青蒿也常用于治疗湿热证候。实验表明,青蒿素治疗组尿液足细胞脱落数、裂隙素、足细胞素 mRNA 排泄均显著低于对照组,能有效保护 Heymann 肾炎大鼠足细胞功能,减少凋亡[64]。

综上,"风湿"理论(包括微观辨证)是现代中医肾病的认知创新与总结,祛风湿药在以蛋白尿为主的肾病治疗中得到了临床及实验的支持。但是,不同的祛风湿药有不同的临床配伍、入药部位、炮制方法、应用剂量、临床起效时间等。同时,有合并气虚、血瘀等其他兼证,需要辨证施治,联合用药。而如何将传统的中医理论与现代疾病发病机制有机地结合起来,探索合理的药物配伍,以达到精准治疗及增效减毒的目的,也是需要进一步研究的内容。

参考文献

[1]王永钧.论肾风病的现代观.中国中西医结合肾病杂志,2015,16(2):95-98.

[2]包自阳,殷佳珍,余瑾,等.朱彩凤"塞流、澄源、复本"法治疗无症状蛋白尿经验.浙江中医杂志,2018,53(9):671-672.

[3]陈洪宇,裘怡,王永钧.王永钧教授慢性肾病风湿内扰证的理论溯源及病机探析.中华中医药学会第三届(22次)全国肾病学术会议论文集,2009.

[4]王永钧.慢性原发性肾小球疾病的风湿证候.中国中西医结合肾病杂志,2007,8(12):683-685.

[5]王永钧,周柳沙.进一步提高慢性肾脏病的辨证水平.中国中西医结合肾病杂志,2010,11(2):95-97.

[6]蔡丽丽,余瑾,李亚妤,等.尿足细胞与 IgA 肾病风湿证的相关性研究.中国现代医生,2016,54(14):127-130,135.

[7]Liu XF,Lyu MG,Xia BW,et al. The changes of the number of urinary podocytes and nephrin protein in patients with pre diabetes mellitus. Guangdong Med,2015,36(16):2562-2565.

[8]Gorin Y,Cavaglieri RC,Khazim K,et al. Targeting NADPH oxidase with a novel dual Nox1/Nox4 inhibitor attenuates renal pathology in type 1 diabetes. Am J Physiol Renal Physiol,2015,308(11):1709-1711.

[9]Liu Y,Hitomi H,Diah S,et al. Roles of Na$^+$/H$^-$ exchanger type 1 and intracellular pH in angiotensin Ⅱ-induced reactive oxygen species generation and podocyte apoptosis. J Pharmacol Sci,2013,122(3):176-183.

[10]Cao A,Wang L,Chen X,et al. Ursodeoxycholic acid ameliorated diabetic nephropathy by attenuating hyperglycemia-mediated oxidative stress. Biol Pharm Bull,2016,39(18):1300-1308.

[11]Lai KN,Leung JC,Chan LY,et al. Activation of podocytes by mesangial-derived TNF-a glomerulo-podocytic communication in IgA nephropathy. Am J Physiol Renal Physiol,2008,294(4):945-955.

[12]Jiang L,Ding J,Tsai H,et al. Over-expressing transient receptor potential cation channel 6 in podocytes induces cytoskeleton rearrange-ment through increases of intracellular Ca and RhoA activation. Exp Biol Med,2011,236(2):184-193.

[13]Nijenhuis T,Sloan AJ,Hoenderop JG,et al, Angiotensin Ⅱ contributes to podocyte injury by increasing TRPC6 expression via an NFAT-mediated positive feedback signaling pathway. Am J Pathol,2011,179(4):1719-1732.

[14]Le W,Liang S,Hu Y,et al. Long-term renal survival and related risk factors in patients with IgA nephropathy:results from a cohort of 1155 cases in a Chinese adult population. Nephrol Dial Transplant,2012,27(4):1479-1485.

[15] Khalilpourfarshbafi M,Hajiaghaalipour F,Selvarajan KK,et al. Mesenchymal stem cell-based therapies against podocyte damage in diabetic nephropathy. Tissue Eng Regen Med,2017,14(3):201-210.

[16]Ilatovskaya DV,Blass G,Palygin O,et al. A NOX4/TRPC6 pathway in podocyte calcium regulation and renal damage in diabetic kidney disease. J Am Soc Nephrol,2018,29(7):1917-1927.

[17]娄玉铃.中国风湿病学.北京:人民卫生出版社,2001.

[18]Wang YJ,He LQ,Sun W,et al. Optimized project of traditional Chinese medicine in treating chronic kidney disease stage 3:a multicenter double-blinded randomized controlled trial. J Ethnopharmacol,2012,139(3):757-764.

[19]王永钧,张敏鸥,陈洪宇,等.1148 例 IgA 肾病患者的中医证候学研究:附两种辨证方案与临床病理相关性分析.中国中西医结合肾病杂志,2009,10(12):1054-1058.

[20]陈洪宇,王永钧,朱彩凤.中西医结合个体化联合序贯方案治疗 IgA 肾病的临床病理研究:附 50 例重复肾穿刺病理对照研究.中国中西医结合肾病杂志,

2004,5(5):261-265.

[21]Chen Y, Gong Z, Chen X, et al. Tripterygium wilfordii Hook F (a traditional Chinese medicine)for primary nephritic syndrome. Cochrane Database SySt Reviews,2013(8):CD008568.

[22]张洋洋,曾淑菲,闫冰,等.雷公藤多苷联合糖皮质激素治疗成年人原发性肾病综合征效果的 Meta 分析.中国全科医学,2017:20(5):1742-1747.

[23]Zhu K, Shen Q, Cheng H, et al, Triptolide affects the differentiation, maturation and function of human dendritic cells. Int Immunopharmacol,2005,5 (9):1415-1426.

[24]刘浩,刘志红,陈朝红,等.雷公藤内酯醇对 T 淋巴细胞核因子-κB 及其抑制分子的影响.南京大学学报(自然科学),2000,36(5):603-609.

[25]朱彩凤,朱斌,魏升.雷公藤甲素对 TNF-α 诱导的肾系膜细胞 MCP-1 和 ICAM-1 表达干预及其机制的研究.中国中西医结合肾病杂志,2011,12(6):488-492.

[26]秦卫松,陈朝红,郑春霞,等.雷公藤甲素对足细胞损伤的保护作用研究.中国药理学通报,2015(B11):102-103.

[27]范开丽,任帆,刘丽秋.雷公藤甲素抑制阿霉素肾病大鼠足细胞凋亡的机制研究.中国中西医结合肾病杂志,2017,18(8):676-679.

[28]Liu LQ, Wang K, Han RH, et al. Effects of triptolide on the level of autophagy in PAN cultured podocytes. Chin J Integr Tradit West Nephrol (Chin),2015(16):1056-1058.

[29]Wei YM, Wang YH, Xue HQ, et al. A potential autophagy modulator. Chin J Integr Med,2019,25(3):233-240.

[30]中华人民共和国卫生部药典委员会.中华人民共和国药典:一部.广州:广东科学技术出版社.北京:化学工业出版社,1995.

[31]Zeng Q, Zhao LJ, Zhou SH, et al. Sinomenine hydrochloride protects IgA nephropathy through inhibiting the activayion of spleen T lymphocytes. 2019 World Federation of Chinese Medicine Societies Meeting,2019.

[32]陈蕊,刘昌华.正清风痛宁联合缬沙坦治疗糖尿病肾病 38 例临床观察.中医药导报,2012,18(11):56-57.

[33]吴志茹,程彤,贾志芳,等.盐酸青藤碱治疗 IgA 肾病的临床观察.临床荟萃,2008,23(24):1792-1793.

[34]王卫黎.中性粒细胞胞外捕网促足细胞自噬的机制及盐酸青藤碱的干预效应.重庆:第三军医大学,2016.

［35］马特安.火把花根治疗慢性肾炎的临床疗效.中国中西医结合肾病杂志，2003,4(7):388.

［36］曾红兵,刘晓城.火把花根对实验性肾炎大鼠肾脏病理改变的影响.中国中西医结合肾病杂志,2006,7(1):13-14.

［37］钟绍.火把花根通过 microRNA-29a/PTEN 信号通路调控糖尿病肾病足细胞损伤的分子机制研究.南京:南京中医药大学,2017.

［38］俞东容,杨汝春,林宜,等.防己黄芪汤对阿霉素肾病大鼠蛋白尿及足细胞病变的影响.中国中西医结合肾病杂志,2009,10(4):295-298.

［39］叶宜静,鲁盈,杨汝春.防己黄芪汤对于足细胞功能蛋白基因表达的影响.云南中医学院学报,2013,36(2):20-23.

［40］李娜,张艳英,范津玲,等.基于 R 语言的汉防己甲素治疗高血压分子机制研究.中国药师,2019,22(5):960-962.

［41］胡浩然,宣佳利,杨解人,等.芝麻素改善自发性高血压大鼠肾损伤的作用及与 PI3K/AKT/mTOR 信号通路的关系.中国病理生理杂志,2016,32(4):719-725.

［42］石蕊,李玉明.MAPK 信号通路与高血压靶器官损害.武警后勤学院学报(医学版),2005,14(3):240-243.

［43］白沙沙,董晨.汉防己甲素联合泼尼松对阿霉素肾纤维化大鼠的保护作用及机制.吉林医学,2016,37(8):1845-1848.

［44］Yu J, Zhu C, Yin J, et al. Tetrandrine suppresses transient receptor potential cation channel protein 6 overexpression induced podocyte damage via blockage of RhoA/ROCK1 signaling. Drug Des Devel Ther,2020(14):361-370.

［45］张威,甄仲,黄文政,等.鬼箭羽对 IgAN 肾小球硬化大鼠生化及病理形态学的影响.深圳中西医结合杂志,2009,19(1):10-12.

［46］方一卿,鲁盈,王永钧,等.苯那普利联合祛风除湿中药治疗慢性肾脏病 3 期风湿内扰证的前瞻性研究.中国中西医结合杂志,2012,32(3):311-316.

［47］张威,甄仲,黄文政,等.复方鬼箭羽合剂对糖尿病肾病大鼠肾组织 Smad4、Smad7 的影响.深圳中西医结合杂志,2011,21(6):129-132,193.

［48］杨柏林.徐长卿治小儿肾病及降血压有效.中医杂志,2001,42(8):458.

［49］Gui D, Guo Y, Wang F, et al. Astragaloside Ⅳ, a novel antioxidant, prevents glucose-induced podocyte apoptosis *in vitro* and *in vivo*. PLoS One, 2012,7(6):e39824.

［50］Yao XM, Liu YJ, Wang YM, et al. Astragaloside Ⅳ prevents high glucose-induced podocyte apoptosis via down regulation of TRPC6. Mol Med Rep,

2016,13(6):5149-5156.

[51]徐蕾,任现志.黄芪甲苷通过抑制 PKC/MAPK 通路修复损伤人足细胞裂孔膜.南京中医药大学学报,2018,34(5):303-306.

[52]邓文娟,王利,彭文.黄芪甲苷对高糖环境下足细胞线粒体分裂的影响.中国临床药理学杂志,2019,35(4):804-807.

[53]陈廷芳,肖文珍,桂定坤.足细胞转分化过程中整合素连接激酶的表达及黄芪甲苷的干预效应.中华肾脏病杂志,2014,30(9):707-709.

[54]朱勤,陈洪宇.参芪地黄汤、桃红四物汤治疗阿霉素足细胞病大鼠疗效比较及机制研究.浙江中医杂志,2014,49(12):868-871.

[55]王宇晖,童孟立,杨汝春.黄芪甲苷联合大黄素通过 Smads 通路抑制 TGF-β_1 诱导的足细胞凋亡.中华中医药学刊,2014,32(5):1089-1093.

[56]林小春,叶晓华,林瑞霞.川芎嗪对 IgA 肾病大鼠模型足细胞的保护作用和作用机制.浙江医学,2013,35(8):626-629.

[57]袁博寒,朱晓玲,王永钧.复方积雪草防治局灶节段性肾小球硬化模型大鼠足细胞损伤的实验研究.中国中西医结合肾病杂志,2013,14(6):480-483.

[58]黄为钧,赵进喜,王世东,等.祛风通络方对糖尿病肾脏病模型大鼠足细胞损伤的影响.中医杂志,2019,60(5):422-426.

[59]任聪.孙岚云运用虫类药治疗慢性肾炎蛋白尿之经验.江苏中医药,2016,48(12):13-14.

[60]杜雅静,汪慧惠,于英兰,等.蝉蜕、僵蚕治疗系膜增生性肾炎模型大鼠对肾组织 iNOS、ET 表达的影响.中国中西医结合肾病杂志,2014,15(5):429-430.

[61]张先闻,陈万佳,钟逸斐.白僵蚕对足细胞病患者尿 Nephrin mRNA 的影响.中国中西医结合学会肾脏疾病专业委员会 2012 年学术年会论文集,2012.

[62]王琴,侯晓强,崔向军,等.黄芪白花蛇舌草汤对阿霉素肾病大鼠的治疗作用.长春中医药大学学报,2015,31(1):6-9.

[63]杨汝春,朱晓玲.白藜芦醇对 TGF-β 诱导的足细胞凋亡及骨架分子损害的干预作用.中国中西医结合肾病杂志,2013,14(1):9-12.

[64]刘伦志,张明霞,刘珊.青蒿素对 Heymann 肾炎大鼠尿液足细胞 nephrin,podocin mRNA 排泄的影响.中成药,2017,39(10):2176-2178.

（余瑾）

《肘后备急方》水肿诊治探析

　　《肘后备急方》是晋代著名医家葛洪所著,后又有南梁陶弘景及金代杨用道增补部分方剂,其记载了丰富的水肿治疗方药,包括内服、外用以及食疗、食物禁忌等,对现代临床治疗水肿病仍有所裨益。现对《肘后备急方》中有关水肿病的论述及相关方药进行整理、分析如下。

1　症候表现及病因分析

　　水肿病是一个比较宽泛的定义,可见于多种疾病中,如肾炎性水肿、肝硬化水肿、心衰性水肿、营养不良性水肿等。在中医药典籍中,多以水气病、水病、水肿、浮肿、腹水等分散记载。葛洪治疗水肿疾病,主要记载于《肘后备急方·治卒身面肿满方第二十四》(简称《治卒身面肿满方》)和《肘后备急方·治卒大腹水病方第二十五》(简称《治卒大腹水病方》)两个章节中,其所述的水肿病与大腹水虽有所不同,但均可表现在疾病的轻重的不同阶段。如水肿病的症候表现,《治卒身面肿满方》描述"卒肿满,身面皆洪大""肿入腹苦满急""肿从脚起,稍上进者,入腹则煞人""身体暴肿满""通体遍身肿,小便不利"[1]等,《治卒大腹水病方》描述"止皮肤水""唯腹大""肿满喘促,不得卧""胀满浮肿,小便涩少""身体肿满,水气急,卧不得""水肿坐卧不得,头面身体悉肿""水肿小便涩""小便不利,膀胱水气流滞""水肿从脚起,入腹则杀人"等。此外,《治卒大腹水病方》还进一步描述"水病之初,先目上肿起如老蚕,色侠头脉动。股里冷,胫中满,按之没指。腹内转侧有节声,此其候也,不即治须臾,身体稍肿,肚尽胀,按之随手起",这里描述的水肿是从眼睑开始的浮肿,更像是肾炎性水肿。这在《备急千金要方·水肿第四》中亦有类似描述,"凡水病之初,先两目上肿起如老蚕色,挟颈脉动,股里冷,胫中满,按之没指,已成,犹可治也",孙思邈将其著录在《水肿第四》条目中。由上可见,上述两个章节对水肿的描述均相似,表现为身体浮肿,面部浮肿,小便不利,肿或从脚起,或从眼睑起,重则出现腹水、喘促。故两个章节所描述的水肿与腹水并非截然不同的疾病,故不宜分开。

　　《治卒身面肿满方》未论及浮肿病因,但在《治卒大腹水病方》中述其为"从虚损大病,或下痢后,妇人产后"三大病因,致使饮水不即消,三焦受病,小便不利,乃相结渐渐生聚,遂流诸经络故也。目前《中医内科学》教材多认为主要是外感风寒湿热之邪、水湿浸渍、疮毒浸淫、饮食劳倦、久病体虚等,使肺失宣降通调,脾失健运,肾失开阖,膀胱气化失常,导致体内水液潴留,泛滥肌肤而见肿。

2 治法分析及病情判断

关于水肿的治疗,《素问·汤液醪醴论》提出"开鬼门""洁净府""去菀陈莝"三条基本原则,后世多遵从之。《肘后备急方》同样充分体现了上述治疗方法,但其还著录有多种外治法。

2.1 开鬼门——发汗法

《治卒大腹水病方》述"若止皮肤水,腹内未有者,服诸发汗药,得汗便瘥,然慎护风寒为急",提出仅皮肤水肿,未见腹水时采用发汗法,所用药物则未具体著录,而述为"诸发汗药,得汗便瘥",可见汗法药物选择甚广。但《金匮要略·水气病脉证并治》提出"诸有水者,腰以下肿,当利小便;腰以上肿,当发汗乃愈",则指出了更细则的浮肿治疗方法。

2.2 洁净府——利小便

《肘后备急方》有多处药方采用利小便方法,如《治卒大腹水病方》"葶苈一两,杏仁二十枚,并熬黄色捣,分十服,小便去,立瘥","又方,慈弥草三十斤,子三石,煮取一石,去滓,更汤上煎,令可丸服。如皂荚子三九至五六丸,水随小便去","又方,白茅根一大把,小豆三升,水三升,煮取干,去茅根食豆,水随小便下","以蝼蛄五枚,干为末,食前汤调半钱匕至一钱,小便通效","黄牛尿,饮一升,日至夜,小便利,瘥,勿食盐",以及《治卒身面满方》"榆皮捣屑,随多少,杂米作粥食,小便利",《杨氏产乳》"疗通体遍身肿,小便不利。猪苓五两,捣筛。煎水三合,调服方寸匕,加至二匕"。然这些方药的使用要点并未具体论述,或可参照《金匮要略·水气病脉证并治》提出的"诸有水者,腰以下肿,当利小便;腰以上肿,当发汗乃愈"。

2.3 去菀陈莝——攻下逐水,通利大便

《治卒身面满方》使用"商陆根""猪肾、甘遂""大戟、乌翅末"等诸方及《治卒大腹水病方》"郁李仁一大合,捣为末,和麦面搜作饼子,与吃入口,即大便通利气,便瘥"等均采用攻下、通利二便的方法(见表1、表2)。

表 1 《治卒身面肿满方》所载口服方药

口服方药	口服方药
大鲤,醇酒	鲤鱼,泽漆,茯苓,桑根(白皮),泽泻
大豆或小豆(小豆尤佳)	皂荚,酒煮
大豆,酒	商陆根(去皮),羊肉
生猪肝,苦酒	商陆,米中半蒸作饼子
豉汁	商陆,酒渍服

续表

口服方药	口服方药
杏叶	甘遂,猪肾,粉,火炙
杏仁,米	大戟,鸟翅末,捣,蜜和丸
菟丝子,酒渍	桐木,小豆
猪苓	榆皮,捣屑,米煮
黄牛溺,生顿服	车下李核中仁,粳米
葶苈子,椒目,茯苓,吴茱萸,捣,蜜和丸	

表 2 《治卒大腹水病方》所载口服方药

口服方药	口服方药
小豆,白鸡煮	郁李仁,麦面,生捣,和麦面作饼子
青雄鸭,煮,取汗佳	浮萍干末
胡燕卵中黄,生吞	黄牛尿,生饮
鲤鱼,赤小豆,煮	雄黄,麝香,甘遂,芫花,人参,捣,蜜和丸
猫肉,粳米	巴豆去皮心,杏仁去皮尖,熬令黄,捣和之
青头鸭,和米并五味	大戟,当归,橘皮
白鸭,饭,以饭、姜、椒酿鸭腹中缝定,蒸赤小豆	商陆根白者去皮,粟米;空心服
常食小豆饭,饮小豆汁,鲤鱼佳	鬼扇,细捣绞汁
葶苈,雄鹍鸡血,头,生捣	柯枝皮煮
葶苈,防风,甘草,苦酒和丸,消平乃止	草麻绳熟者
葶苈子,春酒渍	蛤蝼,炙令熟
葶苈,杏仁,熬黄色捣	蝼蛄,干为末
葶苈,汉防己,绿头鸭血及头,生捣,空腹服	服牛溺,商陆,羊肉臛,及香柔煎等,在肿满条中。其十水丸诸大方在别卷
白茅根,小豆煮	东引花桑枝烧灰,赤小豆,煮,空心服,令饱
慈弥草,慈弥子	苦瓠白瓤实,面裹,煮
白术,泽泻	鼠尾草,马鞭草,粉,和为丸
	白楝树白皮,白槟榔,红雪

2.4 外治法

《肘后备急方》记载有多个水肿外用处方,在《治卒身面肿满方》中,4 个处方采用豆类(赤小豆、大豆、豉,以赤小豆为多用)外敷,有单用,也有与麻子或桐木合用。

对于用大豆/小豆外敷水肿,则提及水肿入腹后不再外用,只服用。另外,也有采用葱,鸡子黄白相合,杏叶及巴豆等外用治疗浮肿的方法。此外,还采用灸法治疗水肿,穴位及灸量为"内踝下白肉"三壮,此为太阴经循行部位,起健脾利水作用。《治卒大腹水病方》则记载了较早的腹腔穿刺放腹水法,"若唯腹大,下之不去,便针脐下二寸,入数分令水出,孔合须腹减乃止"。临床上浮肿外治易被忽视,我们常对下肢浮肿患者采用芒硝外敷,可起到一定的效果,特别是口服/静脉药物而浮肿仍难消退的患者,可谓是另一种治疗方法。

对于肿偏有起处者,以外用治法为主。浮肿多以双侧对称为主,但也有一侧浮肿者。《治卒身面满方》记载了数个单侧浮肿外用治疗方法,如"以水和灰以涂之,燥复更涂","又方:赤豆、麻子合捣,以敷肿上","又方:水煮巴豆,以布沾以拭之。姚云,巴豆三十枚,合皮㕮咀,水五升,煮取三升。日五拭肿上,随手即减。勿近目及阴。疗身体暴肿如吹者"。

对浮肿病情预后进行分析,其认为,肿在肌肤病情相对较轻,肿入腹则病重,如其谓"若肿从脚起,稍上进者,入腹则煞人","如此之病,十死一生,急救之"。

3 食疗

在水肿的治疗中,《肘后备急方》特别重视食疗的作用,如在《治卒身面肿满方》的 27 方中,有 8 个食疗方,其中 6 个方子中使用小豆或大豆或豉,其中 3 个单用豆为食疗(以小豆为佳),1 方以煮豉汁饮。此外,还有用鲤鱼醇酒煮、生猪肝、苦酒炒等食疗方。又如《治卒大腹水病方》的 36 方中,有 9 个食疗方,其中使用赤小豆 4 个(鲤鱼、赤小豆 2 次;小豆、白鸡;赤小豆),使用鸭 3 次(分别为青雄鸭;青头鸭和米并五味;白鸭、饭),以及使用"胡燕卵中黄,生吞","猫肉,粳米,葱椒姜豉作粥食之"。除上述单用食疗方外,以上两篇均有其他多种食物与药物合用药方,以及药物治疗后,食疗长期善后。浮肿患者多有出现低蛋白血症,以上食疗方多为高蛋白食物,对蛋白质补充甚有益处,但其治疗作用不止补充高蛋白,仍有利水消肿功效。因此,《肘后备急方》甚推崇食疗,著录有多种食疗方药,简便、廉验。

4 食物禁忌

在《治卒身面肿满方》中,有多条饮食禁忌,提及最多的是忌盐(共有 4 条提及),这是中医古籍中最早记录水肿病忌盐的典籍。另外,也要控制饮水量,"肿瘥后渴,慎不可多饮"。《治卒大腹水病方》也提及"勿食盐",以及"节饮好自养""勿饮酒""禁肥肉""瘥后,食牛羊肉自补,稍稍之"。但条文中的饮食禁忌也有些记录相互矛盾的地方,如一方中"大鲤一头,醇酒三升,煮之令酒干尽,乃食之。勿用醋及盐豉他物杂也,不过三两服,瘥",提及勿用醋及盐豉他物杂。但另一方中"商陆根一斤,刮去皮,薄切之,煮令烂,去滓,纳羊肉一斤,下葱豉盐如食法,随意令之肿,瘥后亦宜作此。亦可常捣商陆,与米中半蒸作饼子,食之",则下葱豉盐如食法。这可能是因为使用商陆根通利二便功效较峻利,适当补充盐亦可。

5　小结

综上所述,《肘后备急方》记载了丰富的水肿治疗方法、方药,不仅包括常用发汗、利尿、攻下逐饮等治法及相应方药,还注重使用外用方法消除水肿,以及特别注重食疗方法。《肘后备急方》中有四分之一的方药为食疗方,并首次提出在水肿治疗中忌盐等,为我们治疗水肿疾病提供了借鉴。

———————————————— 参考文献 ————————————————

[1]葛洪.肘后备急方.王均宁,校注.天津:天津科学技术出版社,2000.

[原文出自:李先法,朱彩凤,朱斌,等.《肘后备急方》水肿诊治探析.江苏中医药,2019,51(6):17-19.]

中西医结合治疗局灶节段性肾小球硬化
IgA 肾病的临床研究

IgA 肾病(IgAN)是我国一种常见的多发病,其发病率在原发性肾小球疾病中占据首位(39.55%),也是导致终末期肾衰竭(ESRF)的主要疾病(26.69%)[1],迄今尚无满意的治疗方案。目前认为,预示 IgAN 进展的危险因素主要有蛋白尿、高血压、肾功能、肾病理损害程度,其中尤以组织病理表现为局灶节段性肾小球硬化(简称 IgAN-sFSGS)最为重要。为此,我们对 66 例 IgAN-sFSGS 患者进行中西医结合治疗的对比研究,以评价该治疗方案在 IgAN-sFSGS 治疗中的效果。

1 临床资料

将 66 例患者分为治疗组 35 例,男性 14 例,女性 21 例,年龄(32.0±8.5)岁,病程(31.57±7.28)个月,反复发作性血尿(GH)3 例,无症状尿检异常 22 例,肾病综合征/大量蛋白尿型(MP/NS)4 例,高血压伴/不伴肾功能不全(HT/CRF)6 例,肾脏病理损伤轻度 8 例、中度 12 例、重度 15 例。对照组 31 例,男性 14 例,女性 17 例,年龄(34.68±6.57)岁,病程(24.0±8.73)个月,GH 3 例,无症状尿检异常 20 例,MP/NS 3 例,HT/CRF 5 例,肾脏病理损伤轻度 5 例、中度 14 例、重度 12 例。两组一般资料比较无明显差异($P>0.05$),具可比性。66 例患者均经肾活检确诊,其病理改变除免疫荧光可见特征性的 IgA(或以 IgA 为主)沉积于肾小球系膜区及毛细血管祥外,同时还伴有部分肾小球(局灶)及肾小球的部分小叶(节段)硬化,临床分型参照文献[2]。

2 方法

2.1 分组治疗

治疗组:采用中西医结合治疗方案,以补虚、散瘀、祛风湿中药(BSQ)+血管紧张素转换酶抑制剂(ACEI)/血管紧张素受体 Ⅱ 阻滞剂(ARB)+糖皮质激素(GC)

为基础用药。BSQ 组方:黄芪、党参、仙灵脾、女贞子、旱莲草、生地黄、白芍、当归、川芎、鸡血藤、桃仁、莪术、积雪草、雷公藤多苷片。其中雷公藤多苷以 1mg/(kg·d)×4 周,病情改善后间歇应用。ACEI/ARB:凡 SCr≤265μmol/L 的患者,如血压增高,则首选 ACEI/ARB,以使血压控制在理想水平(血压≤120/75mmHg),如血压控制不理想,则可选加钙通道阻滞剂(CCB)等;对于血压正常者,仍用盐酸贝那普利片(10mg/d)或氯沙坦钾片(50mg/d),不能耐受者剂量减半。GC:一般应用泼尼松。尿蛋白 1.0~2.0g/d 者,初始用量为 0.3~0.5mg/(kg·d);尿蛋白≥2.0g/d 者,初始用量为 0.6~0.8mg/(kg·d);肾病综合征者,初始用量为 1.0mg/(kg·d);有肝功能损害者,改用泼尼松龙。参考肾病理活动性指标增减剂量。免疫抑制剂根据病情需要选用霉酚酸酯(MMF)或环磷酰胺(CTX):其中 MMF 1.0g/d×6 个月,以后逐渐减量;CTX 为脉冲疗法,每隔 3 周静脉滴注 0.6~0.8g,累积量 7.0~8.0g 后停用。以上 35 例,基础用药治疗者 18 例,基础治疗+MMF 者 10 例,基础治疗+CTX 者 7 例。

对照组:31 例患者均采用 ACEI/ARB+鱼油+对症治疗,ACEI/ARB 用法同治疗组。

2.2　观察方法

2.2.1　肾脏活检

治疗组 7 例、对照组 6 例患者于治疗后重复进行肾穿刺。病理损害采用半定量法评价,主要参考 Katafuchi 和 Andreoli 评分法[3,4]。

病理图像定量分析参考 Howie's 方法[5]:应用航天 CMIAS 多功能彩色病理图像分析软件测量分析肾小球指数(GI,指肾小球系膜区 PAM 阳性区域面积占肾小球面积的平均比例)、肾小管间质指数(TI,指肾小管萎缩、间质纤维化病变所占肾间质区面积的比例,废弃肾小球面积归入间质纤维化病变面积)和血管指数(VI,指平均管腔面积与整个血管面积的比例)。

2.2.2　实验室检查

全自动尿分析仪检测尿常规;考马斯亮蓝法检测 24h 尿蛋白定量;全自动生化仪检测:血肌酐(SCr)、血尿素氮(BUN)、尿酸(UA)、血总胆固醇(TC)、甘油三酯(TG)、血清总蛋白(TP)、血清白蛋白(ALB)、肌酐清除率(CCr)。

2.3　统计学处理

分析应用 SPSS10.0 统计软件,计量资料用 $\bar{x}\pm s$ 表示,统计分析采用 t 检验(配对 t 检验、独立样本 t 检验)。计数资料分析采用卡方检验。$P<0.05$ 为差异有统计学意义。

3 结果

3.1 疗效标准

完全缓解:症状与体征完全消失,尿蛋白持续阴性,24h 尿蛋白定量<0.20g,肾功能恢复/保持正常。

基本缓解:症状与体征基本消失,尿蛋白持续减少(>50%),肾功能恢复/保持正常。

有效:症状与体征明显好转,尿蛋白持续减少(>25%),肾功能改善/维持原水平。

无效:临床表现与实验室检查无改善。

3.2 临床总疗效

治疗组治疗后缓解 24 例(68.57%),显效 9 例(25.71%),有效 2 例(5.71%),总有效率为 100%;对照组缓解 3 例(9.68%),显效 10 例(32.26%),有效 14 例(45.16%),无效 4 例(12.90%),总有效率为 87.1%;比较两组疗效,差异有统计学意义($P<0.01,\chi^2=29.25$)。

轻型病理损害的患者,治疗组缓解 7 例,显效 1 例;对照组缓解 2 例,显效 2 例,有效 1 例;经统计学分析,两组间疗效无明显差异($P>0.05,\chi^2=3.611$)。但中型患者,治疗组缓解 7 例,显效 5 例;对照组缓解 1 例,显效 5 例,有效 6 例,无效 2 例;经统计学分析,两组间疗效有显著差异($P<0.01,\chi^2=12.429$)。重型患者,治疗组缓解 10 例,显效 3 例,有效 2 例;对照组缓解 0 例,显效 3 例,有效 7 例,无效 2 例;经统计学分析,两组间疗效有显著性差异($P<0.01,\chi^2=12.420、13.825$),提示中重型患者中西医结合治疗的效果明显优于对照组。

3.3 两组患者治疗前后实验室指标的变化

治疗组治疗后 SCr、24h 尿蛋白定量均较治疗前显著改善,其中 24h 尿蛋白定量较对照组治疗后有显著下降;另外,治疗组治疗后血 UA 较对照组治疗后显著降低(P 均小于 0.05),见表 1。

表 1 两组患者治疗前后实验室指标变化($\bar{x}\pm s$)

组别	n	血压/mmHg		SCr/	BUN/	UA/	ALB/	CCr/	Upro/
		收缩压	舒张压	(μmol/L)	(mmol/L)	(mmol/L)	(g/L)	(ml/min)	(g/24h)
对照组 31	治疗前	135.16± 30.87	87.16± 15.41	111.21± 71.78	8.13± 3.99	458.56± 96.81	35.20± 11.34	80.38± 31.94	1.15± 1.01
	治疗后	113.65± 12.68	73.52± 8.51	101.08± 67.51	7.66± 3.14	502.98± 46.52	35.50± 9.39	70.24± 24.35	0.73± 0.66*
治疗组 35	治疗前	131.19± 16.88	85.92± 10.85*	100.88± 30.95	7.41± 3.60	427.75± 109.53	37.11± 7.47	72.80± 21.35	1.43± 1.41
	治疗后	112.90± 11.96	70.23± 13.50*	83.39± 19.30*	6.49± 2.89	391.63± 75.83△	42.38± 4.21*	79.70± 20.10	0.20± 0.22*△

注:与本组治疗前比较,* $P<0.05$;两组治疗后比较,△ $P<0.05$。

3.4 两组患者治疗前后肾活检病理损伤积分的比较

经重复肾活检对照，治疗组治疗后系膜细胞增生、炎症细胞浸润积分，以及 GI、TI、VI 均较对照组治疗后显著改善（$P<0.05$），见表 2、表 3。

表 2 两组患者治疗前后肾活检病理损害积分的变化（$\bar{x}\pm s$，分）

组别	n		总积分	节段硬化	球性硬化	系膜细胞增生	基质增生	炎症细胞浸润	间质纤维化	小管萎缩	血管病变
对照组	6	治疗前	9.42±1.86	1.50±0.55	1.00±1.26	1.33±0.26	1.83±0.52	1.25±0.42	1.17±0.41	0.83±0.41	0.50±0.55
		治疗后	11.58±2.40	1.50±1.22	2.00±0.89	1.42±0.20	1.75±0.27	1.50±0.55	1.42±0.49	1.33±0.52	0.67±0.52
治疗组	7	治疗前	10.21±4.39	1.14±0.69	1.14±1.07	1.64±0.69	1.79±0.86	1.43±0.79	1.36±0.48	1.14±0.69	0.57±0.53
		治疗后	9.90±3.28	0.86±0.69	1.71±1.25	1.14±0.24△	1.86±0.69	0.79±0.27△	1.21±0.56	1.14±0.38	0.57±0.55

表 3 两组患者治疗前后病理图像分析结果（$\bar{x}\pm s$）

组别	n		GI	TI	VI
对照组	6	治疗前	20.52±8.18	21.89±10.61	25.24±12.59
		治疗后	23.61±10.79	19.89±7.42	23.93±9.69
治疗组	7	治疗前	14.21±0.62	16.93±7.36	29.71±13.33
		治疗后	12.08±4.96△	12.07±7.75△	32.95±13.68△

4 讨论

文献报道，IgAN 患者肾病理中 40％以上的肾小球出现 sFSGS 是 IgAN 预后不良的危险因素[6]。我们前期研究发现，随着 IgAN 患者 sFSGS 程度的加重，可出现有意义的血压升高、尿蛋白增多、肾功能下降（包括血 UA 水平增高和 CCr 下降），肾病理亦显示小管间质损害和血管病变的加重与 sFSGS 的程度密切相关，说明 sFSGS 改变是预示 IgAN 病情进展的独立危险因素。因此，IgAN-sFSGS 的防治对延缓 IgAN 的进展具有重要意义。

由于 IgAN 具有各种临床表现和病理改变，因此以 IgAN 为总体概念进行的循证医学研究分析至今未得出明确的指导性治疗意见，但认为根据患者的尿蛋白量、肾功能、血压状况及肾病理改变，单独或联合使用 ACEI/ARB、GC、免疫抑制剂（如 MMF、CTX 等），以及手术摘除反复发作的扁桃体，有助于在不同阶段控制疾病的进展；但治疗均有其局限性，在 2～3 年治疗过程中，SCr 上升倍增率仍达 19％，对于 SCr＞133μmol/L 的患者，仍有 15％的概率进展至 ESRF[7]。中医药虽然在 IgAN 的治疗中具有一定的优势,但对 IgAN-sFSGS 的治疗,则尚未见诸报道。

虽然目前 IgAN 的发病机制仍不清楚,但 IgAN 患者存在肾脏局部血管紧张素 Ⅱ(Ang Ⅱ)的高活性已被明确。Ang Ⅱ不仅参与调节全身及肾脏局部血流动力学,而且其具有强大的致炎、致肾纤维化作用。而 ACEI 能通过 ACE 途径减少 Ang Ⅱ的生成,ARB 则能阻断所有途径生成的 Ang Ⅱ与 ATI 受体结合,从而发挥护肾作用。我们观察以 ACEI 为主要用药的对照组,在改善 IgAN-sFSGS 患者的血压增高及蛋白尿方面,确实具有较好疗效,病理图像定量分析显示肾小管间质损害指数也有改善趋势(但差异无统计学意义,$P > 0.05$)。与治疗组比较,尤其是中重型患者,疗效就显得比较单薄。若患者肾功能不全已失代偿、$SCr > 265 \mu mol/L$,此时应用 ACEI/ARB,尤其是 ACEI,宜考虑可能不利于肾脏代偿,从而诱使肾功能不全加重,故避免或谨慎使用上述药物为宜。刘洪涛等[8]的一项研究亦证实,单用 ACEI(苯那普利)6 个月,仅对 33.33% 的已有肾功能轻度损害的 IgAN 患者有效,且 15 例 $SCr \leq 305.9 \mu mol/L$ 的患者在应用 6 个月后,有 4 例 SCr 上升超过 30%,提示对中重型患者不宜单独应用 ACEI/ARB,本项研究亦支持此观点。

在 IgAN-sFSGS 与中医证候的相关性研究中发现,该类型患者的中医证候主要呈气阴两虚伴脉络瘀阻的二联证候(占 19.78%),以及在二联证基础上伴风湿内扰证的三联证候(占 80.22%)[9],因此我们的治疗方案针对 IgAN-sFSGS 这一特点拟定了补虚、散瘀、祛风湿的中药组方。组方中主要用于益肾补虚的药物有黄芪、当归、川芎、生地黄、白芍、女贞子、旱莲草等,系中医传统著名方剂当归补血汤、四物汤、二至丸的复合组方,不仅在长期的临床实践中具有较好疗效[10],而且经现代药理学研究证实,具有提高机体非特异性免疫功能、抗氧自由基、调节免疫、改善脂质代谢及凝血障碍、抑制肾小球系膜细胞增殖和间质成纤维细胞转型等作用。消癥散积的积雪草、桃仁、熟大黄等能下调实验模型鼠肾组织的增殖细胞抗原、细胞外基质[Col-Ⅳ、纤维粘连蛋白(FN)、层粘连蛋白(LN)]、$TGF-\beta_1$,以及 TIMP-1 mRNA 的表达[11]。此外,我们还从基因蛋白水平研究积雪草苷、大黄素对人肾、鼠肾的近端肾小管上皮细胞(PTEC)C3、B7h、MHC-Ⅱ、TLR4 等的表达均具明显的抑制作用,且呈量效关系。经多种实验模型的体内外研究证实,雷公藤多苷有确切的抗炎和免疫抑制作用,汉防己所含的粉防己碱则有抗炎、调节免疫、抗纤维化及降压作用。

本项研究结果显示,两组在调节血压、减少尿蛋白方面均有疗效,而治疗组在 SCr、UA、ALB、CCr 和 24h 尿蛋白定量的改善程度方面优于对照组($P < 0.05$)。两组疗效比较,具有显著性差异。比较不同程度肾病理损害的患者,对中重型 IgAN-sFSGS 的疗效方面,治疗组显著优于对照组,提示益肾、散瘀、祛风湿中药+

ACEI/ARB＋GC 的联合用药方案对中重型 IgAN-sFSGS 患者尤为必要。

IgAN-sFSGS 患者病情加重,以及肾病理形态所显示的 sFSGS 程度加重与风湿之邪内扰于肾的病机密切相关。风系阳邪,其性开泄,善行数变,与黏腻难清的湿邪相合而内扰于肾,则寓活动于慢性过程之中,促使慢性病的病程进展加速,导致 IgAN-sFSGS 出现虚、瘀、风湿的三联证候,因此祛风湿是治疗 IgAN-sFSGS 的重要环节。除雷公藤等中药制剂外,西药泼尼松、MMF、CTX 等的抗炎及免疫抑制的临床药效与中药的祛风胜湿作用十分相近,且与雷公藤、汉防己、青风藤等祛风湿中药比较,又各有长处、特点,因此在治疗 IgAN 风湿内扰证时,可以作为参考和借鉴。我们观察发现,IgAN-sFSGS 患者在发生肾病理慢性化损害的同时,多伴有系膜细胞增生与间质炎症细胞浸润等活动性指标,多预示其慢性进展的病程可能加快、加重,这也提示 IgAN-sFSGS 患者在慢性进展过程中,寓有风湿内扰的活动证候。因此,我们对部分病理损害较重的患者应用了激素/激素联合免疫抑制剂,以控制免疫介导与非免疫介导的炎症,从临床中医辨证看,它确实提高了祛风湿疗效。对比 13 例患者治疗前后重复肾活检病理结果显示,治疗组的活动性指标——肾系膜细胞增生和肾间质炎症细胞浸润程度的改善明显优于对照组,其他各项病理指标积分稳定;病理图像定量分析显示肾小球病变、肾小管间质病变及血管病变指数均较治疗前有改善,与对照组比较,差异有统计学意义($P<0.05$),这也证实治疗组通过治疗控制了病理活动性损害,从而稳定慢性肾脏病的进展,达到延缓肾衰竭的治疗目的。

———— 参考文献 ————

[1]陈惠萍,曾彩虹,胡伟新,等.10594 例肾活检病理资料分析.肾脏病与透析肾移植杂志,2000,9(6):501-509.

[2]刘志红,黎磊石.IgA 肾病的分型治疗.肾脏病与透析肾移植杂志,2002,11(1):43-44.

[3]Katafuchi R,Kiyoshi Y,Oh Y,et al. Glomerular score as a prognosticator in IgA nephropathy:its usefulness and limitation. Clin Nephrol,1998,49(1):1-8.

[4]Andreoli SP,Bergstein JM. Treatment of severe IgA nephropathy in children. Pediatric Nephrology,1989,3(3):248-253.

[5]Howie AJ,Ferreira MA,Adu D. Prognostic value of simple measurement of chronic damage in renal biopsy specimens. Nephrol Dial Transplant,2001,16(6):1163-1169.

[6]严海东,Packham D,Kincaid SP,等.局灶节段透明变性及硬化在判断 IgA 肾病预后中的意义.中华肾脏病杂志,1999,15(5):26-28.

[7]Kobayashi Y,Hiki Y,Kokubo T,et al. Steroid therapy during the early stage of progressive IgA nephropathy. A 10-year follow-up study. Nephron,1996,72(2):237-242.

[8]刘洪涛,陈香美,汤力,等.尿激酶联合苯那普利治疗 IgA 肾病的随访对照研究.中华肾脏病杂志,2003,19(4):5-10.

[9]陈洪宇,朱彩凤,张敏鸥,等.IgA 肾病继发局灶节段性肾小球硬化与中医虚、瘀、风湿的相关性:附 182 例临床病理与中医证候学分析.中国中西医结合肾病杂志,2005,6(9):514-519.

[10]张敏鸥,王永钧,陈洪宇,等.中西医结合个体化联合序贯方案治疗中重型 IgA 肾病的临床研究.中国中医药科技,2005,12(6):338-340.

[11]朱晓玲,王永钧,王军,等.复方积雪草对肾小球系膜细胞及细胞外基质的影响.中国中西医结合肾病杂志,2002,3(11):632-634,685.

[原文出自:朱彩凤,陈洪宇,张敏鸥,等.中西医结合治疗局灶节段肾小球硬化 IgA 肾病的临床研究.中国中医药科技,2007,14(3):149-151,5.]

尿足细胞阳性 IgA 肾病患者不同蛋白尿水平临床病理分析

IgA 肾病(IgAN)是我国最常见的一种慢性肾小球肾炎,约占原发性肾小球肾炎的 30%[1]。蛋白尿水平与患者预后密切相关,通常认为蛋白尿大于 1g/d,患者预后不良。足细胞是肾小球滤过屏障的重要组成部分,其受损可导致蛋白尿,并与小球硬化密切相关。有报道,尿足细胞阳性患者往往会出现较重的蛋白尿水平和肾病理改变[2,3],但临床上常可见到尿蛋白较少或者单纯镜下血尿患者同样出现尿足细胞阳性,而并非仅限大量蛋白尿患者。目前,对于尿足细胞阳性患者,蛋白尿水平不同,临床和病理是否也有差异并没有相关研究报道。本研究回顾性收集原发性 IgAN 尿足细胞阳性患者 41 例,分析不同蛋白尿水平患者的临床与病理特点。

1 研究对象和方法

1.1 研究对象

纳入杭州市中医院 2012 年 6 月至 2013 年 4 月期间住院行肾活检确诊为原发性 IgAN,并且行尿足细胞检测阳性的患者 41 例。IgAN 的诊断依据以免疫荧光检查系膜区 IgA 沉积为主,并排除狼疮性肾炎、紫癜性肾炎、乙型肝炎病毒相关性肾炎等继发性肾病。

1.2 研究方法

1.2.1 临床资料和实验室检查结果

收集患者年龄、性别、病程、血压;尿常规、24h 尿蛋白定量、估算肾小球滤过率(eGFR)、尿微量蛋白、尿 NAG、血肌酐(SCr)等生化指标。以 24h 尿蛋白定量为准,将患者分成三组:组 1($\leqslant$0.5g/24h)、组 2(>0.5g/24h,<1.0g/24h)和组 3($\geqslant$1.0g/24h)。

1.2.2 肾脏病理

于 B 超引导下对患者行经皮肾穿刺活检术,取得肾组织。对肾活检组织每2~3μm 连续切片,常规行 HE、PAS、PASM 和 Masson 染色;免疫病理采用直接免疫荧光法检测 IgG、IgA、IgM、C3、C4、C1q 和纤维蛋白原(fibrinogen)的强度及沉积部位;间接免疫荧光法检测 HBsAg、HBcAg。

肾小球、肾小管间质及血管病变的各项病理参数参考 Katafuchi 的半定量标准[4]。肾小球病变积分为 0~12 分,包括系膜细胞和系膜基质增生程度(0~4

分),节段性肾小球病变如新月体形成、与球囊壁粘连、节段性硬化和节段性毛细血管壁纤维素样坏死(0～4分),肾小球球性硬化(0～4分)。积分评定标准为:①无,0分;②<25%,1分;③25%～50%,2分;④51%～75%,3分;⑤>75%,4分。肾小管间质积分0～9分,包括间质炎症细胞浸润(0～3分)、间质纤维化(0～3分)和肾小管萎缩(0～3分)。积分评定标准为:①无,0分;②<25%,1分;③25%～50%,2分;④>50%,3分。病理医生和临床研究者均未知患者临床结局,分别独立阅片。当存在疑问或者意见不一致时,提交上级肾脏病理专家复阅讨论。

1.2.3 尿足细胞检测

制作切片:取清洁中段晨尿标本100ml,以1800r/min的转速离心5min,弃上清液,将剩余的尿沉渣混匀,取沉渣每孔50μl置于自动涂片离心机中,以1200r/min的转速离心2min,取出玻片在室温下干燥,然后用丙酮在4℃下固定10min,自然干燥。

免疫荧光染色:将上述待染标本的载玻片用0.01mol/L磷酸盐缓冲液(PBS)漂洗,置10g/L TritonX-100中5min,用10ml/L牛血清白蛋白(BSA)封闭,室温30min,滴加小鼠抗人足萼糖蛋白单克隆抗体(购自美国R&D公司)(体积比1:20稀释),4℃过夜,FITC荧光标记山羊抗小鼠IgG(体积比1:75稀释),37℃孵育30min,碘化丙啶染核,甘油封片,荧光显微镜下观察。

观察方法:在荧光显微镜下观察,每份标本低倍镜视野观察全片,高倍镜下确认小鼠抗人足萼糖蛋白单克隆抗体标记阳性足细胞。然后选择全片左上、左下、右上、右下和中间5个不同部位20个高倍视野,记录完整足细胞数,足细胞数≥1个为足细胞阳性[5]。

1.3 统计学方法

关于计量资料,正态分布者用$\bar{x}\pm s$表示,方差齐者采用单因素方差分析,不齐者采用非参数检验;非正态分布者用中位数±四分位数间距,采用非参数检验;计数资料用构成比或率表示,比较采用χ^2检验。等级相关分析法检测尿蛋白水平与各指标相关性。采用协方差分析对肾小球硬化、间质纤维化、肾小管萎缩、eGFR等指标进行年龄校正,$P<0.05$为差异有统计学意义。以上分析均采用SPSS13.0软件。

2 结果

2.1 一般临床表现

纳入IgAN患者41例,男性16例,女性25例,平均年龄(37.7±11.1)岁,伴有血尿的34例(82.9%),肉眼血尿9例(22.0%),肾病综合征表现1例(2.4%),高血压10例(24.4%),肾衰竭者(>132.6μmol/L)5例(12.2%)。

2.2 不同蛋白尿水平临床比较

如表 1 所示,在 41 例足细胞阳性患者中,组 1 患者的收缩压、eGFR、UA 与组 3 比较,差异均有统计学意义($P<0.05$),且这些指标在三组间随蛋白尿水平呈递进表现。比较组 2 和组 3,仅收缩压、UA 方面的差异有统计学意义($P<0.05$)。等级相关性分析显示,患者尿蛋白水平与收缩压、eGFR、UA 有相关性($P<0.05$)。

表 1 不同蛋白尿水平临床比较($\bar{x}\pm s$)

临床参数	组 1 ($n=9$)	组 2 ($n=14$)	组 3 ($n=18$)	相关系数 r	P 值
尿蛋白定量/(g/24h)	0.37±0.09	0.74±0.15	2.56±3.21		
年龄/岁	27.9±5.4	40.9±7.1**	40.1±13.2*		
性别(男/女)	4/5	4/10	8/10		
血尿/%	8(88.9)	11(78.6)	14(77.8)		
肉眼血尿/%	4(44.4)	2(14.3)	3(16.7)		
肾功能不全/%	1(11.1)	2(14.3)	2(11.1)		
收缩压/mmHg	121±16	119.8±14*	132±17*△	0.392	0.012
舒张压/mmHg	74±10	80±9	83±10*	0.283	0.077
eGFR/(ml/min)	110.1±27.8	79.4±26.2	68.6±25.2*	−0.389	0.014
UA/(μmol/L)	290.0±69.1	303.0±95.1	372.7±80.4*△	0.406	0.008

注:与组 1 比较,* $P<0.05$,** $P<0.01$;与组 2 比较,△ $P<0.05$。

2.3 不同蛋白尿水平病理比较

如表 2 所示,组 1 在节段性肾小球病变比例及间质炎症细胞浸润积分等方面均较组 3 轻,差异有统计学意义($P<0.05$);组 1 在节段性肾小球病变比例及节段损伤积分方面较组 2 轻,差异有统计学意义($P<0.05$);比较组 2 和组 3 两组病理改变,差异无统计学意义($P>0.05$)。尿蛋白等级相关性分析显示,尿蛋白水平与间质炎症细胞浸润、间质纤维化相关($P>0.05$)。

表 2 不同蛋白尿水平病理比较($\bar{x}\pm s$)

病理参数	组 1 ($n=9$)	组 2 ($n=14$)	组 3 ($n=18$)	相关系数 r	P 值
球性硬化比例/%	8.3(0,9.5)	18.1±14.87	25.1±17.94	0.250	0.120
节段性肾小球病变比例/%	9.4±7.77	26.2±12.87**	20.8±10.48*	0.221	0.165
节段硬化比例/%	0(0,1.7)	3.9(0,14.9)	1.6(0,7.9)	0.141	0.378
球囊粘连比例/%	3.2(0,8.4)	7.3±6.28	5.7(0,9.7)	0.086	0.594

续表

病理参数	组 1 (n＝9)	组 2 (n＝14)	组 3 (n＝18)	相关系数 r	P 值
新月体比例/%	3.2(0,5.6)	10.1(2.7,20.2)	10.3(0,17.9)	0.144	0.368
肾小球病理积分	2.78±0.94	4.00±1.29	4.00±1.18		
系膜增生积分	1.11±0.22	1.29±0.26	1.22±0.31	0.076	0.638
节段损伤积分	0.89±0.33	1.57±0.65	1.33±0.59	0.184	0.249
球性硬化积分	0.78±0.67	1.14±0.77*	1.44±0.86	0.191	0.239
肾小管间质病理积分	3.28±1.03	4.75±2.17	5.39±1.61		
间质炎症细胞浸润积分	1.06±0.39	1.54±0.69	1.72±0.57*	0.406	0.008
间质纤维化积分	1.11±0.33	1.61±0.79	1.89±0.58	0.338	0.033
小管萎缩积分	1.11±0.33	1.61±0.79	1.79±0.55	0.252	0.117

注：与组 1 比较，$*P<0.05$，$**P<0.01$。

3 讨论

IgAN 是我国最常见的原发性肾小球疾病，约占原发性肾小球疾病的 30%[1]。足细胞是肾小球固有细胞，是肾小球滤过屏障的重要组成部分，几乎所有的肾小球疾病都直接或间接与足细胞相关。而足细胞是高度分化的细胞，其损伤死亡后难以再生，足细胞损伤常导致肾脏病理的改变，特别是与小球硬化密切相关[6,7]。蛋白尿是 IgAN 进展的独立危险因素[8]，通常认为明显蛋白尿（＞1.0g/d）是与预后明显相关的危险因素[8]，但即使轻度范围内（≤1.0g/d）的蛋白尿亦与 IgAN 病变程度存在明显的相关性，随着蛋白尿增加，病理损伤偏重的危险性亦逐渐增加[9]。

肾小球足细胞损伤、脱落后，随尿液排泄，因此可通过尿液足细胞检测反映肾脏足细胞丢失的程度。目前尿足细胞检测有多种方法，其中常用的有免疫荧光法、ELISA 法检测足细胞蛋白足萼糖蛋白，体外培养尿足细胞，此外还有实时定量 PCR、流式细胞仪及 Western Blot 等。已有报道[10,11]，在多种肾脏病中均可检测到尿足细胞，如糖尿病肾病、狼疮性肾炎、IgAN、FSGS、紫癜性肾炎等；并且在急性期，尿足萼糖蛋白阳性率高于缓解期[12]。在 IgAN 中，伴尿足细胞阳性患者的尿蛋白水平较高，病理上肾小球硬化程度、新月体发生率亦较尿足细胞阴性患者明显增高[13,14]，因此有学者认为，尿足细胞较蛋白尿更能反映肾小球损伤[15]。

由上可知，尿足细胞和尿蛋白在肾脏疾病进程中都占有重要的地位。以往多认为单纯性镜下血尿患者临床、病理及预后较好，但临床上常可见到这类患者出现尿足细胞阳性，其临床和病理表现是否较差，病理是否有与大量蛋白尿患者一样的表现，目前并没有相关针对尿足细胞阳性患者不同蛋白尿水平的比较研究。本研究纳入尿足细胞检测阳性患者41例，根据尿蛋白水平（0.5g/24h,1g/24h）分为三组。纳入患者存在年龄偏倚，因此进行年龄校正。组3在收缩压、eGFR、UA方面出现递进表现，但只有尿蛋白≤0.5g/24h的组1较尿蛋白≥1g/24h的组3之间的差异具有统计学意义，而组2和组3只在收缩压、UA方面有差异。尿蛋白等级相关性分析显示，尿蛋白与收缩压（$r=0.392, P=0.012$）、eGFR（$r=-0.389, P=0.014$）、UA（$r=0.406, P=0.008$）相关，提示在足细胞阳性患者中，尿蛋白仍然在临床指标上具有重要的意义。

另外，在病理上，三组患者病理改变并没有完全随尿蛋白的增加而加重，只在间质炎症细胞浸润、间质纤维化方面出现递进表现。其中，组1和组3的节段性肾小球病变比例及间质炎症细胞浸润积分差异有统计学意义。比较节段性硬化、球囊粘连及新月体比例，三组差异无统计学意义，而整合这三方面改变的节段性肾小球病变比例，结果显示，组1均较组2和组3轻（$P<0.05$），但组2反而比组3重（但差异无统计学意义，$P>0.05$）。尿蛋白等级相关性分析显示，尿蛋白水平与间质炎症细胞浸润（$r=0.406, P=0.008$）、间质纤维化（$r=0.338, P=0.033$）相关。由此可见，在尿足细胞阳性的IgAN中，尿蛋白水平在一定程度上与节段性肾小球病变及肾小管间质病变关系仍较为密切，而与单独的节段性硬化、球囊粘连及所含新月体比例等小球病变无显著相关。

综合以上临床及病理结果，尿蛋白在足细胞阳性的IgAN中仍然占有重要地位，其与患者的血压、肾功能等临床指标及节段性肾小球病变和小管间质病变等病理损伤密切相关，但与新月体等小球病变关系并不密切。而临床上报道，尿足细胞阳性患者出现新月体更重，那么新月体的数量是否与尿足细胞阳性相关，而与尿蛋白无关，仍需更多的临床病例进行总结验证。

参考文献

---

［1］Li LS, Liu ZH. Epidemiologic data of renal diseases from a single unit in China: analysis based on 13,519 renal biopsies. Kidney Int, 2004, 66(3): 920-923.

［2］Jiang WL, Peng YM, Liu YH, et al. Evaluation of renal clinicopathological changes in IgA nephropathy by urinary podocytes excretion and podocalyxin expression. Ren Fail, 2012, 34(7): 821-826.

［3］Hanamura K, Tojo A, Fujita T. Urinary and glomerular podocytes in patients with chronic kidney diseases. Clin Exp Nephrol, 2014, 18(1): 95-103.

［4］Katafuchi R, Kiyoshi Y, Oh Y, et al. Glomerular score as a prognosticator in IgA nephropathy: its usefulness and limitation. Clin Nephrol, 1998, 49(1): 1-8.

［5］庞维，郑欣，谭颖，等. 尿标本量和沉渣制片存放条件对尿足细胞检测的影

响.中国中西医结合肾病杂志,2010,11(3):200-202.

[6]Shankland SJ. The podocyte's response to injury:role in proteinuria and glomerulosclerosis. Kidney Int,2006,69(12):2131-2147.

[7]瞿中洁,朱彩凤,朱斌.IgA肾病中足细胞损伤机制的研究进展.中国中西医结合肾病杂志,2011,12(6):563-564.

[8]Descamps-Latscha B,Witko-Sarsat V,Nguyen-Khoa T,et al. Early prediction of IgA nephropathy progression:proteinuria and AOPP are strong prognostic markers. Kidney Int,2004,66(4):1606-1612.

[9]吕继成,张宏,刘刚,等.IgA肾病呈单纯血尿和(或)轻度蛋白尿临床病理分析.中华肾脏病杂志,2004,20(6):418-420.

[10]Fukuda A,Wiggins RC. Podocyte biomarkers in urine:relevance and potential. Journal of Clinical Metabolism & Diabetes,2011,2(2):39-44.

[11]刘颖,李惊子,黄海长.免疫细胞化学法检测尿足细胞的临床应用.中国中西医结合肾病杂志,2007,8(9):511-513.

[12]Habara P,Mareckova H,Sopkova Z,et al. A novel method for the estimation of podocyte injury:podocalyxin-positive elements in urine. Folia Biol (Praha),2008,54(5):162-167.

[13]程劲,叶朝阳,孙晶,等.IgA肾病患者尿足细胞排泄与临床病理相关性分析.临床肾脏病杂志,2009,9(4):160-163.

[14]彭艾,顾勇,肖涛,等.伴足细胞尿的IgA肾病的临床病理特征.中华肾脏病杂志,2007,23(5):283-287.

[15]Yu D,Petermann A,Kunter U,et al. Urinary podocyte loss is a more specific marker of ongoing glomerular damage than proteinuria. J Am Soc Nephrol,2005,16(6):1733-1741.

[原文出自:李先法,朱彩凤,朱斌,等.尿足细胞阳性IgA肾病患者不同蛋白尿水平临床病理分析.中国中西医结合肾病杂志,2013,14(11):966-969.]

原发性局灶节段性肾小球硬化伴 IgM 沉积患者的临床特征及预后分析

原发性局灶节段性肾小球硬化(pESGS)是儿童和中青年慢性肾脏疾病的主要病因,占肾穿刺患者的 20%～30%,临床表现为大量蛋白尿,病理表现为局灶节段性肾小球硬化(FSGS)和足细胞足突融合消失。FSGS 对现有的治疗药物多呈不敏感或抵抗,肾功能呈进行性恶化,约 1/5 的终末期肾衰竭由 FSGS 导致。国内外相关资料表明 FSGS 发病率呈上升趋势[1,2],由 FSGS 所致终末期肾衰竭(ESRF)的患者数也在逐年上升。pFSGS 肾脏病理检验常可检测到 IgM 沉积,其沉积率为 15.4%～90.0%。已知 IgM 沉积与微小病变性肾病及系膜增生性肾小球肾炎的治疗反应及预后相关[3,4],但尚未见伴 IgM 沉积的 pFSGS 患者的研究报道。我们分析了 pFSGS 患者 IgM 沉积的临床病理特征,并对患者进行随访,探讨 IgM 沉积在 pFSGS 临床、病理及预后中的意义。

1 研究对象

纳入 1996—2012 年期间于杭州市中医院住院行肾活检确诊为 pFSGS 的患者 102 例,其中成年人(≥18 岁)90 例,成功随访 54 例。纳入标准:符合局灶节段性系膜基质增生并取代相应的毛细血管袢诊断[5];排除遗传性 FSGS 及肥胖、糖尿病肾病、孤立肾等所致的继发性局灶节段性肾小球硬化(sFSGS)。

2 方法

2.1 临床资料收集

收集患者发病及确诊年龄、性别、起病至确诊时的病程、水肿、血压、身高、体重;尿常规、血常规、24h 尿蛋白定量(Upro)、肌酐清除率(CCr)、估算肾小球滤过率(eGFR)、尿微量蛋白、尿 NAG、血清总蛋白(TP)、血清白蛋白(ALB)、血肌酐(SCr)、血尿酸(UA)、血脂、血免疫球蛋白、自身抗体检查、抗中性粒细胞胞质抗体(ANCA)指标、乙肝病毒学指标等。

2.2 肾脏病理

B 超引导下经皮肾穿刺活检术取得肾组织。肾活检组织 2～3μm,连续切片,常规行 HE、PAS、PASM 和 Masson 染色,光镜下观察肾组织病理改变。采用直接免疫荧光法或免疫酶标法检测 IgG、IgA、IgM、C3、C4、C1q 和纤维蛋白原(fibrinogen)的强度及沉积部位;间接免疫荧光法检查 HBsAg、HBcAg 的沉积。

肾组织用 3.75％冷戊二醛、1％四氧化锇固定,50nm 超薄切片,乙酸铀、柠檬酸铅双染色,并在透射电子显微镜(日本 Hitachi 7500)下观察超微结构的改变。

2.3 诊断标准

高血压定义为不同日 2 次测量收缩压≥140mmHg 和(或)舒张压≥90mmHg。肾小管急性病变包括刷状缘脱落、小管上皮细胞扁平、上皮细胞再生,慢性病变指小管萎缩。间质急性病变包括间质炎症细胞浸润、水肿,慢性病变指间质纤维化。根据皮质区病变累积的面积＜1％、1％～25％、＞25％～50％、＞50％将急慢性病变程度分为 0 分(无)、1 分(轻)、2 分(中)、3 分(重)[6]。病理医生和临床研究者在均未知患者临床结局的情况下分别独立阅片。当存在疑问或意见不一致时,提交上级肾脏病理专家复阅讨论。

2.4 随访终点事件

3 个月内 SCr 连续 2 次以上不低于 132.6μmol/L。

2.5 统计学方法

采用 SPSS13.0 软件对数据进行统计处理。计量数据且呈正态分布的资料用 $\bar{x}\pm s$ 表示,方差齐者采用 t 检验,不齐者采用非参数检验;非正态分布者用中位数 $[M(1/4,3/4)]$ 表示,采用非参数检验;计数资料用构成比或率表示,比较采用 χ^2 检验。生存曲线采用 Kaplan-Meier 法估算。$P<0.05$ 为差异有统计学意义。

3 结果

3.1 一般资料

纳入患者 102 例,男性 49 例,女性 53 例。确诊时平均年龄(35.6±15.0)岁,以青壮年为主要患者群,其中发病高峰年龄为 15～30 岁,占 47.1％,31～50 岁占 29.4％,大于 50 岁占 13.7％。

3.2 临床表现

在 102 例患者中,肾小球 IgM 沉积阳性组 66 例(64.7％),IgM 阴性组 36 例(35.3％)。在 102 例患者中,基线进入终点事件者 10 例(IgM 沉积组 9 例,IgM 阴性组 1 例,$P=0.094$),占 9.8％。比较两组 24h 尿蛋白定量、NS 例数、血清白蛋白、尿微量白蛋白、尿 NAG、血总胆固醇(TC)等,差异有统计学意义($P<0.05$)(见表 1)。比较 IgM 沉积组与 IgM 阴性组的镜下红细胞发生率,差异无统计学意义,但亚组分析显示,节段性沉积亚组发生镜下红细胞例数高于弥漫性沉积亚组[(20 例,41.7％)VS(2 例,11.1％),$P<0.05$](见表 2)。

表1 IgM 沉积组与 IgM 阴性组患者临床表现和生化指标比较

临床参数	合计 ($n=102$)	IgM 沉积组 ($n=66$)	IgM 阴性组 ($n=36$)	P 值
性别(男/女)	49/53	34/32	15/21	0.341
年龄/岁	31.0(24.0,46.3)	30.5(22.0,46.3)	32.0(26.5,47.5)	0.497
NS[n(%)]	44(43.1%)	35(53.0)	9(25.0)	0.006
尿蛋白定量/(g/24h)	1.83(0.62,4.97)	2.3(1.2,5.3)	1.1(0.4,3.1)	0.014
血尿[n(%)]	34(33.3%)	22(33.3)	12(33.3)	1.000
高血压[n(%)]	38(37.3%)	26(39.4)	12(33.3)	0.545
eGFR/(ml/min,$\bar{x}\pm s$)	93.8±44.2	92.1±44.1($n=40$)	97.4±45.4($n=19$)	0.670
CCr/(ml/min,$\bar{x}\pm s$,)	92.3±40.1	91.6±42.7($n=65$)	93.5±35.2($n=34$)	0.811
SCr/(μmol/L)	78.0(51.0,104.0)	79.0(50.0,110.5)($n=65$)	69.5(50.3,92.5)	0.480
血 UA/(μmol/L)	352.0(281.8,404.8)	355.5(281.0,411.0)($n=64$)	328.5(282.0,400.5)	0.570
BUN/(mmol/L)	5.4(4.2,6.9)	5.7(4.2,7.7)	4.8(4.1,6.1)	0.152
尿微量白蛋白/(mg/L)	1115(372,4372)	1165(460,5633)	872(146,2860)	0.039
尿 NAG/(U/L)	25.1(14.9,49.2)	35.3(17.8,59.8)($n=54$)	20.7(10.8,34.6)($n=32$)	0.033
血 TC/(mmol/L)	5.7(4.8,8.5)	5.9(5.1,9.5)	5.5(4.2,7.1)	0.045
血 HDL/(mmol/L)	1.4(1.1,1.9)	1.5(1.2,2.0)	1.3(1.0,1.6)	0.026
血 LDL/(mmol/L)	3.4(2.4,5.5)	3.4(2.5,6.2)	2.8(1.9,4.6)	0.060
ALB/(g/L)	33.8(22.0,40.0)	31(21,38)	38(30.8,42.0)	0.002
S-IgA/(mg/L)	18.65(14.73,27.40)	18.10(13.60,25.00)	21.90(16.40,33.40)	0.021
S-IgG/(mg/L)	81.15(38.40,113.25)	73.10(35.90,110.00)	96.9(61.00,120.00)	0.096
S-IgM/(mg/L)	14.00(8.68,21.48)	14.70(11.10,22.70)	12.00(8.00,18.00)	0.031
AKI[n(%)]	10(9.8)	9(13.6)	1(2.8)	0.094

注:除注明外,余数据以 M(1/4,3/4)表示。

表2 IgM 节段性沉积亚组与弥漫性沉积亚组患者临床表现和生化指标比较

临床参数	节段性沉积($n=48$)	弥漫性沉积($n=18$)	P 值
性别(男/女)	26/22	8/10	0.482
年龄/岁	28.50(21.0,43.5)	40.5(28.0,62.5)	0.032
NS[n(%)]	26(53.2)	9(50.0)	0.763
尿蛋白定量/(g/24h)	2.1(1.3,5.1)	2.4(0.5,5.9)	0.829
血尿[n(%)]	20(41.7)	2(11.1)	0.040
高血压[n(%)]	20(41.7)	6(33.3)	0.537
eGFR/(ml/min,$\bar{x}\pm s$)	94.6±46.6($n=27$)	87.1±39.7($n=13$)	0.622
CCr/(ml/min,$\bar{x}\pm s$)	88.0±40.3	101.1±48.3	0.269
SCr/(μmol/L)	70.0(48.0,106.0)	70.5(52.0,96.0)	0.924

续表

临床参数	节段性沉积($n=48$)	弥漫性沉积($n=18$)	P 值
血 LDL/(mmol/L)	3.6(2.5,6.6)	3.1(2.5,5.4)	0.551
血 UA/(μmol/L,$\bar{x}\pm s$)	372.8±117.0	339.7±72.9	0.270
BUN/(mmol/L)	6.0(3.6,8.7)	5.2(4.4,7.4)	0.826
尿微量白蛋白/(mg/L)	1115(442,5633)	3135(518,6595)	0.821
尿 NAG/(U/L)	30.2(19.5,56.4)	39.7(11.8,63.8)	0.918
血 TC/(mmol/L)	6.0(5.2,10.3)	5.6(5.0,7.3)	0.268
血 HDL/(mmol/L)	1.5(1.1,2.0)	1.5(1.3,1.8)	0.987
ALB/(g/L,$\bar{x}\pm s$)	28.39±10.59	30.32±10.12	0.510
S-IgA/(mg/L)	18.10(13.55,25.05)	17.40(13.50,25.40)	0.815
S-IgG/(mg/L)	52.30(33.20,106.50)	91.30(65.20,114.50)	0.101
S-IgM/(mg/L)	14.20(9.49,22.52)	17.40(13.80,25.25)	0.178
AKI[$n(\%)$]	7(14.6)	2(11.1)	1.000

注:除注明外,余数据以 M(1/4,3/4)表示。

3.3 肾组织病理及免疫荧光

与 IgM 阴性组比较,IgM 沉积组未表现出更严重的病理改变。IgM 阴性组系膜基质增生程度较严重($P<0.05$),其他病理指标的差异无统计学意义。对 IgM 节段性沉积亚组与弥漫性沉积亚组进行分析后发现,节段性沉积与弥漫性沉积在病理上差异无统计学意义。肾脏免疫荧光检测结果显示,IgM 沉积组 IgA、IgG、C3、C1q 和纤维蛋白原的沉积率高于 IgM 阴性组($P<0.05$),以 C3、纤维蛋白原沉积的差异较为明显,分别占 63.6%、52.4%(见表 3)。

表 3 IgM 沉积组与 IgM 阴性组患者肾免疫荧光及病理比较

病理参数	IgM 沉积组			IgM 阴性组($n=36$)	P 值
	节段性沉积($n=48$)	弥漫性沉积($n=18$)	合计($n=66$)		
IgA 沉积[$n(\%)$]	18(37.5)	8(44.4)	26(39.4)	6(16.7)	0.018
IgG 沉积[$n(\%)$]	14(29.2)	9(50.0)	23(34.8)	5(13.9)	0.023
C3 沉积[$n(\%)$]	27(56.3)	15(83.3)	42(63.6)	11(30.5)	0.001
C4 沉积[$n(\%)$]	4(10.0)	5(31.3)	9(16.1)($n=56$)	1(3.6)($n=28$)	0.190
C1q 沉积[$n(\%)$]	8(17.4)	6(33.3)	14(21.9)($n=64$)	1(3.0)($n=33$)	0.033
纤维蛋白原沉积[$n(\%)$]	19(42.2)	14(77.8)	33(52.4)($n=63$)	11(31.4)($n=35$)	0.046
球性硬化比例/%	14.14±14.23	12.78±12.04	13.77±13.59	14.98±13.09	0.519
节段性硬化比例/%	9.82±7.16	13.17±11.16	10.73±8.48	10.80±8.41	0.891
球囊粘连[$n(\%)$]	16(33.3)	6(33.3)	22(33.3%)	15(41.7%)	0.403

续表

病理参数	IgM 沉积组			IgM 阴性组 ($n=36$)	P 值
	节段性沉积 ($n=48$)	弥漫性沉积 ($n=18$)	合计 ($n=66$)		
系膜细胞增生评分	1.09 ± 0.20	1.08 ± 0.19	1.09 ± 0.19	1.21 ± 0.35	0.100
系膜基质增生评分	1.47 ± 0.44	1.36 ± 0.38	1.44 ± 0.43	1.64 ± 0.41	0.025
间质炎症细胞浸润评分	1.09 ± 0.59	1.03 ± 0.53	1.08 ± 0.57	1.25 ± 0.57	0.156
间质急性损伤评分	1.11 ± 0.60	1.03 ± 0.53	1.14 ± 0.63	1.25 ± 0.57	0.318
间质纤维化评分	1.29 ± 0.69	1.39 ± 0.70	1.32 ± 0.69	1.46 ± 0.67	0.336
小管萎缩评分	0.97 ± 0.61	1.19 ± 0.67	1.03 ± 0.63	1.07 ± 0.54	0.683
肾小管间质急性评分	1.30 ± 0.83	1.50 ± 1.11	1.36 ± 0.91	1.33 ± 0.60	0.570
肾小管间质慢性评分	2.26 ± 1.20	2.58 ± 1.31	2.35 ± 1.23	2.53 ± 1.10	0.515
基底膜增厚[n(%)]	2(5.3%)	0	2(5.3%)($n=38$)	2(10%)($n=20$)	0.602
血管病变[n(%)]	40(83.3)	15(83.3)	55(83.3%)	25(69.4%)	0.103

注:除注明外,余数据以 $\bar{x}\pm s$ 表示;P 值为 IgM 沉积组与 IgM 阴性组比较。

3.4 IgM 沉积对患者预后的影响

成功随访患者 54 例,其中 IgM 沉积组 35 例(NS 16 例),IgM 阴性组 19 例(NS 4 例)。在 54 例随访患者中,基线进入终点事件者有 6 例,其中 2 例随访过程中 SCr 回落至 132.6μmol/L 以下;末次随访时有 9 例进入终点事件,其中新进展至终点事件者 5 例,均为 IgM 沉积组患者,与 IgM 阴性组比较,差异有统计学意义(Log Rank 检验 $\chi^2=4.985$,d$f=1$,$P=0.026$)(见表 4)。

表 4 IgM 沉积对患者预后的影响

预后参数	IgM 沉积组			IgM 阴性组 ($n=36$)
	节段性沉积 ($n=48$)	弥漫性沉积 ($n=18$)	合计 ($n=66$)	
基线进入终点事件总数[n(%)]	7(14.6)	2(11.1)	9(13.6)	1(2.8)
随访患者数(n)	22	13	35	19
随访时间/(月,$\bar{x}\pm s$)	62.41 ± 46.90	37.08 ± 27.80	$43.0(16.0,80.3)$	87.8 ± 42.1
随访者基线血肌酐≥132.6 μmol/L 人数[n(%)]	5(22.7)	1(7.7)	6(17.1)	0
新进入终点事件数[n(%)]	4(23.5)($n=17$)	1(9.1)($n=11$)	5(17.2)($n=29$)*	0($n=19$)
末次随访者进入终点事件数[n(%)]	7(31.8)($n=22$)	2(15.4)($n=13$)	9(25.7)($n=35$)	0($n=19$)

注:与 IgM 阴性组比较,* $P<0.05$。

4 讨论

我们回顾性分析了 pFSGS 患者 102 例,其中 IgM 沉积组 66 例,占 64.7%;C3 沉积者 53 例,占 52%;IgM+C3 沉积者 42 例,占 41.2%。IgM 沉积组的 C3 沉积

率高于 IgM 阴性组,与国内学者报道的 64.5% 结果相近。国外学者报道 C3 沉积率从 15.4% 至 90.0% 不等[7-9],可能与种族、样本大小等因素有关。此外,IgM 沉积组 NS 表现患者占 56.5%,明显高于 IgM 阴性组。

本研究发现,IgM 沉积组 24h 尿蛋白定量显著高于 IgM 阴性组,血清白蛋白、血脂及肾小管损伤指标均存在相应差异,提示 IgM 沉积组蛋白尿相对较重。但 SCr 水平及肾小球滤过率两组未见差异。Kishimoto 等[10]报道的 180 例系膜增生性肾小球肾炎患者(排除 IgA 肾病,包括妊娠中毒性肾病、狼疮性肾炎、糖尿病肾病、FSGS、膜性肾病等),IgM 沉积组 24h 尿蛋白及 SCr 水平高于 IgM 阴性组,而肾小球滤过率、血浆白蛋白及 CH50 等方面均显著低于 IgM 阴性组。Alexopoulos 等[3]报道,对于成人发病的弥漫性系膜细胞增生的原发性肾病综合征患者,IgM 沉积是治疗反应差和进展至 ESRD 的独立因素。朱碧溱等[11]报道在儿童原发性肾小球疾病中(包括 MCD、系膜增生性肾小球肾炎、FSGS、膜性肾病等),肾小球系膜区 IgM 沉积患者同样出现更高的蛋白尿水平,但其 SCr 水平则偏低,肾小球滤过率无差异。由此可见,在肾小球疾病中,IgM 沉积患者较无 IgM 沉积患者均出现较多尿蛋白,并且似乎与肾脏疾病种类无关;而 IgM 沉积是否影响 SCr 及肾小球滤过率,尚无一致报道,有待进一步大样本研究。国内外相关报道显示,在其他肾小球疾病中,IgM 沉积患者亦同样具有较高水平的血清 IgM[11]。本研究结果显示,IgM 沉积组患者血清 IgA、IgM 水平显著高于 IgM 阴性组。亚组分析显示,节段性沉积亚组与弥漫性沉积亚组只有发病年龄及镜下血尿存在显著差异,其他临床、病理指标及预后等的差异无统计学意义。Kishimoto 等[10]的研究也显示 IgM 节段性沉积组比弥漫性沉积组发生镜下红细胞阳性的比例较高,但差异无统计学意义,提示镜下血尿与 IgM 沉积范围相关,其他的临床特征及预后或只是与 IgM 沉积与否相关,而与 IgM 沉积范围无关。本研究结果显示,IgM 沉积组患者的系膜基质增生程度较 IgM 阴性组轻。Kishimoto 等[10]报道 IgM 沉积患者出现粘连及基底膜双轨现象,朱碧溱等[11]报道 IgM 沉积组与 IgM 阴性组在肾小球基底膜增厚及动脉病变的发病率方面存在差异,但在本研究中,以上 4 项指标之间的差异均无统计学意义。

本研究发现 pFSGS 预后与 IgM 沉积相关,其机制目前尚不明确。缺血再灌注损伤可使内源性新抗原暴露,B-1a 淋巴细胞分泌的"自然抗体"IgM 与这些新抗原特异性结合沉积,进一步激活补体系统,导致组织无菌性炎症损伤,针对这种新的内源性抗原或抗体治疗则可以减轻缺血再灌注损伤[12]。这种自然抗体 IgM 反应不仅可发生于心脏[13]、小肠[14,15]、骨骼肌[16],还可出现在肾脏损伤时[17]。在阿霉素诱导的 FSGS 模型中可见到 IgM 沉积,但若去除产生 IgM 抗体的 B 淋巴细胞后,IgM 及补体 C3 等沉积减少,肾脏损伤亦减轻;减少 IgM 抗体或阻滞补体激活可延缓肾小球硬化进展[9]。对于重复肾活检的 IgA 肾病患者,IgM 可以出现在一些原本无 IgM 沉积的患者中,并且这些新出现的 IgM 沉积患者大多处于病情恶化、症状加重状态,原来只有 IgA 沉积的患者如果继发 IgM 沉积,将发生更明显的肾小球硬化、肾小管间质病变及肾功能恶化[18]。可见,若 IgM 沉积出现在病情加重时,是由于肾脏损伤因素可能使肾小球新抗原暴露,从而导致 B 淋巴细胞产生相应的 IgM 自然抗体,并与之特异性结合,进一步激活补体,加重肾脏损伤,从而影响患者的预后。因此,肾小球 IgM 沉积可提示肾脏损伤因素的存在,同时也是病情加重和预后不良的因素。判定及去除肾脏损伤因素、针对暴露的新抗原及抗体进行治疗可能对减轻肾脏损伤、改善预后有益。

本研究首次评价肾小球 IgM 沉积在 pFSGS 的临床、病理及预后中的意义,发现伴有 IgM 沉积的患者尿蛋白程度更重,预后更差。临床上对该类患者应密切关注、积极治疗并加强随访,防止过快进展至 ESRD。由于本研究纳入病例有限,失访患者较多,随访时间相对较短,肾小球 IgM 沉积在 pFSGS 中的意义仍需大样本的临床研究进一步验证。

—————— 参考文献 ——————

[1]刘刚,张友康.原发性局灶节段性肾小球硬化的进展.临床肾脏病杂志,2002,2(4):195-196.

[2]Kitiyakara C,Eggers P,Kopp JB. Twenty-one-year trend in ESRD due to focal segmental glomerulosclerosis in the United States. Am J Kidney Dis,2004,44(5):815-825.

[3]Alexopoulos E,Papagianni A,Stangou M,et al. Adult-onset idiopathic nephrotic syndrome associated with pure diffuse mesangial hypercellularity. Nephrol Dial Transplant,2000,15(7):981-987.

[4]Zeis PM,Kavazarakis E,Nakopoulou L,et al. Glomerulopathy with mesangial IgM deposits:long-term follow up of 64 children. Pediatr Int,2001,43(3):287-292.

[5]王素霞,邹万忠,王海燕.局灶节段性肾小球硬化症的病理诊断及分型.中华肾脏病杂志,2005,21(1):55-58.

[6]Waldman M,Crew RJ,Valeri A,et al. Adult minimal-change disease:clinical characteristics,treatment,and outcomes. Clin J Am Soc Nephrol,2007,2(3):445-453.

[7]Agarwal SK,Dash SC,Tiwari SC,et al. Idiopathic adult focal segmental glomerulosclerosis:a clinicopathological study and response to steroid. Nephron,

1993,63(2):168-171.

[8] Nada R, Kharbanda JK, Bhatti A, et al. Primary focal segmental glomerulosclerosis in adults: is the Indian cohort different? Nephrol Dial Transplant,2009,24(12):3701-3707.

[9]Strassheim D, Renner B, Panzer S, et al. IgM contributes to glomerular injury in FSGS. J Am Soc Nephrol,2013,24(3):393-406.

[10] Kishimoto H, Arakawa M. Clinico-pathological characterization of mesangial proliferative glomerulonephritis with predominant deposition of IgM. Clinical and Experimental Nephrology,1999,3(2):110-115.

[11]朱碧溱,丁洁.肾小球系膜区 IgM 沉积在儿童原发性肾小球疾病中的意义.中国循证儿科杂志,2012,7(2):107-112.

[12] Hofmann U, Bauersachs J, Frantz S. Nothing but natural: targeting natural IgM in ischaemia/reperfusion injury. Cardiovasc Res, 2010, 87 (4): 589-590.

[13]Haas MS, Alicot EM, Schuerpf F, et al. Blockade of self-reactive IgM significantly reduces injury in a murine model of acute myocardial infarction. Cardiovasc Res,2010,87(4):618-627.

[14]Fleming SD, Shea-Donohue T, Guthridge JM, et al. Mice deficient in complement receptors 1 and 2 lack a tissue injury-inducing subset of the natural antibody repertoire. J Immunol,2002,169(4):2126-2133.

[15]Zhang M, Austen WG, Chiu I, et al. Identification of a specific self-reactive IgM antibody that initiates intestinal ischemia/reperfusion injury. Proc Natl Acad Sci USA,2004,101(11):3886-3891.

[16]Weiser MR, Williams JP, Moore FD Jr, et al. Reperfusion injury of ischemic skeletal muscle is mediated by natural antibody and complement. J Exp Med,1996,183(5):2343-2348.

[17]Renner B, Strassheim D, Amura CR, et al. B cell subsets contribute to renal injury and renal protection after ischemia/reperfusion. J Immunol,2010,185(7):4393-4400.

[18]刘志红,黎磊石.从重复肾活检观察 IgA 肾病病情演变与 IgM 沉积的关系.中华医学杂志,1990,70(6):324-326.

［原文出自:李先法,朱彩凤,朱斌,等.原发性局灶节段性肾小球硬化伴 IgM 沉积患者的临床特征及预后分析.中华肾脏病杂志,2013,29(10):737-742.］

原发性局灶节段性肾小球硬化患者中医证型分布与临床、病理关系及预后分析

原发性局灶节段性肾小球硬化(pFSGS)是一个病理诊断,临床可表现为肾病综合征(NS)、慢性肾炎综合征等。在美国,成人 FSGS 有 50%～60%为肾病综合征表现[1],国内报道为 27.7%～66.4%[2,3]。因此,单独采用肾病综合征方案进行辨证分型诊疗,并不完全符合 pFSGS 的疾病特点。目前有关 pFSGS 中医证型的研究较少,王氏[4]认为 pFSGS 的中心证候是肾虚和血瘀;同时,风湿是慢性原发性肾小球疾病最常见、最重要的病因和证候,也是疾病在慢性进展过程中的独立危险因素[5]。由此可见,肾虚(肾气阴两虚)、脉络瘀阻和风湿内扰是 pFSGS 的主要证候。陈氏[6]等亦报道,继发性 FSGS(如 IgAN-sFSGS)的临床证候以虚、瘀、风湿(气阴两虚、脉络瘀阻、风湿内扰)三证为主要表现。IgAN-sFSGS 的临床和病理表现与 pFSGS 极为相似。故本研究以肾气阴两虚、脉络瘀阻、风湿内扰三型对 pFSGS 进行证候分型,探讨其证型分布及与临床和病理的相关性。

1 资料与方法

1.1 研究对象

纳入 1996—2012 年期间于杭州市中医院住院行肾活检确诊为 pFSGS 的患者共 102 例,成功随访 54 例。临床排除遗传性 FSGS 及紫癜性肾炎、乙肝病毒相关性肾炎、IgAN、糖尿病肾病、肥胖、孤立肾等所致的继发性 FSGS[7]。

1.2 资料收集

收集患者年龄和性别、临床症候、尿常规、24h 尿蛋白定量(Upro)、估算肾小球滤过率(eGFR)、尿微量蛋白、血清白蛋白(ALB)、血肌酐(SCr)、血尿酸(UA)等指标。

1.3 肾脏病理

B 超引导下经皮肾穿刺活检术取得肾组织。常规行 HE、PAS、PASM 和 Masson 染色,光镜下观察肾组织病理改变。检测 IgG、IgA、IgM、C3、C4、C1q 和纤维蛋白原(fibrinogen),以及 HBsAg、HBcAg 的强度及沉积部位。并在透射电子显微镜(日本 Hitachi 7500)下观察超微结构的改变。

1.4 诊断标准

肾小管急性病变包括刷状缘脱落、小管上皮细胞扁平、上皮细胞再生,慢性病

变指小管萎缩。间质急性病变包括间质炎症细胞浸润、水肿,慢性病变指间质纤维化。根据皮质区病变累积的面积<1%、1%~25%、>25%~50%、>50%将急慢性病变程度分为0分(无)、1分(轻)、2分(中)、3分(重)[8]。病理医生和临床研究者在均未知患者临床结局的情况下分别独立阅片。当存在疑问或意见不一致时,提交上级肾脏病理专家复阅讨论。

1.5 中医辨证分型

参考IgAN-sFSGS[6,9,10]辨证分型,并结合临床实际辨为肾气阴两虚证、脉络瘀阻证、风湿内扰证。

1.6 随访终点事件

3个月内SCr连续2次以上不低于132.6μmol/L。

1.7 统计学方法

采用SPSS18.0软件进行数据统计。计数资料用构成比或率表示,采用χ^2检验;计量数据用$\bar{x}\pm s$表示,采用方差分析或秩和检验。生存曲线采用Kaplan-Meier法估算。$P<0.05$为差异有统计学意义。

2 结果

2.1 一般情况分析

纳入FSGS患者102例,男性49例,女性53例。确诊时平均年龄(35.6±15.0)岁。在102例患者中,NS表现者44例,占43.1%;非NS表现者58例,占56.9%;伴小便镜下红细胞者34例,占33.3%;高血压者38例,占37.3%;慢性肾功能不全者10例,占9.8%;急性肾损伤(AKI)者10例,占9.8%。

2.2 pFSGS证型与临床指标分析

pFSGS患者均有脉络瘀阻证,占100%,无单一证型者;二联证有66例,占64.7%,其中气阴两虚、脉络瘀阻证(简称气阴二联证)24例(占23.5%),风湿内扰、脉络瘀阻证(简称风湿二联证)42例(占41.2%);气阴两虚、风湿内扰、脉络瘀阻(简称三联证)36例,占35.3%。如表1所示,风湿二联证患者24h尿蛋白定量最高,其次为三联证患者,两者尿蛋白均多于气阴二联证患者,差异有统计学意义($P<0.05$)。NS患者比例,风湿二联证>三联证>气阴二联证,三组间比较,差异有统计学意义($P<0.05$)。肾小管损伤指标尿NAG/Cr以风湿二联证最高,其次依次为三联证和气阴二联证,前两者与后者比较,差异有统计学意义($P<0.05$);血脂指标如总胆固醇(TC)、高密度脂蛋白(HDL)、低密度脂蛋白(LDL)亦出现相似差异。血清白蛋白、IgG水平则表现为风湿二联证<三联证<气阴二联证,三组间比较,差异有统计学意义($P<0.05$)。

表 1 pFSGS 证型与临床指标分析

参数	气阴二联证	风湿二联证	三联证	P 值
例数(n)	24	42	36	
年龄/岁	37.6±13.0	35.0±17.6	34.9±13.1	0.46
收缩压/mmHg	125±20	129±22	124±17	0.40
舒张压/mmHg	82±13	84±17	80±14	0.52
NS[n(%)]	0(0)	29(69.0)*	15(41.7)*△	0.00
镜下红细胞[n(%)]	5(20.8)	16(38.1)	13(36.1)	0.33
高血压[n(%)]	8(33.3)	19(45.2)	11(30.6)	0.37
慢性肾功能不全[n(%)]	1(4.2)	6(14.3)	3(8.3)	0.37
AKI[n(%)]	0(0)	6(14.3)	4(11.1)	0.16
尿蛋白定量/(g/24h)	0.4(0.1,0.5)	3.1(1.8,6.6)*	2.3(1.1,5.1)*	0.00
eGFR/(ml/min)	112.2±25.9	82.7±49.0	93.7±45.8	0.10
CCr/(ml/min)	112.2±25.9	84.9±41.6	93.6±41.2	0.36
尿 NAG/Cr/[U/(g·Cr)]	12.2(6.9,15.3)	29.5(15.9,66.5)*	19.2(9.0,29.9)*	0.00
尿渗透压/(mOsm/kg)	742±224	660±172	617±206	0.11
TC/(mmol/L)	4.7±0.9	7.8±3.6*	7.2±2.7*	0.00
甘油三酯/(mmol/L)	1.3(0.8,1.8)	2.0(1.3,2.8)*	2.3(1.5,3.6)*	
HDL/(mmol/L)	1.4±0.4	1.8±0.9*	1.5±0.5△	0.03
LDL/(mmol/L)	2.5±0.9	5.1±2.9*	4.0±2.2*	0.00
ALB/(g/L)	40.0±3.7	26.1±10.3*	31.0±10.0*△	0.00
SCr/(μmol/L)	67(49,69)	84(51,117)	84(51,106)	0.11
UA/(μmol/L)	304±69	363±98	391±112	0.10
S-IgA/(mg/dl)	226±97	203±84	211±103	0.55
S-IgG/(mg/dl)	1076±314	654±516*	811±348*△	0.00
S-IgM/(mg/dl)	146±66	150±76	170±82	0.43
S-C3/(mg/dl)	93.7±22.5	102.3±28.0	112.2±27.4*	0.04
S-C4/(mg/dl)	21.0±8.4	32.0±14.5*	28.2±14.1	0.00

注:与气阴二联证比较,* P<0.05;与风湿二联证比较,△ P<0.05。

2.3 pFSGS 证型与病理分析

对 pFSGS 病理进行分析,三联证球性硬化比例较高,但与另两组比较,差异无统计学意义(P>0.05);风湿二联证节段性硬化比例较高,但与另两组比较,差异无统计学意义(P>0.05)。其余小管间质病变各组间比较,差异无统计学意义(P>0.05)(见表2)。

表 2　pFSGS 证型与病理分析

参数	气阴二联证	风湿二联证	三联证	P 值
球性硬化比例/%	13.4±11.9	11.3±12.6	18.1±14.6	0.08
节段性硬化比例/%	11.8±5.6	18.7±13.4	12.6±8.3	0.10
系膜基质增生积分	1.6±0.3	1.5±0.5	1.5±0.4	0.24
间质炎症细胞浸润积分	1.0±0.4	1.2±0.6	1.2±0.6	0.57
间质急性积分	1.0±0.4	1.3±0.7	1.2±0.6	0.25
间质纤维化积分	1.3±0.5	1.4±0.8	1.4±0.7	0.93
小管急性积分	0.08±0.41	0.24±0.58	0.14±0.49	0.27
小管萎缩积分	0.96±0.42	1.17±0.66	1.09±0.55	0.51
血管病变积分	0.48±0.43	0.57±0.42	0.64±0.33	0.30
急性积分	2.2±0.5	2.5±0.8	2.4±0.7	0.52
慢性积分	5.9±1.3	6.1±2.2	6.3±1.8	0.71
损伤程度	8.3±2.2	9.0±3.0	9.3±2.3	0.35
硬化程度	2.0±0.6	2.1±0.9	2.4±0.8	0.20

2.4　pFSGS 证型与免疫荧光沉积分析

IgM 沉积率以风湿二联证最高,达 76.2%;其次为三联证,沉积率为 63.9%;气阴二联证最低,沉积率为 45.8%。但只有气阴二联证和风湿二联证比较,差异有统计学意义($P<0.05$)。比较其余证型的免疫荧光沉积率,差异无统计学意义($P>0.05$)(见表 3)。

表 3　pFSGS 证型与病理免疫荧光沉积分析

参数	气阴二联证	风湿二联证	三联证	P 值
IgA[n(%)]	10(41.7)	12(28.6)	10(27.8)	0.461
IgG[n(%)]	6(25.0)	13(31.0)	9(25.0)	0.803
IgM[n(%)]	11(45.8)	32(76.2)*	23(63.9)	0.046
C3[n(%)]	13(54.2)	20(47.6)	20(55.6)	0.759
C4[n(%)]	2(10.5)($n=19$)	5(13.5)($n=37$)	3(10.7)($n=28$)	0.921
C1q[n(%)]	2(8.7)($n=23$)	7(17.1)($n=41$)	6(17.6)($n=34$)	0.601
F[n(%)]	9(37.5)	15(38.5)($n=39$)	20(57.1)($n=35$)	0.192

注:* 与气阴二联证比较,$P<0.05$。

2.5 pFSGS 证型与病理亚型关系

纳入的 pFSGS 患者以非特异病理亚型为主,比较三组证型分布,差异无统计学意义($P>0.05$)。门部型平均分布于三组中;细胞型在气阴二联证及风湿二联证中各有 1 例;尖端型均分布于风湿二联证中;塌陷型、混合型分布于风湿二联证及三联证中(见表 4)。

表 4 pFSGS 证型与病理亚型关系

参数	气阴二联证	风湿二联证	三联证
例数	24	42	36
非特异型[n(%)]	21(87.5)	33(78.6)	29(80.6)
门部型[n(%)]	2(8.3)	2(4.8)	2(5.6)
细胞型[n(%)]	1(4.2)	1(2.4)	0(0)
尖端型[n(%)]	0(0)	4(9.5)	0(0)
塌陷型[n(%)]	0(0)	1(2.4)	1(2.8)
混合型[n(%)]	0(0)	1(2.4)	2(5.6)

2.6 pFSGS 证型与预后分析

随访患者中新进展至终点事件有 5 例,分别具风湿二联证 2 例和三联证 3 例。但采用 Kaplan-Meier 生存分析,结果示三组间差异无统计学意义(Log Rank 检验 $\chi^2=2.901$,d$f=2$,$P=0.234$)。见表 5。

表 5 pFSGS 证型与预后关系

参数	气阴二联证	风湿二联证	三联证	P 值
基线进入终点事件[n(%)]	1(4.2)	6(14.3)	3(8.3)	0.367
随访患者数/个	16	19	19	0.245
随访患者基线进入终点事件[n(%)]	1(6.3)	3(15.8)	2(10.5)	0.667
末次随访时进入终点事件[n(%)]	0(0)	5(26.3)	4(21.1)	0.094
新进展至终点事件[n(%)]	0(0)	2(10.5)	3(15.8)	
随访时间/周	286±162	244±198	226±166	

3 讨论

关于慢性肾小球肾炎,中医学早有论述,但无直接对应的疾病名称,可见于中医学"水肿、尿浊、虚劳、腰痛、尿血、肾风"等病范畴[11]。"肾风"一词常见于现代,但在《内经》中早有"肾风"论述，如《素问·风论》述"肾风之状，多汗恶风，面痝然浮肿，脊痛不能正立，其色炲，隐曲不利，诊在肌上，其色黑"。清代张志聪注曰："风邪干肾，则水气上升，故面痝然浮肿，风行则水涣也。肾主骨，故脊痛不能正立。"此外，《素问·奇病论》载："帝曰：有病痝然如有水状，切其脉大紧，身无痛者，形不瘦，不能食，食少，名为何病？岐伯曰：病生在肾，名为肾风……"再有《诸病源候论》曰："风邪人于少阴则尿血。"上述有关肾风病的论述与现代慢性肾小球肾炎疾病的临床表现相符，体现古代中医学对肾风病（慢性肾小球肾炎）的认识——与风有关。该病既然有面部及下肢浮肿，属于水肿，为何不称为"肾水"，而称为"肾风"？《素问·平人气象论》曰："面肿曰风，足胫肿曰水。"该病以面目浮肿为首发，"高巅之上，惟风可到"，故称为"风"，而不曰"水"[4]。在病机方面，该病以风邪干于肾，肾为水脏，或外感风、湿合邪，风行水湿涣起而见面痝然浮肿；水湿本一体，但湿性更加凝滞、缠绵，更符合慢性肾小球肾炎缠绵难愈的临床特点。因此，肾风病以风湿扰肾为基本病机[5]。但肾风病后期并未得到重视和发展，直到近现代西医学进入国门，慢性肾小球疾病一直是医学界难题，中医学对该病的认识亦零散而模糊，因此有医家（如任继学[4,12]、王永钧教授等）勤求古训，才使"肾风病"重新彰显，得到现代中西医学界的重视。

pFSGS属于慢性肾小球肾炎之一，临床上表现为肾病综合征、慢性肾炎、隐匿性肾炎等，可见于中医学"水肿、尿血、尿浊、腰痛、眩晕、虚劳、肾风"等病范畴，具有本虚标实、风湿内扰等慢性肾炎中医病机特点。目前有关pFSGS的中医研究较少，临床上亦无公认的pFSGS辨证诊疗方案，多参照慢性肾小球肾炎[13,14]或者原发性肾病综合征[15]进行辨证。但pFSGS病理以节段性硬化（脉络瘀阻）为特点，临床上只有27.7%～66.4%的患者[2,3]表现为肾病综合征，因此单独采用慢性肾炎或肾病综合征治疗方案进行辨证诊疗并不完全符合pFSGS疾病特点。

王氏[16]认为pFSGS的中心证候是肾虚和血瘀。肾虚诊断的确定主要依据传统的中医辨证方法，其中肾的气阴两虚是pFSGS的主证候，肺肾、肝肾、脾肾都离不开肾，所以在病位上，肾的中心位置是不容置疑的；而从肾虚的属性分析，气虚、阴虚以及阳虚等均呈气阴两虚的前驱证候或后续证候，尤其当发展至阳虚证时，多数已呈肾功能不全状态，可见肾气阴两虚证在本病的证候及其演变规律方面极为关键。血瘀诊断的确立则源于中西医结合的微观辨证，主要依据是肾脏病理。pFSGS的病理改变，诸如足突融合、小球基膜剥离、细胞外基质积聚、肾小球与包曼氏囊粘连、小球节段硬化、毛细血管塌陷、间质纤维化等，这些形态学改变，从中医学的角度去认识，无一不是发生在肾脏的微型癥积。风湿是慢性原发性肾小球疾病最常见、最重要的病因和证候，也是疾病在慢性进展过程中的独立危险因素。pFSGS属于慢性原发性肾小球疾病的一种，风湿亦是其重要病因和症候。因此，肾虚(肾气阴两虚)、血瘀(脉络瘀阻)和风湿内扰是 pFSGS 的主要证候。同时,陈氏[6]等亦报道,继发性 FSGS(如 IgAN-sFSGS)的临床证候以虚、瘀、风湿(气阴两虚、脉络瘀阻、风湿内扰)三证为主要表现。王永钧教授在对 IgAN 的研究中发现,虚、瘀、风湿是 IgAN 的主要临床证候,针对虚、瘀、风湿的中西医治疗取得了令人满意的疗效[9]。另外,俞氏调查了 98 例无症状尿检异常肾炎患者的证候特点,发现肾虚、血瘀、风湿是该病的主要证候[17]。故本研究以肾气阴两虚、脉络瘀阻、风湿内扰三型对 pFSGS 进行证候分型及临床病理分析。

根据以上证型分析研究发现,pFSGS 患者均有脉络瘀阻证(占 100%),无气阴两虚或脉络瘀阻或风湿内扰单一证型者;二联证占 64.7%,以风湿二联证为主(占 41.2%),气阴二联证较少(占 23.5%);三联证占 35.3%。在临床表现上,风湿二联证及三联证两者的尿蛋白定量、肾病综合征者比例均较气阴二联证高。蛋白尿是肾小球疾病进展的独立危险因素,与预后密切相关[18],风湿二联证和三联证患者的尿蛋白量明显多于气阴二联证患者,提示前两组患者预后较气阴二联证差。在病理上,三者未见显著差异,但 IgM 免疫沉积率以风湿二联证最高,达 76.3%,与气阴二联证比较,差异有统计学意义。根据本课题组前期研究结果[19],IgM 沉积组患者预后较 IgM 阴性组患者差。另外研究显示,伴 IgM 沉积的 IgAN 患者尿蛋白高于 IgM 阴性患者,病理损伤及免疫荧光沉积程度相对较严重[20],由此推测,风湿二联证患者预后可能比气阴二联证预后差。随访结果也显示以上分析结果,随访患者中新进展至终点事件有 5 例,分别具风湿二联证 2 例和三联证 3 例,虽然生存分析三组无差异,但终点事件均发生在风湿二联证和三联证中,提示两者预后相对较差。本研究中三组患者生存分析未见差异,可能与随访样本量少,随访时间较短有关,因此需扩大样本量并延长随访时间来进一步观察患者预后。

风湿之邪具"善行数变"及"缠绵难愈"的特点,是肾病加重、恶化的重要因素,与肾活动性病变相关[21],风湿证的出现常提示疾病活动期[5,11,22],而该阶段是肾脏病治疗的关键,临床治疗较为棘手,及时诊断、及时使用祛风胜湿药可逆转病情[23]。故深入探讨风湿证及对其实施有效的干预将有助于我们进一步提高中医临床疗效。

参考文献

[1]D'Agati VD,Kaskel FJ,Falk RJ. Focal segmental glomerulosclerosis. N Engl J Med,2011,365(25):2398-2411.

[2] Xie J,Chen N. Primary glomerulonephritis in mainland China:an overview. Contrib Nephrol,2013(181):1-11.

[3]潘玲,黄尤,廖蕴华.原发性局灶节段性肾小球硬化症 152 例临床病理特征

分析.山东医药,2013,53(9):82-84.

[4]杨利.任继学教授对肾小球肾炎的中医理论见解.广州中医药大学学报,2003,20(1):79-81.

[5]王永钧.慢性原发性肾小球疾病的风湿证候.中国中西医结合肾病杂志,2007,8(12):683-685.

[6]陈洪宇,朱彩凤,张敏鸥,等.IgA肾病继发局灶节段性肾小球硬化与中医虚、瘀、风湿的相关性:附182例临床病理与中医证候学分析.中国中西医结合肾病杂志,2005,6(9):514-519.

[7]王海燕.肾脏病学.北京:人民卫生出版社,2008.

[8]Waldman M,Crew RJ,Valeri A,et al. Adult minimal-change disease:clinical characteristics,treatment,and outcomes. Clin J Am Soc Nephrol,2007,2(3):445-453.

[9]王永钧,陈洪宇,周柳沙,等.从虚、瘀、风湿论治IgA肾病123例临床分析:附69例5型辨治及65例本虚为主辨治的疗效对照.中国中西医结合肾病杂志,2008,9(10):879-882.

[10]王永钧,陈洪宇,朱彩凤,等.1148例IgA肾病患者的中医证候学研究:附两种辨证方案与临床病理相关性分析.中国中西医结合肾病杂志,2009,10(12):1054-1058.

[11]俞东容,王永钧.慢性肾炎与肾风.中国中西医结合肾病杂志,2010,11(4):355-356.

[12]杨利.任继学治疗肾风证述要.浙江中医杂志,2001,36(12):6-7.

[13]沈庆法.中医临床肾脏病学.上海:上海科学技术文献出版社,1997.

[14]刘宝厚,许筠.慢性肾小球肾炎的诊断、辨证分型及疗效评定(试行方案).上海中医药杂志,2006,40(6):8-9.

[15]王永钧,鲁盈.原发性肾病综合征的诊断、辨证分型及疗效评定(试行方案).上海中医药杂志,2006,40(10):51-52.

[16]王永钧,陈洪宇.益肾消癥为主中西医结合治疗局灶节段性肾小球硬化.浙江中医学院学报,2002,26(1):19-21.

[17]俞东容,李亚妤,仝旭珍,等.98例无症状性尿检异常肾炎患者的证候学特点.中国中西医结合肾病杂志,2012,13(9):800-803.

[18]Descamps-Latscha B,Witko-Sarsat V,Nguyen-Khoa T,et al. Early prediction of IgA nephropathy progression:proteinuria and AOPP are strong prognostic markers. Kidney Int,2004,66(4):1606-1612.

[19]李先法,朱彩凤,朱斌,等.原发性局灶节段性肾小球硬化伴IgM沉积患

者的临床特征及预后分析.中华肾脏病杂志,2013,29(10):737-742.

[20]孙旗策,俞东容,陈洪宇,等.IgA 肾病伴 IgM 沉积患者的临床病理特征及预后.中华肾脏病杂志,2017,33(1):8-14.

[21]俞夏莉,宋欣伟,鲁盈.IgA 肾病风湿证与活动性病变相关性的临床研究.浙江中医杂志,2016,51(2):84-85.

[22]邱杰山,俞东容.风湿扰肾证探析.中医杂志,2016,57(7):622-624.

[23]陈洪宇,马红珍,傅晓骏,等.IgA 肾病从风湿证论治的前瞻性、多中心、随机双盲对照临床研究.中华中医药杂志,2018,33(3):1184-1188.

[原文出自:李先法,孙玥,朱彩凤,等.原发性局灶节段性肾小球硬化患者中医证型分布与临床、病理关系及预后分析.云南中医学院学报,2018,41(5):32-37.]

15 例合并小新月体的局灶节段性肾小球硬化患者临床病理分析

局灶节段性肾小球硬化(FSGS)是引起成人肾病综合征较为常见的一种肾小球疾病,其病理是局灶节段性系膜基质增生并取代相应的毛细血管祥,临床上少见合并新月体形成。新月体见于各种因素导致的肾小球毛细血管壁严重损伤和断裂,常见于新月体肾炎、狼疮性肾炎、IgA 肾病,甚至膜性肾病中亦有报道[1],但是在 FSGS 中鲜有报道。新月体对 FSGS 的影响目前仍不清楚。本研究对伴有新月体形成的 FSGS 患者的临床和病理特点及预后进行探讨。

1 研究对象

纳入 2003—2012 年期间于杭州市中医院住院行肾活检连续确诊的非继发性 FSGS 患者 93 例,其中 FSGS 合并小新月体患者共 15 例。纳入标准:符合局灶节段性系膜基质增生并取代相应的毛细血管祥诊断[2];排除遗传性 FSGS,及肥胖相关性肾病、糖尿病肾病、孤立肾、狼疮性肾炎、IgA 肾病等所致的继发性 FSGS。

2 研究方法

2.1 资料收集

收集患者发病及确诊年龄、性别、起病至确诊时的病程、水肿、血压、平均动脉压(MAP)、身高、体重;尿常规、血常规、24h 尿蛋白定量(Upro)、肌酐清除率(CCr)、肾小球滤过率(eGFR)(CKD-EPI 方程估算)[3]、尿微量蛋白、尿 NAG、血清总蛋白(TP)、血清白蛋白(ALB)、血肌酐(SCr)、血尿酸(UA)、血脂、血免疫球蛋白、自身抗体检查、抗肾小球基底膜(GBM)抗体、ANCA 指标、乙肝病毒学指标等。

2.2 肾脏病理

B 超引导下经皮肾穿刺活检术取得肾组织。肾活检组织 $2\sim3\mu m$,连续切片,常规行 HE、PAS、PASM 和 Masson 染色,光镜下观察肾组织病理改变。采用直接免疫荧光法或免疫酶标法检测 IgG、IgA、IgM、C3、C4、C1q 和纤维蛋白原(fibrinogen)的强度及沉积部位;采用间接免疫荧光法检查 HBsAg、HBcAg 的沉积。肾组织用 3.75% 冷戊二醛、1% 四氧化锇固定,50nm 超薄切片,乙酸铀、柠檬酸铅双染色,并在透射电子显微镜(日本 Hitachi 7500)下观察超微结构的改变。

2.3 诊断标准

高血压定义为不同日 2 次测量收缩压≥140mmHg 和(或)舒张压≥90mmHg。

肾小管急性病变包括刷状缘脱落、小管上皮细胞扁平、上皮细胞再生,慢性病变指小管萎缩。间质急性病变包括间质炎症细胞浸润、水肿,慢性病变指间质纤维化。根据皮质区病变累积的面积<1%、1%～25%、>25%～50%、>50%将急慢性病变程度分为 0 分(无)、1 分(轻)、2 分(中)、3 分(重)[4]。新月体形成者光镜下可见节段性、半月或球状细胞、细胞纤维或纤维性新月体,并排除"假性新月体"患者。病理医生和临床研究者在均未知患者临床结局的情况下分别独立阅片。当存在疑问或意见不一致时,提交上级肾脏病理专家复阅讨论。

2.4 随访终点事件

主要终点事件:eGFR 下降超过 50%;次要终点事件:患者进入终末期肾病(ESRD),或需要持续性肾脏替代治疗,或死亡。

2.5 统计学方法

采用 SPSS13.0 软件对数据进行统计处理。计量数据且呈正态分布的资料用 $\bar{x}\pm s$ 表示,方差齐者采用 t 检验,不齐者采用非参数检验;非正态分布者用中位数 $[M(1/4,3/4)]$ 表示,采用非参数检验;计数资料用构成比或率表示,比较采用 χ^2 检验。生存曲线采用 Kaplan-Meier 法估算。$P<0.05$ 为差异有统计学意义。

3 结果

3.1 一般资料

纳入的 FSGS 患者共 93 例,其中合并小新月体患者 15 例,占 16.1%。在 15 例患者中,男性 10 例,女性 5 例,男女比例 2∶1,与不伴新月体组(78 例)性别比(38∶40)比较,无显著差异($P>0.05$)。伴新月体组平均年龄(29.3±13.5)岁,与不伴新月体组的(35.1±15.1)岁相比,无显著差异($P>0.05$)。

3.2 临床资料

在 15 例合并小新月体患者中,临床伴高血压者 3 例,占 20%;血尿者 8 例,占 53.3%;肾病综合征者 7 例,占 46.7%,上述特点与不伴新月体组相比,无显著差异($P>0.05$);伴新月体组患者 24h 尿蛋白定量 2.0(1.2,4.4)g,与不伴新月体组 1.9(0.6,5.5)g 相比,差异无统计学意义($P>0.05$)。在伴新月体组中,有肾功能不全者 4 例(占 26.7%),SCr 84.0(51.0,136.0)μmol/L,与不伴新月体组 70.0(48.8,99.0)μmol/L 相比,差异无统计学意义($P>0.05$)。在肾功能不全患者中,有 2 例 AKI 者(占 13.3%),与不伴新月体组相比,差异无统计学意义($P>0.05$)(见表1)。

表1　FSGS 伴新月体组与不伴新月体组的临床资料

临床参数	伴新月体组	不伴新月体组	P 值
例数(n)	15	78	
性别(男/女)	10/5	38/40	0.203
年龄/岁	29.3±13.5	35.1±15.1	0.230
高血压[n(%)]	3(20.0)	27(34.6)	0.419
MAP/mmHg	89±13.2	96±15.4	0.103
血尿[n(%)]	8(53.3)	30(38.5)	0.283
蛋白尿/(g/d)	2.0(1.2,4.4)	1.9(0.6,5.5)	0.934
肾病综合征[n(%)]	7(46.7)	33(42.3)	0.755
SCr/(μmol/L)	84.0(51.0,136.0)	70.0(48.8,99.0)	0.284
eGFR/(mL/min)	94.3±51.8	100.0±34.9	0.623
肾功能不全[n(%)]	4(26.7)	10(12.8)	0.328
AKI[n(%)]	2(13.3)	6(7.7)	0.830

3.3　病理特征

FSGS 在光镜下可以分为非特异型、尖端型、门部型、细胞型和塌陷型五种。本研究中伴新月体组和不伴新月体组 FSGS 病理上均以非特异型为主,无塌陷型,部分患者病变存在上述几种类型的重叠现象。光镜下肾组织可见大型新月体、节段性新月体、新月体与节段性硬化出现于同一小球或不同小球等。在伴新月体组,新月体比例>20%者有 1 例,为 23.1%(占 6.7%),10%~20%有 5 例(占 33.3%),<10%者有 9 例(占 60%)。在病理改变方面,伴新月体组系膜基质增生评分及急性总评分较不伴新月体组高(P<0.05),但其余病理改变两组比较,无显著性差异(P>0.05)。肾脏免疫荧光检测显示,伴新月体组和不伴新月体组 IgA、IgG、IgM、C3、C4 及纤维蛋白原沉积未见显著差异(P>0.05)。

表2　FSGS 伴新月体组与不伴新月体组的病理特征

病理参数	伴新月体组(n=15)	不伴新月体组(n=78)	P 值
新月体比例/%	9.6±7.7	0	
新月体比例>20%	1(6.7)	0	
新月体比例 10%~20%	5(33.3)	0	
新月体比例<10%	9(60.0)	0	
IgA 沉积/%	5(33.3)	28(35.9)	0.849

续表

病理参数	伴新月体组($n=15$)	不伴新月体组($n=78$)	P 值
IgG 沉积/%	5(33.3)	24(30.8)	0.844
IgM 沉积/%	11(73.3)	52(66.7)	0.838
C3 沉积/%	9(60)	47(60.3)	0.985
C4 沉积/%	2(15.4)(n=13)	9(11.8)(n=76)	1.000
C1q 沉积/%	2(14.3)(n=14)	14(18.2)(n=77)	1.000
纤维蛋白原沉积/%	7(46.7)	40(53.3)(n=75)	0.637
球性硬化比例/%	15.5±13.0	14.4±13.8	0.771
节段硬化比例/%	13.6±10.5	14.6±10.7	0.739
系膜细胞增生评分	1.20±0.25	1.12±0.25	0.240
系膜基质增生评分	1.83±0.45	1.49±0.43	0.006
间质炎症细胞浸润评分	1.50±0.87	1.16±0.55	0.162
间质急性损伤评分	1.50±0.87	1.19±0.56	0.195
间质纤维化评分	1.20±0.56	1.47±0.69	0.117
小管萎缩评分	1.10±0.54	1.13±0.58	0.863
肾小管间质急性评分	1.57±0.86	1.39±0.78	0.434
肾小管间质慢性评分	2.30±1.00	2.60±1.16	0.359
急性总评分	3.70±1.74	2.42±0.70	0.014
慢性总评分	7.07±1.76	6.31±1.88	0.155
血管病变评分	0.60±0.43	0.60±0.39	0.982

3.4 预后分析

成功随访患者 58 例,中位随访时间 6.1(3.0,9.0)年,其中伴新月体组 10 例,随访时间分别为 5.9(3.0,11.6)年,不伴新月体组 48 例,随访时间 6.2(3.1,8.6)年,两组比较,无显著差异($P=0.621$)。在随访的 10 例伴新月体组患者中,2 例肾活检时肾功能不全并进入终点事件(占 20%),其中 1 例 AKI,新月体比例为 13.8%,9.3 年后 eGFR 下降 50%;另 1 例为新月体比例 23.1%,3.0 年后 eGFR 下降 50%并进入 ESRD。不伴新月体组 6 例进入终点事件(占 12.5%),其中 1 例进入 ESRD(占 2.1%),两者比较,差异均无统计学意义($P>0.05$)。对进入终点事件或 ESRD 的患者进行 Kaplan-Meier 生存分析,提示两组间差异均无统计学意义,结果分别为(Log Rank 检验 $\chi^2=0.065$,d$f=1$,$P=0.798$)、(Log Rank 检验

$\chi^2 = 1.381, \mathrm{d}f = 1, P = 0.240$)（见表3）。

表3　FSGS伴新月体组与不伴新月体组预后分析

随访预后分析	伴新月体组		不伴新月体组		P值
	$n=10$	/(1000个患者·年)	$n=48$	/(1000个患者·年)	
终点事件	2(20%)	28.3	6(12.5%)	20.1	0.798
ESRD	1(10%)	14.2	1(2.1%)	3.4	0.240

4　讨论

FSGS是引起成人肾病综合征较为常见的一种肾小球疾病,其病理是局灶节段性系膜基质增生并取代相应的毛细血管袢,光镜下多分为非特异型、尖端型、门部型、细胞型和塌陷型五种亚型,鲜有报道合并新月体形成病例。我们在临床上发现,部分FSGS样改变的患者合并少量新月体形成(排除"假性新月体"),但未发现如IgA肾病、狼疮性肾炎、寡免疫复合物性新月体性肾炎等继发性病因。新月体形成多被认为是疾病活动和进展的标志,特别是新月体肾炎,其临床上大多表现为急进性肾炎综合征,病情进展快,肾功能迅速恶化,因此受到肾科医生的普遍关注。但对于仅少量新月体,即尚未达到新月体肾炎的诊断标准的患者,其临床表现变化极大,治疗空间因人而异,因此临床上经常导致治疗过度或治疗不到位,直接导致患者严重并发症或肾功能急剧恶化,因此值得深入研究。

新月体形成见于各种因素导致的肾小球毛细血管壁严重损伤和断裂,是一个多细胞参与、多分子启动的过程,同时炎症因子、黏附分子及趋化因子等参与新月体形成,机制复杂,不同类型疾病新月体形成的机制可能并不相同。目前多认为肾小球血管袢损伤后,纤维蛋白和血浆来源的纤维连接蛋白在肾小囊腔中的沉积与细胞性新月体的形成有关,FSGS改变患者发生节段性肾小球血管袢硬化损伤,从病理上存在形成新月体的基础。此外,新月体肾炎多伴随炎症或坏死性进程,因此多认为炎症是新月体形成的主要诱因。但是Sicking等[5]报道,部分转基因敲除的壁层上皮细胞就足以激活剩余部分壁层上皮细胞,诱发细胞性新月体形成,这提示细胞性新月体不一定受到炎症刺激才会产生。在一些非炎症性肾小球疾病中也观察到新月体形成,如FSGS、DN[6]和膜性肾病[1]。近期研究发现,壁层上皮细胞不仅是新月体形成的主要细胞,在FSGS形成中同样有重要的作用。在FSGS动物模型抑或人肾脏组织中,FSGS损伤与局部壁层上皮细胞活化有关,其促使细胞与毛细血管袢粘连。激活的壁层上皮细胞侵入局部毛细血管袢并促使细胞外基质沉积,受影响部位足细胞缺少、系膜硬化、毛细血管袢阻塞[7]。由此可见,FSGS合并新月体形成存在客观的条件,但目前文献鲜有报道,早期Shu等[8]报道1例FSGS

合并新月体患者,但因年代较久,未能找到文献全文,不知该患者新月体比例及预后情况。另有 Ramirez 等[9] 报道 2 例儿童肾病综合征患者,早期肾活检提示 FSGS,但进展快,重复肾活检提示广泛新月体形成,并快速进展至 ESRD。

我们回顾性分析 15 例 FSGS 合并小新月体患者,并与同期无合并新月体 FSGS 比较,发现合并新月体患者男性较多,年龄较轻,血尿比例、肾病综合征比例、AKI 比例、肾功能不全比例,以及 SCr、eGFR 水平较无合并新月体 FSGS 有加重趋势,但两组间差异均无统计学意义($P>0.05$)。在病理上,新月体比例以低于 10% 为主(占 60%),其次为 10%~20%(占 33.3%),>20% 者最低(占 6.7%)。在病理评分上,合并新月体患者系膜增生评分及急性病变总评分较非新月体组高($P<0.05$)。在 15 例合并新月体患者中,成功随访患者 10 例,其中 2 例肾活检时肾功能不全,并在随访过程中进入终点事件。1 例新月体比例>20% 的患者 3 年后进入 ESRD,但其基线肾功能不全,因此肾功能进展不能完全归咎于新月体比例高。

新月体的形成多被认为是疾病活动和进展的重要标志,特别是大量新月体形成时,患者肾功能进展迅速。但对于仅有节段新月体形成而未达到新月体肾炎的患者,是否有其临床意义尚无定论。早期的研究观点认为,少数新月体形成(超过 10%),特别是伴有明显的急性炎性反应时,患者即可出现肾功能的快速恶化[10]。但新近有关 IgA 肾病牛津病理分型研究再次对新月体进行了评价[11],少量新月体形成对肾小球肾炎患者预后无明显影响。本研究纳入 15 例 FSGS 合并小新月体患者,虽然在临床指标方面均较无新月体组有加重的趋势,但差异并无统计学意义($P>0.05$)。此外,多因素 COX 回归分析发现,合并少量新月体组的预后与无新月体组比较,差异无统计学意义($P>0.05$),这提示少量新月体形成并非 FSGS 预后的独立危险因素。

本研究存在一定的局限性:①由于是单中心研究,检验结果偏移误差增大;②FSGS样本量较小,特别是合并新月体患者更少;③本研究未对患者药物使用对预后的影响进行分析。

总之,FSGS 合并小新月体患者的临床、病理特征较无新月体 FSGS 患者有加重趋势,但对预后似乎并无影响。鉴于 FSGS 发病率较低,合并新月体形成比例更低,本研究纳入样本量相对不足,仍需进一步扩大样本和长期随访。

参考文献

[1] Su H, Chen S, He FF, et al. New insights into glomerular parietal epithelial cell activation and its signaling pathways in glomerular diseases. Biomed Res Int,2015(2015):318935.

［2］王素霞,邹万忠,王海燕.局灶节段性肾小球硬化症的病理诊断及分型.中华肾脏病杂志,2005,21(1):55-58.

［3］Levey AS,Stevens LA,Schmid CH,et al. A new equation to estimate glomerular filtration rate. Ann Intern Med,2009,150(9):604-612.

［4］Waldman M,Crew RJ,Valeri A,et al. Adult minimal-change disease: clinical characteristics,treatment,and outcomes. Clin J Am Soc Nephrol,2007,2(3):445-453.

［5］Sicking EM,Fuss A,Uhlig S,et al. Subtotal ablation of parietal epithelial cells induces crescent formation. J Am Soc Nephrol,2012,23(4):629-640.

［6］Otani N,Akimoto T,Yumura W,et al. Is there a link between diabetic glomerular injury and crescent formation? A case report and literature review. Diagn Pathol,2012(7):46.

［7］Smeets B,Kuppe C,Sicking EM,et al. Parietal epithelial cells participate in the formation of sclerotic lesions in focal segmental glomerulosclerosis. J Am Soc Nephrol,2011,22(7):1262-1274.

［8］Shu KH,Lien JD,Chou G,et al. Focal segmental glomerulosclerosis with crescent--a case report. Taiwan Yi Xue Hui Za Zhi,1986,85(6):643-648.

［9］Ramirez F,Travis LB,Cunningham RJ,et al. Focal segmental glomerulosclerosis,crescent,and rapidly progressive renal failure. Int J Pediatr Nephrol,1982,3(3):175-178.

［10］Tumlin JA,Lohavichan V,Hennigar R. Crescentic,proliferative IgA nephropathy: clinical and histological response to methylprednisolone and intravenous cyclophosphamide. Nephrol Dial Transplant,2003,18(7):1321-1329.

［11］Working Group of the International IgA Nephropathy Network and the Renal Pathology Society,Cattran DC,Coppo R,et al. The Oxford classification of IgA nephropathy: rationale, clinicopathological correlations, and classification. Kidney Int,2009,76(5):534-545.

［原文出自:李先法,朱彩凤,朱斌,等.15例合并小新月体的局灶节段性肾小球硬化患者临床病理分析.中国中西医结合肾病杂志,2017,18(5):420-422.］

250 例 CKD 1—2 期 IgA 肾病患者临床与病理
活动病变的相关性分析

IgA 肾病(IgAN)是最常见的原发性肾小球肾炎之一[1],目前只有通过肾脏活检才能确诊,但是肾脏活检是一种有创检查,具有一定风险。由于 IgAN 病情呈动态变化,已经肾脏活检证实为 IgAN 的患者很难接受重复肾活检,如能通过临床表现推断病理中活动性病变的存在与否以及严重程度,则将对 IgAN 的诊治和随访起到极大的帮助。为了探讨 IgAN 病理中的活动性病变与其临床表现的关系,本研究对 2003 年 6 月—2009 年 5 月期间在杭州市中医院经肾活检证实,慢性肾脏病(CKD) 1—2 期的 250 例 IgAN 患者的临床及病理资料进行回顾性分析,报告如下。

1 资料与方法

1.1 研究对象

入选病例系 2003 年 6 月—2009 年 5 月期间于杭州市中医院经肾活检确诊为 IgAN 的患者,共 250 例。所有患者的肾功能均为 CKD 1—2 期[肾小球滤过率(GFR)≥60ml/min],将他们按临床表现分为 A、B、C3 组。A 组:镜下血尿或(和)蛋白尿组,共 102 例;B 组:肉眼血尿组,共 85 例;C 组:肾病综合征组,共 63 例。排除如过敏性紫癜、系统性红斑狼疮、乙型病毒性肝炎等疾病继发引起的 IgAN。

1.2 临床资料

临床资料包括患者性别和年龄、收缩压(SBP)、舒张压(DBP)、尿红细胞数、GFR、24h 尿蛋白定量(Upro)、尿 NAG、尿渗透压(Uosm)、血 IgA、IgG、IgM、C3、C4。

1.3 病理资料

病理资料包括肾小球数、系膜细胞增生、新月体、纤维素样坏死、硬化小球、肾间质纤维化及炎症细胞浸润、肾小管萎缩、免疫复合物沉积。肾小球、肾小管、肾间质的各项病理参数借用 Memphis 的半定量标准[2]进行评分:肾小球系膜细胞增生正常为 0 分,轻度为 1 分,中度为 2 分,重度为 3 分;肾间质纤维化、肾间质炎症细胞浸润、肾小管萎缩按病变累及程度评分:无计 0 分,25% 以下的肾小管间质受累计 1 分,25%～50%计 2 分,50% 以上计 3 分。免疫荧光下 IgA、IgG、IgM、C3、C1q 的沉积强度:无计 0 分,+计 1 分,++计 2 分,+++计 3 分。

1.4 统计学方法

所有计量资料用($\bar{x}\pm s$)表示,多组间计量资料比较采用方差分析,非正态分布的资料比较采用秩和检验,计数资料比较采用卡方检验,所有统计学分析均利用SPSS 12.0软件完成。

2 结果

2.1 临床资料

在本资料中,A组有男性38例,女性64例;B组有男性36例,女性49例;C组有男性39例,女性24例,C组与另两组在性别分布上的差异有统计学意义($P<0.05$);A组平均年龄明显大于B组与C组($P<0.05$);C组SBP明显高于B组($P<0.05$);B组DBP明显低于A组与C组($P<0.05$);B组尿红细胞数显著高于A组与C组($P<0.01$);A组Uosm明显高于B组($P<0.05$);C组GFR、血IgG水平显著低于A组与B组($P<0.01$);C组24h Upro、尿NAG以及血IgM、C3、C4水平显著高于A组与B组($P<0.01$),比较3组血IgA水平,差异无统计学意义($P>0.05$)(见表1)。

表1 3组IgAN患者临床资料比较

临床资料	A组	B组	C组
病例数(n)	102	85	63
年龄/岁	33.77±10.58	27.53±9.08	30.03±14.11
SBP/mmHg	118.12±14.56	114.67±16.97	121.00±17.14
DBP/mmHg	76.51±10.47	73.40±10.21	76.90±10.50
尿红细胞/(个/μl)	32.22±27.68	62.02±34.68	33.08±47.23
Upro/(g/24h)	0.61±0.51	0.72±0.92	5.66±3.62
尿NAG/Cr/[U/(g·Cr)]	9.48±6.21	9.07±6.15	30.37±17.29
Uosm/(mOsm/kg)	739.54±167.81	677.51±167.11	684.26±174.19
GFR/(ml/min)	116.48±29.98	114.71±25.21	97.70±22.67
血IgA/(g/L)	3.11±1.05	2.86±1.01	2.89±1.13
血IgG/(g/L)	11.10±2.57	10.60±2.56	5.74±2.76
血IgM/(g/L)	1.51±0.64	1.41±0.66	2.00±1.01
血C3/(g/L)	0.89±0.21	0.86±0.19	1.07±0.28
血C4/(g/L)	0.19±0.06	0.19±0.05	0.24±0.13

2.2 病理资料

比较 3 组标本所见肾小球数,差异无统计学意义($P>0.05$);A 组中 54 例患者有新月体形成,B 组中 55 例患者有新月体形成,C 组中 26 例患者有新月体形成,其中 B 组新月体发生率显著高于 C 组($P<0.01$)。A 组中 4 例患者有纤维素样坏死形成,B 组中 7 例患者有纤维素样坏死形成,C 组中 3 例患者有纤维素样坏死形成,3 组间比较,差异无统计学意义($P>0.05$)。比较 3 组新月体数/肾小球数、纤维素样坏死数/肾小球数、总硬化小球数/肾小球数、肾小球系膜细胞增生程度、肾间质纤维化程度、肾间质炎症细胞浸润程度、肾小管萎缩程度,差异均无统计学意义($P>0.05$)。免疫荧光下,比较 3 组 IgG 沉积强度,差异无统计学意义($P>0.05$);A 组 IgA 沉积强度明显大于 B 组与 C 组($P<0.05$);C 组 IgM 沉积强度显著大于 B 组($P<0.01$);C 组 C3 沉积强度显著小于 A 组与 B 组($P<0.01$);B 组 C1q 沉积强度显著小于 A 组与 C 组($P<0.01$)(见表 2)。

表 2 3 组 IgAN 患者病理资料比较

病理资料	A 组	B 组	C 组
病例数(n)	102	85	63
肾小球数	23.22±10.89	22.85±10.94	24.08±11.54
系膜细胞增生评分	1.34±0.28	1.40±0.28	1.41±0.50
新月体数/肾小球数	0.06±0.10	0.10±0.12	0.11±0.18
纤维素样坏死数/肾小球数	0.002±0.011	0.005±0.017	0.003±0.015
总硬化小球数/肾小球数	0.14±0.15	0.12±0.14	0.13±0.21
肾间质纤维化评分	1.15±0.72	1.01±0.77	1.21±1.03
肾间质炎症细胞浸润评分	0.73±0.61	0.75±0.60	0.89±1.08
肾小管萎缩评分	0.85±0.64	0.87±0.71	0.75±1.06
IgA 沉积/%	2.37±0.63	2.17±0.64	1.98±0.62
IgG 沉积/%	0.58±0.58	0.60±0.52	0.52±0.51
IgM 沉积/%	0.85±0.62	0.73±0.51	0.98±0.47
C3 沉积/%	1.95±0.66	1.79±0.51	1.25±0.73
C1q 沉积/%	0.12±0.28	0.03±0.14	0.21±0.39

2.3 临床与病理相关性

在所有 250 例患者中,尿红细胞数与新月体数/肾小球数呈显著正相关($r=0.354,P<0.01$),尿 NAG 与新月体数/肾小球数呈显著正相关($r=0.238,P<$

0.01);尿红细胞数与肾小球系膜细胞增生程度呈显著正相关($r=0.317,P<$
0.01),尿 NAG 与肾小球系膜细胞增生程度呈显著正相关($r=0.175,P<0.01$);
尿红细胞数与肾间质炎症细胞浸润程度呈显著正相关($r=0.207,P<0.01$);尿
NAG 与纤维素样坏死的产生呈等级正相关($r=0.161,P<0.05$)。

对三组分别进行相关分析,A 组的尿 NAG 与新月体数/肾小球数呈显著正相
关($r=0.289,P<0.01$);B 组的尿 NAG 与新月体数/肾小球数呈显著正相关($r=$
0.481,$P<0.01$),与肾小球系膜细胞增生程度呈显著正相关($r=0.309,P<$
0.01);C 组的尿红细胞数与新月体数/肾小球数呈显著正相关($r=0.526,P<$
0.01),与肾小球系膜细胞增生程度呈显著正相关($r=0.656,P<0.01$),与肾间质
炎症细胞浸润程度呈显著正相关($r=0.534,P<0.01$)。

3　讨论

IgAN 是以 IgA 或以 IgA 为主的免疫复合物沉积于肾小球系膜区为特征的肾
小球肾炎,其临床表现及病理改变呈多样化,病理中的活动性病变包括新月体、纤
维素样坏死、系膜细胞增生等,其中以新月体最为常见。新生的新月体为细胞性新
月体,随着病程的延长,可逐渐转变为纤维性新月体。而细胞性新月体是一种可逆
性的病变,经积极治疗是可以消散的,从而使出现细胞性新月体的肾小球恢复正
常。另外,纤维素样坏死、系膜细胞增生等活动性病变经早期干预也可恢复正常。
陶筱娟等[3]对治疗后的 12 例 IgAN 患者进行重复肾活检,比较后发现新月体全部
消失。因此,若能提高对有活动性病变形成的 IgAN 的认识,及早诊断和合理治
疗,则可有效避免肾功能的恶化。如果能从临床表现来判断 IgAN 病理中活动性
病变的情况,那么将在随访中起到很高的实用价值。目前临床上 IgAN 以 CKD
1—2 期的居多,患者因无明显的水肿、高血压及肾功能衰竭,其病情进展易被忽
略。而迄今还未有关系统性地对非急进性肾炎的 CKD 1—2 期 IgAN 活动性病变
与临床表现进行相关性分析的文献报道。在此,本研究对 IgAN 的临床表现与病
理中的活动性病变进行相关性分析,以探讨它们之间存在的关系。

虽然近年来肾活检的水平在不断提高,但是仍然存在着不少并发症,如肾穿刺
后大出血以致肾脏切除等,所以大多数无症状性血尿或蛋白尿患者仍不愿接受肾
活检。然而本研究提示,镜下血尿或(和)蛋白尿组的新月体和纤维素样坏死的发
生率、新月体数/肾小球数、纤维素样坏死数/肾小球、肾小球系膜细胞增生程度
以及肾间质炎症细胞浸润程度与另外两组比较,差异均无统计学意义($P>0.05$)。
目前许多学者主张仅对临床上持续蛋白尿,且大于 1g/24h 的患者进行肾活检,但
是本研究中的镜下血尿或(和)蛋白尿组患者的平均 24h 尿蛋白定量为 0.61g,与
表现为肉眼血尿及肾病综合征的患者相比,无论是活动性病变的发生率还是严重

程度,三者均无明显差异,提示表现为隐匿性肾炎的 IgAN 患者病理中的活动性病变数目并不少于表现为肉眼血尿及肾病综合征的患者。因此,对于临床上遇到的隐匿性肾炎患者,如无禁忌证,也应重视其肾病理检查。

本研究 3 组资料比较,肾病综合征组患者的血 IgM、C3 和 C4 水平显著高于其他两组,而 C3 沉积强度则显著小于其他两组($P<0.01$)。国内周韵九等[4]曾报道,肾病综合征患者的血清 IgM、C4 水平明显高于正常人,C3 水平较正常人有所降低。C4 和 IgM 均为急性实相反应蛋白,在炎症情况下显著上升,而在肾病综合征的发病过程中,可能常伴有不同程度的炎症反应,故血中 C4 和 IgM 水平升高。本研究结果与其基本相似,但 C3 结果不同,肾病综合征组患者的血 C3 水平显著高于其他两组患者,这可能是因为本研究对象均为 IgAN 患者,与表现为肉眼血尿及镜下血尿或(和)蛋白尿的 IgAN 患者经补体激活途径消耗 C3 多于表现为肾病综合征的患者有关,有待进一步探讨。

接下来的相关性研究表明,伴有新月体形成的 IgAN 患者的尿红细胞数与新月体数所占肾小球数的比例呈显著正相关。William M. Bennett 等[5]对 79 例成人 IgAN 患者的研究发现,肉眼血尿的发生与新月体的形成有着一定的关系。国内有小样本的研究显示,伴新月体形成的 IgAN 患者的尿红细胞明显多于不伴新月体形成的 IgAN 患者($P<0.01$),新月体呈细胞性和细胞纤维性改变者的新月体指数与其尿红细胞水平有显著相关性($r=0.526,P<0.05$)[6]。这些与本研究结果基本一致。因为新月体的形成可以导致肾小球基底膜皱缩、变薄、断裂,此时红细胞可从受损的基底膜通过。故临床上 IgAN 患者血尿的出现不仅提示新月体的存在,而且与新月体的数量有关。这部分患者如能得到及时的治疗,将改变病情的进展。另外,尿红细胞数也与其他活动性病变如肾小球系膜细胞增生、肾间质炎症细胞浸润程度呈显著正相关,这进一步体现血尿是 IgAN 病理活动的重要标志。

本研究观察到,IgAN 患者的尿 NAG 水平与新月体数占肾小球数的比例亦呈显著正相关。尿 NAG 对于肾小管病变是一个很灵敏且特异性较高的指标之一,当肾小管受损时,尿 NAG 水平明显升高。国内有研究发现,随着肾小管间质损害的加重,肾小球病变积分相应增加;同时,随着小球病变程度增高,肾小管间质损害程度亦加重[7]。肾小管间质损害与肾小球病变相平行,是尿 NAG 与新月体之间存在相关性的原因。另外,当肾小球病变严重时,尿 NAG 从病变小球滤过屏障中漏出增加也是尿 NAG 与新月体之间存在相关性的另一个原因。

本研究发现,纤维素样坏死的产生与尿 NAG 水平升高具有一定的等级相关性,这可能也与肾小管间质损害与肾小球病变相平行有关,国内外暂无相关文献报道。但是,本研究中纤维素样坏死病例不多,需进一步扩大样本量来证实最后的结论。

总之,经过对 250 例 IgAN 患者临床与病理活动性病变的相关性研究可以得出结论,尿红细胞数和尿 NAG 是观察 CKD 1—2 期的 IgAN 是否具有活动性病变的重要指标,这可以为广大医生在临床上对 IgAN 患者的随访和治疗提供些许帮助。

参考文献

[1]Donaldio JV,Grande JP. IgA nephropathy. N Engl J Med,2002,347(10):738-748.

[2]Wyatt RJ,Emancipator SN,Kon V,et al. IgA nephropathy databand:development of a system for management of renal biopsy acquired data. Am J Kid Dis,1997(6):817.

[3]马纪林,陶筱娟,陈立红,等.重复肾活检对 IgA 肾病治疗效果的观察.中国中西医结合肾病杂志,2004,5(5):285-286.

[4]周韵九,张文玲,王雷.肾病综合征患者血清中 C3、C4、IgG、IgA、IgM 的分析.中国现代医学杂志,2001,11(10):87-88.

[5]Bennett WM,Kincaid-Smith P. Macroscopic hematuria in mesangial IgA nephropathy:correlation with glomerular crescents and renal dysfunction. Kidney International,1983,23(2):393-400.

[6]胡小芹,刘波,范德墉.IgA 肾病伴新月体形成的临床病理特征.现代实用医学,2006,18(8):538-540.

[7]陈洪滔,许慧丽,廖莹,等.IgA 肾病肾小管间质病变与临床及病理的关系.临床内科杂志,2007,24(5):319-321.

[原文出自:陈贤峰,朱彩凤,朱斌.CKD 1—2 期 250 例 IgA 肾病患者临床与病理活动病变的相关性分析.中国中西医结合肾病杂志,2010,11(1):46-48.]

伴有血脂异常的老年慢性肾小球肾炎 CKD 1—2 期患者临床及病理分析

慢性肾小球肾炎简称慢性肾炎,是由多种因素引起原发于肾小球的一组疾病,其病理表现多样,最终可缓慢进展至终末期肾病(ESRD),对人们造成重大的医疗和经济负担。由于肾功能的进行性丧失及其带来的心脑血管并发症的急剧增加,慢性肾炎患者的病死率较普通人群显著升高。而脂质代谢和血浆脂蛋白谱的改变不仅可导致动脉粥样硬化,增加心脑血管疾病的发生风险,而且会加重肾脏损伤。有研究[1]发现,在慢性肾脏病(CKD)中晚期(CKD 3—5 期)患者中,更高的血脂水平与 CKD 快速进展独立相关,但脂质对早期肾功能受损(CKD 1—2 期)患者的影响鲜有研究,早期降脂治疗仍未得到足够重视。我国正逐步进入人口老龄化社会,血脂异常在老年群体中的患病率更高,病程更久,对肾脏的影响时间更长,因此针对老年群体的研究更易明确脂质的肾损伤作用。本研究回顾性分析伴有血脂异常的老年慢性肾小球肾炎 CKD 1—2 期患者的临床及病理特点,探讨脂质对肾脏的影响,为早期预防、治疗提供依据。

1 资料和方法

1.1 病例选择

(1)纳入标准:首次肾穿刺诊断符合原发性慢性肾小球肾炎,CKD 1—2 期,年龄≥60 岁。

(2)排除标准:继发性肾脏病或肾移植;肾病综合征引起的继发性血脂异常。

1.2 病例来源及分组、资料收集

纳入 2014 年 1 月—2017 年 12 月杭州市中医院首次行肾活检,符合纳入标准的老年慢性肾小球肾炎患者,根据有无高脂血症(HL)分为 HL 组和非 HL 组。所有患者的临床资料齐全,所收集患者的一般资料包括身高、体重、吸烟史等。计算体重指数(BMI)。实验室检查包括甘油三酯(TG)、总胆固醇(TC)、高密度脂蛋白(HDL)、低密度脂蛋白(LDL)、高敏 C 反应蛋白(hs-CRP)、血肌酐(SCr)、尿酸(UA)、肾小球滤过率(GFR)、血尿素氮(BUN)、血清白蛋白(ALB)、胱抑素 C(CysC)、尿微量蛋白等,并依据 Katafuchi 积分量表对肾活检病理结果进行评价。

1.3 肾脏病理

所有患者均在 B 超引导下行经皮肾穿刺活检术取得肾组织。对肾活检组织行 2~3μm 连续切片,常规行 HE、PAS、PASM、Masson 染色后,于光镜下观察肾组织

病理改变;采用直接免疫荧光法或免疫酶标法检测 IgG、IgA、IgM、C3、C4、Clq 和纤维蛋白原的强度及沉积部位。

1.4 诊断标准

1.4.1 原发性肾小球肾炎诊断标准[2]

凡有尿检异常(血尿、蛋白尿、管型尿)、水肿、高血压病史,病程迁延,无论有无肾功能损害,排除其他继发性肾小球肾炎,均应考虑诊断,肾活检病理结果为诊断"金标准"。

1.4.2 CKD 分期

根据改善全球肾脏病预后组织(KDIGO)指南[3]提出的 CKD 1—2 期诊断标准,CKD 1 期:GFR≥90ml/min;CKD 2 期:GFR 为 60~89ml/min。

1.4.3 血脂异常诊断标准[4]

在正常饮食情况下,检测结果满足下列 4 条中的 1 条或 1 条以上:①血清 TC≥5.2mmol/L;②TG≥1.7mmol/L;③HDL<1.0mmol/L;④LDL≥3.4mmol/L。

1.5 统计学方法

应用 SPSS22.0 软件对所采集的数据进行统计学处理,计量资料符合正态分布者用 $\bar{x}\pm s$ 表示,方差齐者两组比较采用 t 检验,不齐者则用非参数检验;计量资料不符合正态分布者,用中位数(四分位数间距)表示,采用非参数检验。计数资料采用构成比或率表示,两组比较采用 χ^2 检验;相关性分析采用二元变量相关性分析,以 r 表示。$P<0.05$ 为差异有统计学意义。

2 结果

2.1 HL 组与非 HL 组一般情况比较

共有 111 例符合纳入标准的老年慢性肾小球肾炎患者,HL 组 76 例,其中男性 35 例,女性 41 例,年龄(64.50±3.64)岁,BMI 为(24.47±4.47) kg/m²,高血压患病率为 65.8%,吸烟率为 22.4%;非 HL 组 35 例,其中男性 14 例,女性 21 例,年龄(64.51±4.15)岁,BMI 为(24.07±3.14) kg/m²,高血压患病率为 71.4%,吸烟率为 25.7%。病理分布结果:IgA 肾病 38 例,膜性肾病 53 例,系膜增生性肾炎 20 例。比较两组间男女比例、年龄、BMI、吸烟史、高血压患病率、病理类型构成,差异无统计学意义(见表 1)。

表 1 两组患者一般情况及肾病理诊断

资料	非 HL 组($n=35$)	HL 组 ($n=76$)
性别(男/女)[n(%)]	14/21	35/41
年龄/岁	64.51±4.15	64.50±3.64
BMI/(kg/m²)	24.07±3.14	24.47±4.47
病理诊断[n(%)]		
IgA 肾病	13(37.1)	25(32.9)
膜性肾病	14(40)	39(51.3)
系膜增生性肾炎	8(22.9)	12(15.8)

2.2 HL 组与非 HL 组实验室检查结果比较

HL 组的 UA、24h 尿蛋白定量、尿红细胞、尿转铁蛋白、尿白蛋白、尿 α_1 微球蛋白、尿 NAG 均显著高于非 HL 组,血清 ALB 低于非 HL 组(均 $P<0.05$),比较两组的 hs-CRP、SCr、BUN、CysC、尿渗透压,差异无统计学意义(见表2)。

表 2 两组患者实验室检查结果比较($\bar{x}\pm s$)

实验室检查指标	非 HL 组	HL 组
hs-CRP/(mg/L)	1.82±2.28	2.84±9.18
SCr/(μmol/L)	66(55,77)	64(55,80)
BUN/(mmol/L)	5.51±1.54	5.44±1.68
UA/(μmol/L)	335(264,376)	352(289,440)*
CysC/(mg/L)	0.86(0.77,1.09)	0.86(0.71,1.02)
血清 ALB/(g/L)	36.5(33.6,38.3)	33.35(28.15,37.88)*
尿红细胞/(+/HP)	1.20±1.30	0.81±0.90
尿蛋白定量/(g/24h)	0.97(0.24,1.40)	1.35(0.86,2.39)*
尿 IgG/[mg/(mg·Cr)]	0.036(0.021,0.078)	0.056(0.027,0.111)
尿转铁蛋白/[mg/(mg·Cr)]	0.026(0.009,0.052)	0.052(0.018,0.115)*
尿白蛋白/[mg/(mg·Cr)]	0.39(0.17,0.87)	0.80(0.34,1.72)*
尿 α_1 微球蛋白/[mg/(mg·Cr)]	0.013(0.007,0.017)	0.016(0.012,0.024)*
尿 NAG/Cr/[U/(g·Cr)]	10.88(6.91,15.2)	14.71(10.11,22.91)*
尿渗透压/(mOsm/kg)	618.18±171.60	547.80±136.75

注:与非 HL 组比较,* $P<0.05$。

2.3 HL 组与非 HL 组肾病理结果比较

HL 组的血管损伤评分显著高于非 HL 组($P<0.05$)。比较两组肾小球硬化比例、新月体形成比例、系膜增生评分、肾小管损伤评分,差异无统计学意义(见表3)。

表3　两组患者肾病理评分比较

肾病理评分	非 HL 组	HL 组	P 值
肾小球硬化比例	0.157 ± 0.131	0.142 ± 0.146	0.297
新月体形成比例	0.027 ± 0.055	0.023 ± 0.052	0.859
系膜增生评分[$n(\%)$]			0.384
2	32(91.4)	65(85.5)	
3	3(8.6)	11(14.5)	
肾小管损伤评分[$n(\%)$]			0.203
2~4	30(85.7)	57(75.0)	
5~7	5(14.3)	19(25.0)	
血管损伤评分[$n(\%)$]			0.038
0~2	21(60.0)	26(34.2)	
3~4	13(37.1)	47(61.8)	
5~6	1(2.9)	3(4.0)	

2.4　各项血脂指标与临床检验指标相关性

24h 尿蛋白、尿转铁蛋白与血清 TG、TC、LDL、HDL 均相关,UA、尿白蛋白与血清 TG、TC、LDL 均相关,血清 ALB、尿 NAG 与血清 TG、TC、LDL 均相关(见表4)。

表4　各项血脂指标与临床检验指标相关性(r值)

指标	TC	TG	LDL	HDL
血清 UA	0.271*	0.208*	0.323*	0.055
血清 ALB	−0.496*	−0.02	−0.482*	−0.404*
24h 尿蛋白定量	0.333*	0.247*	0.352*	0.201*
尿 IgG	0.08	0.05	0.079	0.035
尿转铁蛋白	0.418*	0.219*	0.428*	0.198*
尿白蛋白	0.231*	0.230 *	0.272*	0.038
尿 α_1 微球蛋白	0.1	−0.003	0.144	−0.046
尿 NAG	0.266*	0.009	0.251*	0.202*

注:表中数据为相关系数 r 值,* $P < 0.05$。

3　讨论

我国经济不断发展,人们的生活及饮食方式也在发生改变。2012 年全国调查结果显示,我国成人血脂异常总患病率高达 40.4%[5]。我国已进入老龄化社会,随着年龄的增加,血脂异常患病率逐年升高,相关疾病的负担也逐渐加重。在人体中,脂质一旦超过机体的储存能力,就会沉积于各脏器中,在肾脏,脂质几乎可与所有类型的肾固有细胞相结合,对肾脏产生"脂毒性"。而 CKD 患者的血脂异常发病率更高,Weiner[6] 的一项荟萃分析发现,80% 未进入替代治疗的 CKD 患者存在血脂异常;本研究入组的患者血脂异常率为 68.5%,略低于 Weiner 的研究,这可能与研究人群的种族、肾功能降低程度的不同有关。为本研究选择了早期肾功能受损(CKD 1—2 期)的人群,旨在探讨脂质在早期肾功能受损阶段对肾脏的影响。由于老年患者血脂异常病程长,对肾脏的影响时间久,故针对老年患者的研究更能明确脂质的肾损伤作用。然而,由于老年患者本身肾活检风险高,且即使明确肾病理结果,也难以耐受激素、免疫抑制治疗等因素,使得老年肾活检率低,肾病理资料较少。本研究共入组 111 例临床及肾活检资料完整的老年慢性肾小球肾炎患者,其中前两位分别是膜性肾病(47.7%)和 IgA 肾病(34.2%),比较 HL 组与非 HL 组的病理诊断,差异无统计学意义。

血脂异常常合并高尿酸血症、肥胖、高血压等代谢相关疾病。国内研究[7] 显示,在普通老年人群中,高尿酸血症与血清 TG 水平异常有显著相关性,这一方面是由于 TG 分解会加速 ATP 分解,增加尿酸的生成,也与 TG 代谢相关酶的数量和活性改变受尿酸代谢水平的影响有关[8]。本研究显示,在老年慢性肾小球肾炎患者中,HL 组血尿酸水平显著高于非 HL 组,二元变量相关性分析提示,不仅仅是 TG,血清 TC、LDL 也均与血尿酸水平显著相关。老年人群往往由于代谢异常而伴有体重超重,本研究提示,HL 组与非 HL 组 BMI 均在 24kg/m^2 以上,存在体重超重,与普通老年人群的研究结果[7] 相似。

在本研究中,HL 组的尿 NAG、尿 α_1 微球蛋白水平均显著高于非 HL 组,而比较两组尿渗透压,差异无统计学意义,说明脂质易损伤近曲肾小管。近曲肾小管富含线粒体,是氧化磷酸化供能的主要场所,因此更易受到脂质损伤而引起慢性炎症,而老年肾脏的衰老细胞对损伤的易感性增加、恢复难度大,故近曲肾小管损伤更甚、更持久。

相关实验研究[9,10]表明,在高脂饮食下的动物模型中可观察到慢性炎症,高活性氧水平和肾小球纤维化的表现,以及足细胞凋亡比例升高,肾小球滤过屏障破坏,以致尿蛋白渗漏。日本一项研究发现,CKD 1—2 期患者长期血脂异常是发生蛋白尿的危险因素,但在 10 年随访期间,并未观察到脂质变化对肾功能的影响[11]。本研究可以观察到 HL 组的 24h 尿蛋白定量显著高于非 HL 组;尿微量蛋白分析提示,尿转铁蛋白、尿白蛋白、尿 α_1 微球蛋白等指标均存在相应的差异,以中小分子蛋白尿为主。HL 组的蛋白尿程度相对较重,但两组间 SCr 及 GFR 水平未见明显差异。蛋白尿是 CKD 进展并发展至 ESRD 的有效预测因子,但血脂异常对老年患者的肾损害是否足以影响肾功能进展,仍需进一步随访观察。

既往高脂血症被认为是发生蛋白尿的独立危险因素,TC 和 HDL 对蛋白尿的影响存在争议[12]。本研究发现,TC 和 LDL 水平与蛋白尿的关系较 TG 更为密切,这可能是由于本研究纳入的是老年慢性肾小球肾炎患者,且肾功能损伤处于早期(CKD 1—2 期)阶段,与肾功能中晚期或以肾病综合征为主要表现的慢性肾炎具有不同的血浆脂质谱[13]。

内皮功能损伤、肾脏微血管稀疏、血管重塑在脂质代谢异常引起的肾损伤中起着重要的作用[14]。在肾脏病理方面,本研究发现 HL 组的肾脏微血管损伤评分显著高于非 HL 组,提示脂质对肾脏微血管具有损害作用。肾脏微血管损伤可以导致毛细血管壁通透性增加,蛋白尿增多,在诱导出的高胆固醇血症模型小鼠上观察到肾脏微血管的增殖[15],并进一步导致肾脏结构和功能的损害。由于肾小球硬化和肾单位的丢失发展较缓慢,而本研究的观察对象为早期肾功能损伤患者,因此在肾小球硬化和肾小管间质损伤的病理积分方面未有显著差异,然而这些病理变化通常是进行性的,在后期仍可能导致严重的 CKD 甚至 ESRD,故需引起重视。

综上所述,伴血脂异常的老年慢性肾小球肾炎 CKD 1—2 期患者的尿蛋白、尿NAG、UA 及肾脏微血管损伤程度均较无脂质异常或血脂达标患者为重,但在肾病理类型、SCr、GFR 等方面没有显著差异,这提示脂质在早期肾功能损伤阶段即对肾脏的微观结构及肾小管产生影响,从而加重肾脏损伤,尤其在老年人群,由于其肾脏易感性增加,更易受到脂毒性的打击。目前临床上对未表现为肾病综合征的慢性肾炎人群的早期降脂治疗没有给予足够重视,根据本研究结果,我们认为有必要在肾功能损伤早期(CKD 1—2 期)即开始通过饮食或者药物控制血脂水平,以减轻肾脏微血管损伤,减少尿蛋白,并最终延缓肾脏病进展。但由于本研究纳入病例数不多,且为回顾性研究,混杂的危险因素较多,给研究结果造成了一定的偏倚,后期仍需开展大样本的前瞻性病例对照研究进一步验证。

参考文献

[1]Chen SC, Hung CC, Kuo MC, et al. Association of dyslipidemia with renal outcomes in chronic kidney disease. PLoS One,2013,8(2):e55643.

[2]中华医学会肾脏病学分会. 临床诊疗指南:肾脏病学分册. 北京:人民卫生出版社,2011.

[3]National Kidney Foundation. K/DOQI clinical practice guidelines for chronic kidney disease:evaluation, classification, and stratification. Am J Kidney Dis,2002,39(2 Suppl 1):S1-S266.

[4]中国成人血脂异常防治指南修订联合委员会. 中国成人血脂异常防治指南

(2016年修订版).中华心血管病杂志,2016,44(10):833-853.

[5]国家卫生和计划生育委员会疾病预防控制局.中国居民营养与慢性病状况报告(2015).北京:人民卫生出版社,2015.

[6]Weiner DE,Sarnak MJ. Managing dyslipidemia in chronic kidney disease. Gen Intern Med,2004(19):1045-1052.

[7]高璐,信中,袁明霞,等.不同性别老年人群高尿酸血症与代谢综合征的相关性分析.中华老年心脑血管病杂志,2017,19(5):461-465.

[8]李葵花,王喜福,李璐,等.高尿酸血症与动脉粥样硬化的关系研究进展.中国动脉硬化杂志,2014,22(1):85-89.

[9]Yang P,Xiao Y,Luo X,et al. Inflammatory stress promotes the development of obesity-related chronic kidney disease via CD36 in mice. J Lipid Res,2017(58):1417-1427.

[10]Chen W,Jiang Y,Han J,et al. Atgl deficiency induces podocyte apoptosis and leads to glomerular filtration barrier damage. FEBS J,2017,284(7):1070-1081.

[11]Yamagata K,Ishida K,Sairenchi T,et al. Risk factors for chronic kidney disease in a community-based population:a 10-year follow-up study. Kidney Int,2007,71(2):159-166.

[12]de Jong PE,Brenner BM. From secondary to primary prevention of progressive renal disease:the case for screening for albuminuria. Kidney Int,2004(66):2109-2118.

[13]Vaziri ND. Molecular mechanisms of disorders of lipid metabolism in chronic kidney disease. Front Biosci,2018,23(1):146-161.

[14]王哲,刘政操,崔丹,等.糖基化终末产物对大鼠肾脏微血管内皮细胞的损伤及普罗布考的保护作用.中国动脉硬化杂志,2008,16(2):111-116.

[15]Chade AR,Krier JD,Offer G,et al. Role of renal cortical neovascularization in experimental hypercholesterolemia. Hypertension,2007,50(4):729-736.

泄浊解毒方结肠透析治疗慢性肾脏病 4 期患者短期疗效观察

慢性肾脏病(CKD)的患病率不断增高,因其预后差、治疗费用高昂,目前已经成为世界性的公共健康问题[1,2]。随着肾功能的进展,进入 CKD 4 期后,慢性肾衰竭的相关并发症也逐渐增多,治疗上主要以控制并发症以延缓肾衰竭,为透析做准备[3]。中医药在治疗慢性肾衰竭方面积累了很多经验,取得了较好的疗效。中药结肠透析属中医外治方,研究证实,结肠透析能有效地促进体内毒素的排泄,稳定病情[4,5]。然而不同的中药透析处方对患者的临床症状、生化指标的影响及总体疗效也会有所差异,更优质的处方在不断探索中。泄浊解毒方是杭州市中医院的经验方,具有温肾健脾、泄浊解毒之功效,临床上用于慢性肾衰竭的结肠透析治疗。本研究回顾性分析了应用泄浊解毒方结肠透析治疗 CKD 4 期的短期临床疗效。

1 临床资料

1.1 一般资料

回顾 2017 年 1 月—2018 年 1 月在杭州市中医院肾内科住院的 CKD 4 期,并行结肠透析治疗 2 周以上的患者,并符合以下纳入及排除标准。纳入标准:肾功能符合 2012 年改善全球肾脏病预后组织(KDIGO)指南提出的 CKD 4 期诊断标准[3];年龄 18~65 岁。排除标准:合并有感染、心力衰竭、恶性高血压患者;肝功能异常患者;有肠道内及肛区肿瘤、炎症、出血患者;妊娠或哺乳期妇女;精神异常及其他严重全身疾病患者。本研究得到杭州市中医院伦理委员会批准。

本研究共入选符合上述纳入及排除标准的结肠透析患者 65 例(治疗组)。并匹配符合上述标准,仅接受西医常规治疗,而未行结肠透析的 60 例患者进行对照(对照组)。治疗组男性 34 例,女性 31 例;年龄 20~64 岁,平均年龄(48.4±7.6)岁,病程 4 个月~12 年,平均病程(4.8±1.5)年,其中原发疾病为慢性肾小球肾炎的患者 40 例,糖尿病肾病 12 例,高血压肾病 10 例,痛风性肾病 2 例,多囊肾 1 例。对照组男性 31 例,女性 29 例;年龄 22~67 岁,平均年龄(46.8±8.2)岁,病程 3 个月~18 年,平均病程(5.1±2.1)年,其中原发疾病为慢性肾小球肾炎的患者 36 例,糖尿病肾病 13 例,高血压肾病 8 例,痛风性肾病 1 例,多囊肾 1 例,药物性肾损伤 1 例。两组患者在性别、年龄、发病时间、原发疾病方面均无差异。

1.2 治疗方法

所有患者均经 CKD 基础治疗,如低盐优质低蛋白加 α-酮酸饮食,控制血压、血糖、血脂、尿酸,纠正贫血,以及治疗肾性骨病等。治疗组在西医常规治疗的基础上行结肠透析。结肠透析方法:采用结肠透析治疗机(北京智力医学技术股份有限公司,规格型号:智立 CLEANMASTER)进行高位结肠透析,由专职护士操作,插管过程中嘱患者取左侧卧位,双下肢半屈位(治疗中患者可以左右适当调换体位);用专用引流管缓慢插入结肠,用清洁液清洗肠道,边冲洗边进引流细导管,直至升到升结肠回盲部位,冲洗至排出无渣液体。然后将 37℃ 的中药透析液约 1000ml 保留在肠腔中 10min,反复进行 4 次。每周透析 3 次,2 周为一个疗程。中药透析液配方:大黄 30g,附子 15g,生牡蛎 30g,土茯苓 30g,蒲公英 30g,水煎成 1000ml 液体,由杭州市中医院制剂室提供。

1.3 观察指标

观察 2 周后患者食欲、皮肤瘙痒、便秘、体倦乏力等临床症状改善情况,比较治疗前后两组有无差别,疗效标准参考《中药新药临床研究指导原则》。观察治疗前后以下指标的变化:血肌酐(SCr)、血尿素氮(BUN)、尿酸(UA)、血清白蛋白(ALB)、血钙(Ca^{2+})、磷(P^{3-})。

1.4 统计学方法

使用 SPSS 19.0 分析软件进行数据分析。计量资料采用 $\bar{x} \pm s$ 表示,两组间比较采用独立配对 t 检验,多组间比较采用方差分析。计数资料比较采用 χ^2 检验。$P < 0.05$ 为差异有统计学意义。

2 结果

2.1 两组患者临床症状改善比较

治疗组有 35 例患者有食欲不振,经治疗后有 27 例改善(77.1%);有 55 例患者有不同程度的体倦乏力,经治疗后有 45 例改善(81.8%);有 19 例患者有不同程度的便秘,治疗后有 17 例改善(89.5%);有 16 例患者有皮肤瘙痒,主要表现为夜间为甚,治疗后有 11 例改善(68.8%)。将治疗组临床症状与对照组比较,差异有统计学意义($P < 0.05$),其中便秘改善尤为显著($P < 0.01$),见表 1。

表 1 两组患者临床症状比较[症状出现例/症状改善例(%)]

组别	n	食欲	体倦乏力	便秘	皮肤瘙痒
治疗组	65	35/27(77.1)	55/45(81.8)	19/17(89.5)	16/11(68.8)
对照组	60	32/17(53.1)	51/32(62.7)	15/6(40.0)	15/4(26.7)
χ^2 值		4.28	4.84	9.38	5.49
P 值		0.045	0.032	0.003	0.032

2.2 两组患者血生化指标改善比较

治疗前两组各项生化指标均无差异,治疗组经结肠透析治疗后,血 SCr、BUN、P^{3-} 均较同组治疗前及对照组治疗后显著下降($P<0.05$);血 UA、Ca^{2+}、ALB 治疗前后均无显著变化,见表 2。

表 2　两组患者血生化指标比较($\bar{x}\pm s$)

组别	时间	SCr/(μmol/L)	BUN/(mmol/L)	UA/(mmol/L)	Ca^{2+}/(mmol/L)	P^{3-}/(mmol/L)	ALB/(g/L)
治疗组 (n=65)	治疗前	305.56±54.42	14.23±5.67	412.54±23.67	2.11±0.34	1.79±0.21	40.21±5.62
	治疗后	255.84±43.76*△	9.26±3.12*△	397.87±22.71	2.18±0.35	1.15±0.23*△	39.69±6.23
对照组 (n=60)	治疗前	308.56±42.53	14.65±5.13	428.74±18.94	2.11±0.34	1.86±0.27	41.38±4.11
	治疗后	297.46±39.65	13.89±4.11	401.22±26.43	2.08±0.42	1.79±0.24	41.87±5.56

注:与治疗前比较,* $P<0.05$;与对照组治疗后比较,△ $P<0.05$。

2.3 两组患者综合疗效判定结果及安全性评价

治疗组的总有效率为 67.7%,显著高于对照组($P<0.05$),见表 3。在治疗过程中,治疗组有 1 例患者在初次结肠透析后发生轻度腹泻,服用蒙脱石散后好转,对照组未有明显异常。

表 3　两组患者综合疗效比较

组别	n	显效	有效	稳定	无效	总有效率/%
治疗组	65	10	34	13	8	67.7*
对照组	60	4	25	23	8	48.3

注:与对照组比较,* $P<0.05$。

3　讨论

慢性肾衰竭属于中医学"水肿""关格""虚劳"范畴,本虚标实为基本病机,正虚以脾肾虚衰为主,标实以湿浊、瘀血、邪毒为主。CKD 4 期为慢性肾衰竭的一个阶段,即肾功能失代偿并即将进入尿毒症期,现代医学治疗上主要以纠正可逆因素,控制并发症,并为透析做准备[3]。中医药在延缓肾病进展中收到了较好的疗效,结肠透析为中药外治法,研究证实该法有延缓肾衰竭、增强免疫功能、降低透析患者血磷水平等作用[4,5]。然而,不同的透析处方及疗效可能不同,目前仍在探索疗效可靠的中药结肠透析方法。泄浊解毒方是我们根据临床经验制定的透析处方,其药物组成为:大黄 30g,附子 15g,生牡蛎 30g,土茯苓 30g,蒲公英 30g。大黄能泄浊排毒祛瘀。现代药理学研究表明,大黄主要含有蒽醌衍生物,以蒽苷、苷元两种形式存在,具有通便、解毒、活血、抗感染、降血脂、改善氮质血症等作用[6];其含有的重要成分——"大黄素",可通过抑制转化生长因子 β_1(TGF-β_1)及细胞外基质来改善肾纤维化[7],并对多种炎症细胞因子有抑制作用[8]。附子温补脾肾之阳气。现代药理学研究发现,附子含有多种生物碱,其中以乌头碱、中乌头碱、次乌头碱为主,具有强心、抗炎、抗休克、抗缺血、镇痛等作用。土茯苓健脾化浊祛湿。现代药理学研究表明,土茯苓含有皂苷、鞣质、树脂、淀粉等,具有解毒、利尿、镇痛、降尿酸等作用。蒲公英清热解毒、消肿散结。现代药理学研究表明,蒲公英具有抗菌消炎、增强免疫、抗氧化等作用。生牡蛎重镇安神,软坚散结。现代药理学研究表明,生牡蛎能增强免疫,抗疲劳,保肝,抗肿瘤[6]。诸药相伍,共奏"温肾健脾,祛湿泄浊,祛瘀通便"之效,切中慢性肾衰竭的病机特征,而高位保留灌肠的方法更有利于药物吸收。

本研究显示,对于 CKD 4 期患者,在西医常规治疗的基础上,泄浊解毒方结肠透析治疗的总有效率为 67.7%,显著高于对照组(48.3%),且副作用少,患者耐受性强、依从性好,仅有 1 例患者在初次结肠透析后发生轻度腹泻,经药物治疗后好转,仍可继续接受结肠透析治疗。食欲不振、体倦乏力、便秘、皮肤瘙痒等是慢性肾衰竭患者常出现的症状,往往与毒素影响、酸中毒、贫血、高磷血症等有密切关系。本研究证实,治疗组经中药结肠透析治疗后,上述症状得到明显改善,且均优于对照组,其中便秘改善尤为显著,这提示泄浊解毒方结肠透析治疗尤其适用于伴有便秘的慢性肾衰竭患者。高磷血症是 CKD 患者的并发症之一,是导致"CKD-矿物质与骨异常"的中心环节,且与肾脏、心血管受损密切相关[9]。本研究证实,治疗组经中药结肠透析治疗后,血 SCr、BUN、P^{3-} 水平均较同组治疗前及对照组治疗后显著下降,这提示泄浊解毒方结肠透析治疗在改善高磷血症、延缓肾功能方面短期疗效显著,其药理机制可能与该方的抗炎、抗氧化、解毒、增强免疫等作用有关,而具体的作用机制需待进一步研究证实。

然而本研究尚有不足之处,如:系回顾性研究,在病例的选择上可能存在偏倚;观察时间窗短,仅观察了住院期间治疗 2 周后的短期疗效,未追踪患者长期肾功能变化;病例数少,有些症状如皮肤瘙痒的发生率低,使统计结果存在偏倚。

综上所述,泄浊解毒方结肠透析法在改善 CKD 4 期患者的临床症状,降低血 SCr、BUN、P^{3-} 水平等方面的短期疗效显著,但仍有待今后开展前瞻性、大样本随机对照研究进一步证实。

参考文献

[1] Ene-Iordache B, Perico N, Bikbov B, et al. Chronic kidney disease and cardiovascular risk in six regions of the world (ISN-KDDC): a crosssectional study. Lancet Glob Health, 2016, 4(5): 307-319.

[2] Zhang L, Wang F, Wang L, et al. Prevalence of chronic kidney disease in China: a cross-sectional survey. Lancet, 2012, 379(9818): 815-822.

［3］KDIGO. KDIGO 2012 Clinical Practice Guideline for the Evaluation and Management of Chronic Kidney Disease. Kidney Int Suppl,2013,3(1):1-150.

［4］关欣,郑红光,辛雨.中药高位结肠透析对慢性肾功能衰竭患者免疫功能的影响.中华中医药学刊,2014,32(12):3047-3049.

［5］徐梦露,徐旭东,李双,等.血液透析联合结肠透析治疗尿毒症患者高磷血症的临床研究.中国中西医结合肾病杂志,2016,17(4):321-324.

［6］梅全喜.现代中药药理与临床应用手册.3版.北京:中国中医药出版社,2016.

［7］Ma LB,Li H,Zhang SC,et al. Emodin ameliorates renal fibrosis in rats via TGF-β_1/Smad signaling pathway and function study of Smurf 2. Int Urol Nephrol,2018,50(2):373-382.

［8］赵滋苗,蔡宛如,陆军,等.大黄素对脓毒症大鼠血糖和胰岛素抵抗的影响.中国现代应用药学,2016,33(9):1115-1118.

［9］Ketteler M,Block GA,Evenepoel P,et al. Executive summary of the 2017 KDIGO chronic kidney disease-mineral and bone disorder(CKD-MBD)guideline update:what's changed and why it matters. Kidney Int,2017,92(1):26-36.

［原文出自:包自阳,徐文娟,李先法,等.泄浊解毒方结肠透析治疗慢性肾脏病4期患者短期疗效观察.中国现代应用药学,2020,37(3):336-338.］

新型冠状病毒肺炎患者肾脏损伤的
中医病机及治疗初探

新型冠状病毒肺炎（COVID-19）以其广泛的传染性和较强的致病性对人们的健康造成了极大的威胁。该病以发热、干咳、乏力为主要表现，重症患者可出现呼吸困难和（或）低氧血症，严重者可迅速进展为急性呼吸窘迫综合征、脓毒症休克、难以纠正的代谢性酸中毒、出凝血功能障碍及多器官功能衰竭等。近期多项研究表明，COVID-19 住院患者的肾脏损伤较常见，患者可出现急性肾损伤，或出现蛋白尿、红细胞尿，并可导致多器官衰竭，增加了患者的死亡风险[1,2]。目前，中医药治疗已成为防控 COVID-19 疫情的主力军，并已取得了显著的临床疗效[3,4]。该病属中医学"疫疬"范畴，其病因属性为"湿毒之邪"，病位在肺与脾，病机核心为湿、毒、瘀、虚，并可波及心、肝、肾[5,6]。目前 COVID-19 患者肾脏损伤的病机仍未明确，故针对肾损伤的中医治疗还有不足。本研究试探讨 COVID-19 患者肾脏损伤的中医病机，并初步提出应对措施，为临床治疗提供参考。

1 病因病机及治法

1.1 湿毒乖戾，直犯肾脏

《素问·六节藏象论》曰"肾者，主蛰，封藏之本，精之处也"，即言肾脏蛰居于下焦，为五脏六腑之主，主藏先天之精气，并受五脏六腑之精气而藏之。《素问·灵兰秘典论》曰"肾者，作强之官，伎巧出焉"，即肾有耐重劳、精巧灵敏之性。基于肾脏的深居、耐劳而精灵之性，故平素之外感六淫邪气难以自外直犯肾脏而为病，肾疾多因劳损内伤，或邪气内侵，或他病及肾而成。湿毒疫邪属于疬气，而疬气异于六淫邪气，《瘟疫论》言"伤寒与中暑感天地之常气；疫者感天地之疬气……此气之来，无论老少强弱，触之者即病"。又言"时疫之邪，始则匿于膜原，根深蒂固……"[7]，说明疫邪致病强，病位深。新型冠状病毒既具有疬气的特征，又有湿毒的特性。湿为阴邪，湿性黏滞趋下，易袭阴位，如《灵枢·百病始生》言"清湿袭虚，病起于下"。《素问·阴阳应象大论》曰："地之湿气，感则害皮肉筋脉。"所谓"毒"者，之深之甚也，险恶深重，超态之常[8]。《中藏经》言"毒邪"致病的特点"蓄其毒邪，浸渍脏腑，久不捻散……"[9]，可见湿毒为慓盛暴烈的湿气，易袭下位，易侵脏腑，且黏滞持久。而肾位于下焦，属阴，为水脏。肾水与湿邪同气相引，湿毒疫邪流注肾脏，扰乱肾之正常功能，则肾失固涩，精微下泄，属精微物质的蛋白、红细胞随溲而下，故见蛋白尿、血尿。若湿毒疫邪盘踞羁留，肾气化不利，水液不行，则出现小便不利、浮肿、氮质血症等症状。喻灿等[10]对湖北 608 例 COVID-19 患者早期中医临床证候特点进行了分析,结果提示,进入 2020 年 1 月,武汉天气阴雨延绵近旬,以低热、乏力、便溏、纳差、咳呕并见的患者占比较 2019 年 12 月明显增多,认为此类患者早期疫毒之邪直中脾胃,湿毒困脾,而后期正气亏虚,邪气内陷,迅速出现胸闷憋气、胃脘痞满、便溏尿闭等症,保持汗、尿、大便通畅是关键。由此可见,后期疫毒弥散三焦,造成多脏腑、多组织的广泛损害,肾气化不畅,即可出现尿闭危候。现代研究表明,冠状病毒较其他呼吸道病毒更易导致肾脏损伤,这主要与细胞表面受体和病毒受体结合蛋白的结合能力相关,如血管紧张素转换酶 2(ACE2)为冠状病毒的功能性受体,能有效地结合新型冠状病毒与严重急性呼吸综合征(SARS)病毒。而 ACE2 主要在肺、肾脏、心脏、回肠等组织中表达,其中以在肾脏近端小管中表达较强[11,12]。

临床表现:患者除有呼吸道症状外,另可见周身酸痛、眼睑浮肿或伴有下肢浮肿、腰酸重坠,或腰痛且胀,尿液混浊,尿中泡沫多,或伴有小便赤涩,尿检尿蛋白、尿红细胞阳性,甚或出现尿闭及氮质血症,舌质淡胖和(或)齿痕,舌苔白厚腻或腐腻,脉沉滑或濡。

治则方药:以祛湿解毒、通利小便为治则。对于寒湿证候为主者,予达原饮合五苓散加地龙;对于湿毒入里伴有热象者,予甘露消毒丹加地龙、白花蛇舌草、猪苓。其中,达原饮散寒祛湿、除秽化浊,五苓散利水渗湿、温阳化气,地龙通经活络、利尿解毒,可搜经络之邪毒,上药共奏祛湿除秽、利尿解毒之效。甘露消毒丹清热解毒、利湿化浊,合猪苓、地龙、白花蛇舌草可增强解毒利尿之效。

1.2 邪热入营,灼伤肾络

湿毒疫邪入里,困脾闭肺,气机升降失司,郁久化热,热入阳明,形成阳明热证或阳明腑实证。阳明之邪热既可入下焦之气分,又可入下焦之血分,并出现不同的证候。正如《瘟疫论》所言:"胃移热于下焦气分,小便不利,热结膀胱也。移热于下焦血分,膀胱蓄血也。"[7]薛生白在《湿热病篇》中论及湿热之邪入气分及血分:"湿热证,数日后自利,溺赤,口渴,湿流下焦……"又云:"湿热证,上下失血或汗血,邪毒深入营分,走窜欲泄。"由此可见,邪热入下焦气分,易留结膀胱,膀胱气化不利,可出现小便不利,下腹胀满。肾脏血络极其丰富,邪热入下焦血分,可损伤肾络,迫血妄行,出现尿血、膀胱蓄血证候。而气分、血分证候临床上往往难以截然分开,多表现为气血同病,治疗上应气血同治。童光东等[13]对深圳市 258 例 COVID-19 患者的临床特征进行分析发现,患者湿热证候显著,早期以湿重为主,但有 20% 的患者热重于湿;中期即肺炎期与喘憋期的主要表现是疫毒和湿热,危重期表现为热入营血,比例为 20%。由此可见,COVID-19 患者疫毒闭肺后邪热愈盛,部分患者热入营血甚则逆传心包,损伤肺、肾等脏器络脉,出现危候。

临床表现:患者除有呼吸道症状外,往往还表现为尿血(包括镜下血尿),伴有小便赤涩,或伴有皮肤斑疹,大便秘结,舌红绛,脉数。

治则方药:以清热凉血、祛瘀止血为治则,选用犀角地黄汤(水牛角代替犀角)合小蓟饮子加紫草、生茜草。以犀角地黄汤清热凉血,即《素问·至真要大论》所谓"热淫于内,治以咸寒",且咸能入肾,善清肾经邪热,故治以咸寒为主。小蓟饮子具有凉血止血、利水通淋之功效,主治热结下焦之血淋、尿血。因离经之血即为瘀,热与血结亦为瘀,故应加用活血散血之品,且不可见血止血,正如叶天士所言"入血就恐耗血动血,直须凉血散血",故加用紫草、茜草凉血祛瘀止血,方中生地黄、牡丹皮兼具凉血散瘀之效。

1.3 痰瘀毒结,痹阻肾络

痰浊、瘀血均为病理产物,在疾病发展的过程中产生。疫毒侵淫,脏腑功能失调,而 COVID-19 患者病位主要在肺、脾[5],此时肺脾受伤,肺不能通调水道,脾不能转输津液,三焦决渎不行,致人体水液输布发生障碍,水湿停聚酿而为痰。湿毒邪气入里化热,热入营血,血热互结,血液受热煎熬,运行不畅,而致瘀血内生。疫毒入里极易出现瘀血证候,正如《广瘟疫论》所言"时疫传里之后,蓄血最多,治从攻里……"[14]《瘟疫论》言:"血为热搏,留于经络,败为紫血。"[7]而湿毒郁滞三焦,气机不畅,亦可加重瘀血和痰浊。痰浊、瘀血、疫毒三者结合,带有极强毒性的痰瘀胶着存在,黏滞难化,形成了复杂且难以祛除的病理产物,并羁留体内,肆意妄行,无处不到。若痰瘀毒结而犯肺,阻滞肺脉,损伤肺络,患者出现咯血,以及口唇青紫、舌质紫暗等明显的缺氧症状,则提示疾病重而难愈。若痰瘀毒结而犯肾,肾络受伤,则出现血尿、蛋白尿;肾络瘀痹,肾气化失职,浊毒不化,酿生溺毒而出现危症,该病机与现代医学的免疫激活介导的肾脏损伤类似,即病毒感染后导致免疫激活,释放大量炎症因子和趋化因子,导致急性肾损伤,严重者可出现细胞因子风暴综合征,引起全身性炎症、血液流变学失衡、弥散性血管内凝血和多脏器功能衰竭。该型多发生于重症患者,往往伴有基础疾病。如有研究表明,COVID-19 患者并发急性肾损伤的危险因素与老年、糖尿病、心血管疾病、高血压及机械通气等有关[1]。在武汉大学中南医院报道的 138 例 COVID-19 住院患者中,重症患者共 36 例,均有高血压(58.3%)、糖尿病(22.2%)、心血管疾病(25%)、脑血管疾病(16.7%)等基础性疾病[15]。而这些基础性疾病多与中医气虚、痰瘀有关,提示患者原本就存在气虚痰瘀的基础,感受疫毒后,痰、瘀、毒证候愈发显著。

临床表现:患者表现为呼吸困难,胸闷满塞,咳嗽,痰黏难咳,甚或面唇青紫,尿少,或有颜面、下肢浮肿,血肌酐、尿素氮水平升高,或伴有血黏度增高、尿纤维蛋白降解产物(FDP)含量增加,D-二聚体水平增高,舌质暗红或紫暗,脉滑数或沉涩。

治则方药:以清肺化痰、散瘀解毒为治则,选用越婢加半夏汤合用桃核承气汤或抵当汤。越婢加半夏汤具有宣肺清热、降逆化痰之效,桃核承气汤活血逐瘀泻热,瘀血甚者予抵当汤活血消癥,上方合用共奏化痰祛瘀、清热解毒之效。对于痰涎重者,可将越婢加半夏汤改为涤痰汤;对于尿少浮肿者,可加用地龙、猪苓、泽泻、葶苈子宣肺通络、利水消肿,较重者可联合中药注射剂血必净(该药由红花、赤芍、川芎、丹参、当归组成,具有拮抗内毒素、抑制炎症反应、调节凝血平衡等药理作用,可用于脓毒症的治疗[16]);严重者应及时给予糖皮质激素及血液净化治疗。

1.4 津液匮乏,肾无所主

《素问·逆调论》曰:"肾者水脏,主津液。"《素问·上古天真论》曰:"肾者主水,受五脏六腑之精而藏之。"以上皆言肾与水液代谢关系密切。肾为水脏而寄元阳,全身水液以三焦为通道汇流于肾脏,在肾阳的蒸腾汽化作用下,将含水谷精微物质的津液输布全身,同时将器官组织代谢所得的浊液排出体外。在此过程中,一者需肾气充盛,气化方有力;二者需水液充足,脉道充盈,肾才有所主。如津液匮乏,脉道不充,则肾无所主,正常的水液代谢难以完成,则肾失开阖,浊毒不行而稽留体内,故可见小便不利,血肌酐、尿素氮等水平升高。故《素问·宣明五气》谓"……肾恶燥,是谓五恶",提示肾最怕津液干燥、水液干枯。COVID-19患者极易出现津液匮乏,主要原因有三:一者因湿毒疫邪入里,郁而化热,热入阳明,阳明主燥气,火必就燥,津液耗伤;二者因肺为水之上源,主行水,而本病病位主要在肺,疫毒闭肺,肺失通调,则水液不行,脉道不利;三者湿毒疫邪直中脾胃而运化失司,则见呕吐、腹泻等胃肠道症状,水液继而丢失。崔寒尽等[17]对武汉地区181例COVID-19重症患者的中医临床特点进行研究分析,结果提示,重症患者三焦受邪,出现各种水液代谢障碍,导致水液丢失、津液亏虚,出现一系列气虚津亏证症状,如干咳、口干、脉细等中医症状出现频次均较高,为"血弱气尽"的体现。孙宏源等[18]研究提示,天津地区88例COVID-19患者多伴有发热、口干、乏力等热盛伤津的表现。

临床表现:患者除有呼吸道症状外,还可见口舌干燥,渴欲饮水,唇焦或裂,皮肤干燥,小便短少而黄,大便干结,或伴有呕恶、腹泻等症,血肌酐、尿素氮水平升高,舌红少津,苔焦燥,脉细数或虚数。严重者出现眼球深陷、皮肤皱瘪、虚烦躁扰等亡阴证候。

治则方药:以益气养阴、增液生津为治则,选用生脉散合增液汤。生脉散益气养阴生津,应用时人参用量宜大,因气随津脱,当以固气为要;予增液汤增液润燥。两方相伍,共奏益气养阴、增液生津之功。对于重者,予中药针剂生脉注射液静脉滴注,并配合西医积极补液治疗。

2 结语

COVID-19属中医学"湿毒疫"范畴,湿毒疠气从口鼻而入,损伤肺脏,并累及全身脏腑组织。并发肾脏损伤会使 COVID-19 患者病死率升高,预后不良风险增加,这是临床上需要积极关注的重要问题。我们认为,湿毒、血热、痰浊、瘀血、津亏系 COVID-19 患者肾脏损伤的主要病理因素,而疫毒直入犯肾,血热灼伤肾络,痰瘀毒结肾脏,津亏肾失所主,是其主要病理机制。根据以上病机特征,应分别予以祛湿解毒、凉血止血、祛痰逐瘀、养阴生津等治疗。中医药早期介入、全程参与COVID-19 的治疗已经取得了可喜的成绩,但在论治 COVID-19 患者时仍需密切关注肾脏损伤情况,并予以相应的辨证治疗,以降低病死率,提高总体疗效。

参考文献

[1] Hirsch JS, Ng JH, Ross DW, et al. Acute kidney injury in patients hospitalized with COVID-19. Kidney Int, 2020, 2538(20):30532-30539.

[2] Cheng YC, Luo R, Wang K, et al. Kidney impairment is associated with in-hospital death of COVID-19 patients. Kidney Int, 2020, 97(5):829-838.

[3] 夏文广,安长青,郑婵娟,等.中西医结合治疗新型冠状病毒肺炎 34 例临床研究.中医杂志,2020,61(5):375-382.

[4] 李琳,杨丰文,高树明,等.张伯礼:防控疫情,中医从参与者变成主力军.天津中医药大学学报,2020,39(1):1-3.

[5] 杨道文,李得民,晁恩祥,等.关于新型冠状病毒肺炎的中医病因病机的思考.中医杂志,2020,61(7):557-560.

[6] 仝小林,李修洋,赵林华,等.从"寒湿疫"角度探讨新型冠状病毒肺炎(COVID-19)的中医药防治策略.中医杂志,2020,61(6):465-470.

[7] 吴又可.温疫论.北京:中国医药科技出版社,2010.

[8] 苏凤哲.毒邪论.中国中医基础医学杂志,2007,13(9):649,654.

[9] 华佗.中藏经.北京:人民卫生出版社,2007.

[10] 喻灿,李旭成,王凌,等.608 例门诊和急诊新型冠状病毒肺炎患者中医临床回顾性分析.中医杂志,2020,61(18):1570-1572.

[11] Zhou P, Yang XL, Wang XG, et al. A pneumonia outbreak associated with a new coronavirus of probable bat origin. Nature, 2020, 579(7798):270-273.

[12] Santos RA, Ferreira AJ, Verano-Braga T, et al. Angiotensin-converting enzyme 2, angiotensin-(1-7) and Mas: new players of the renin-angiotensin system. J Endocrinol, 2013, 216(2):R1-R17.

[13] 童光东,夏章,王宇新,等.深圳市 258 例新型冠状病毒肺炎临床特征及新型冠状病毒肺炎疫名属性的思考.中医杂志,2020,61(19):1661-1665.

[14] 戴天章.广瘟疫论.北京:中国中医药出版社,2009.

[15]Wang DW,Hu B,Hu C,et al. Clinical characteristics of 138 hospitalized patients with 2019 novel coronavirus-infected pneumonia in Wuhan,China. JAMA,2020,323(11):1061-1069.

[16]李陆军,马蓉,曹越.血必净注射液治疗脓毒症的药理作用机制研究进展. 药物评价研究,2018,41(8):1548-1553.

[17]崔寒尽,王文竹,王煜,等.181例武汉地区新型冠状病毒肺炎重症患者中医临床特点.中医杂志,2020,61(20):1749-1755.

[18]孙宏源,毕颖斐,朱振刚,等.天津地区88例新型冠状病毒肺炎患者中医证候特征初探.中医杂志,2020,61(10):837-841.

〔原文出自:包自阳,朱彩凤,朱斌,等.新冠肺炎患者肾脏损伤的中医病机及治疗初探.浙江中医药大学学报,2020,44(12):1148-1151,1159.〕

第四部分 ◦─ 经验方及药对

经验处方

朱师根据自己多年的临证处方用药经验,所拟定的方剂一般 3～5 味药,大多由古方化裁而成,方小而精,组方配伍严谨,简洁实用。临证时,在明辨病证的基础上,对以下经验方加减或组合应用。

1 养阴清热方

【药物组成】 太子参 15g,天麦冬各 10g,五味子 10～15g。

【功用】 益气养阴,滋肾宁心,清热润燥。用于气阴两虚、津亏火旺诸证。

本方系在《内外伤辨惑论》之"生脉散"的基础上化裁而成,原方治证为:温热、暑热之邪,耗气伤阴,或久咳肺虚,气阴两伤而致。本方将人参改为太子参。太子参性略偏寒凉,属清补之品,能补脾肺之气,兼能养阴生津,以增养阴生津之效。并加用天冬。天冬味甘苦,性寒,归肺肾经,能滋阴降火,生津润燥,且能滋养肾阴,治肾阴不足之潮热盗汗。方中五味子剂量 10～15g,较常量为大,《神农本草经》言其:"主益气,咳逆上气,劳伤羸瘦,补不足,强阴,益男子精"。增五味子量以加强收敛固涩、补肾宁心之效。本方气轻甘润,养阴润燥而不滋腻,益气养阴,滋肾宁心,生津润燥,用于气阴两虚、津亏火旺诸证。

【临床应用】 ①慢性肾炎气阴两虚证的底方。肾气阴两虚证往往是慢性肾炎从尿检异常一开始就存在的共性,此方可作为慢性肾炎气阴两虚证的基本方,根据临床辨证加减运用。②阴虚火旺,热灼血脉出现的尿血,此时常合用大小蓟、茜草、白茅根等。③过敏性紫癜性肾炎患者急性发作,属阴虚火旺型者,常合用紫草、牡丹皮、赤芍等。④激素服用后出现的药源性阴虚火旺、津液匮乏证候,此时常配合黄芪、北沙参、生地黄等。

2　补肾强骨方

【药物组成】　杜仲 10g，牛膝 15g，仙灵脾 10g，菟丝子 15g。

【功用】　补肾益精，强筋健骨。用于各种慢性肾脏病所引起的肝肾不足诸证。

杜仲补肝肾，强筋骨，安胎，《本草汇言》谓其"凡下焦之虚，非杜仲不补；下焦之湿，非杜仲不利……补肝益肾，诚为要药"。牛膝效能活血通经，引火（血）下行，补肝肾，强筋骨，利水通淋。两药合用可增强补肝肾、强筋骨之功，并可利下焦之湿，用治肝肾不足、精气亏损引起的腰膝酸痛、筋骨痿软、肢体浮肿等症状，亦可引药直达肾所。仙灵脾温肾壮阳，强筋骨，祛风湿，《日华子本草》言其功效"治一切冷风劳气，补腰膝，强心力，丈夫绝阳不起，女人绝阴无子，筋骨拘急，四肢不仁，老人昏耄，中年健忘"。菟丝子有补益肝肾、固精缩尿之功，善能补益肾阴、肾阳，为平补阴阳之品。四药相伍，以补肾益精、强筋健骨为要，且补而不滞，温而不燥，阴阳调和，兼能祛湿利水。

【临床应用】　用于各种慢性肾脏病所引起的肝肾不足诸证。

（1）朱师认为，肾性骨病当责之肝肾，肝藏血，在体合筋，而筋束骨，肾主骨生髓，治疗上可以本方为基础加减；若患者伴见头晕耳鸣、腰膝酸软、咽干目涩等症状，可加用地黄、枸杞子、女贞子、龟甲等滋水涵木；若伴见五心烦热、失眠烦躁、骨蒸盗汗症状，可加用知母、黄柏、青蒿以清虚热。

（2）透析患者出现腰酸骨痛、筋骨挛急、四肢缓弱等症，常合用仲景"芍药甘草汤"，疼痛冷痹者加附子、桂枝。

3　补气生血方

【药物组成】　黄芪 45～60g，当归 10g，熟地黄 30g，枸杞子 15g，大枣 30g。

【功用】　益气生血，滋补肝肾，兼能活血、健脾。

本方以《内外伤辨惑论》之"当归补血汤"补气生血。黄芪大补脾肺之气，以滋生化之源；当归甘辛苦温，为养血之要品，补营之圣药；熟地黄补血滋阴，益精填髓，《药品化义》言"熟地，借酒蒸熟，味苦化甘，性凉变温，专入肝脏补血。因肝苦急，用甘缓之，兼主温胆，能益心血，更补肾水"；枸杞子补肝肾，养精血，明目，且能平补阴阳，正如《景岳全书·本草正》所言"枸杞，味重而纯，故能补阴，阴中有阳，故能补气。所以滋阴而不致阴衰，助阳而能使阳旺"；配大枣补气健脾，养血安神，以资生化之源。本方益气生血，滋补肝肾，兼能活血、健脾，故补而不滞，亦兼助后天之本。

【临床应用】　主要用于治疗肾性贫血，表现为面色萎黄或苍白，唇爪无华，眩晕心悸，舌淡脉细等症者。若伴有畏寒肢冷、脉微细，以肾阳虚衰、阴寒内盛为主要病理表现者，当合用附子、干姜。因姜、附辛热燥烈，且肾性贫血患者需长期服用，故朱师用姜、附量较小,一般为 3～6g,以微微生火,缓缓升阳。

4 益气升提方

【药物组成】 炙黄芪 30g,炒党参 15g,白术 10g,薏苡仁 30g,升麻 6g。

【功用】 健脾益气,升阳举陷。用于脾虚下陷诸证。

本方系《景岳全书》之"举元煎"去甘草加薏苡仁而成。以芪、参、术益气健脾,使中气旺而升清有力,辅以升麻升阳举陷。薏苡仁甘、淡,甘以益脾,淡以渗湿,故能渗除脾湿,补益脾土,微寒而不伤胃,补脾而不滋腻,为清补淡渗之品,《本草纲目》谓其"健脾益胃,补肺清热,祛风胜湿"。本方伍薏苡仁意义有三:一者加强健脾益气之功;二者取其渗除脾湿之性,使益气补脾而不滋腻;三者取其祛风湿、消肿之性,利于除肾病浮肿。

【临床应用】 ①主要用于中气不足、升清无力、精微下泄所引起的蛋白尿、红细胞尿。《灵枢·上问》曰"中气不足,溲便为之变",脾气亏虚,无力升清,且失统摄血液精微之功,精微下泄于溲中,故见尿蛋白、血尿。此时常在本方的基础上合用固涩塞流方。②肾下垂。肾下垂属于"脏器下垂"。朱师认为肾下垂多由"中气下陷"所致,在此基础上常兼有肾虚或湿热下注,治疗上常以本方加用熟地黄、菟丝子、仙灵脾、山药、山茱萸等益肾之品,兼有湿热者合用车前子、黄柏、苍术。③透析患者低血压。朱师认为治疗本病应立足于"中气",根据《素问·阴阳应象大论》"气虚宜掣引之",治疗上予益气升提方,黄芪需增加到 60～90g,以增强益气升清之效。

5 固涩塞流方

【药物组成】 金樱子 10g,芡实 10g,益智仁 10g。

【功用】 温阳补肾,固精止遗。用于肾精不固诸证。

本方由《洪氏集验方》之"水陆二仙丹"加益智仁而成。《医方集解》曰"金樱、芡实,甘能益精,润能滋阴,涩能止脱",固精止涩是本方之专功。益智仁味辛,性温,能补肾阳,暖脾阳,固精止泻,《本草纲目》言其主治"遗精虚漏,小便余沥,益气安神,补不足,安三焦,调诸气"。故固涩塞流方能温阳补肾,固精止遗。蛋白质作为构成人体的基本物质,可归属于中医学"精气""精微"等范畴。精微不固,随溲而下,即为蛋白尿。

【临床应用】 主要用于老年肾性蛋白尿,或无症状蛋白尿患者,以涩精塞流,减少尿蛋白漏出。临床上常在补肾健脾、祛风除湿等基本治法的基础上加用本方,可起到事半功倍的效果。

6 通络益气方

【药物组成】 地龙10g,赤芍10g,川芎30g,黄芪30g。

【功用】 活血通络,益气祛风。用于肾络瘀痹诸证。

本方由《医林改错》之"补阳还五汤"化裁而成。原方补气、活血、通络,治疗中风之气虚血瘀证,以大剂量黄芪为君,以补气行血。本方以大剂量川芎配合地龙为要。川芎活血通络,祛风止痛,《本草纲目》谓之"血中气药",《本草汇言》谓其"味辛性阳,气善走窜而无阴凝黏滞之态,虽入血分,又能去一切风、调一切气"。川芎不仅能活血通络,而且可以祛风湿痹痛,还可兼顾慢性肾炎风湿内扰的病机,而风湿内扰是慢性肾炎进展的重要因素。地龙具有通络、熄风、利尿之功,与川芎相伍可增强通络祛瘀走窜之效,另可祛风利尿,有利于肾病浮肿诸症。伍赤芍活血祛瘀和营,配黄芪以补气行血。本方活血通络,益气祛风,用于肾络瘀痹诸证。

【临床应用】 ①膜性肾病。朱师认为,膜性肾病的病理特征——基底膜增厚伴有免疫复合物沉积阻塞,属于微观肾络瘀闭证,治疗当活血通络,常在本方基础上合用积雪草、莪术等。②硬化型肾炎。肾病理上表现为小球硬化、球囊粘连、肾间质纤维化,这些均为肾脏微癥积,治疗当活血通络,补肾益气,常加用桑寄生、牛膝、熟地黄等补肾之品,或合用补肾固本方。

7 活血消癥方

【药物组成】 积雪草30g,莪术15g,三棱15g,桃仁6g。

【功用】 活血消癥,解毒消肿。用于肾络瘀痹而正气不虚者。

本方系在王永钧教授的经验方"复方积雪草汤"的基础上化裁而成,具有活血消癥、解毒消肿之功效。杭州市中医院肾内科多项研究均证实,复方积雪草汤对局灶节段硬化性肾小球肾炎大鼠疗效显著,而肾小球局灶节段硬化属于中医"微癥积"范畴。莪术、三棱相须为伍,既能入血分,又能入气分,能破血散瘀,消癥化积,行气止痛,治疗瘀阻日久而成的癥瘕痞块。积雪草具有活血消癥、清热利湿、消肿解毒之功,不仅可用于肾络瘀痹诸证,亦可用于肾炎患者湿热、水毒证,临床应用广泛。佐以桃仁活血化瘀,润肠通便。本方专于破血消癥。

【临床应用】 ①肾脏癥积形成,而正气不甚虚弱者,如局灶节段性肾小球硬化、增生硬化性肾炎、慢性小管间质病变等。②肾病综合征高凝状态,或伴有静脉血栓并发症等。

8 祛风除湿方

【药物组成】 黄芪 30g,汉防己 15g,徐长卿 15g,白芍 15g。

【功用】 祛风除湿,养血益气。用于风湿内扰证。

黄芪既能补脾益气,又可利尿消肿,对脾虚水湿失运所致浮肿尿少者,能够标本兼治。汉防己苦寒降泄,行经脉,通腠理,利小便,消水肿,是《金匮要略》治风湿和风水的主要处方"防己黄芪汤"的主药,《别录》谓其能"疗水肿、风肿"。黄芪配汉防己可益气温阳利水,是朱师常用的药对。徐长卿具有祛风止痛、活血通络之功。汉防己配徐长卿是朱师祛风除湿常用的药对。白芍具有养血、柔肝、敛阴、收汗、缓急止痛等功效,《本经》谓其"主邪气腹痛、除血痹、破坚积寒热、止痛、利小便、益气",《别录》记载"通顺血脉,缓中,散瘀血,逐贼血";现代药理学研究发现,其主要成分白芍总苷在调节机体免疫反应、抑制炎症因子、镇静镇痛等方面作用显著,临床上广泛用于治疗多种风湿免疫性疾病。本方能祛风湿,散瘀血,并能养血益气。朱师继承全国名中医王永钧教授"肾风病"思想,认为风湿扰肾是肾病患者蛋白尿和病情进展的主要原因,是辨证论治的关键,"祛风除湿"是治疗慢性肾炎患者蛋白尿行之有效的方法。临床上广泛用于各种免疫性肾炎以尿蛋白为主要表现者。

9 凉血止血方

【药物组成】 水牛角 30g,生地黄 15g,牡丹皮 15g,赤芍 10g,紫草 15g。

【功用】 凉血止血,活血养阴。用于过敏性紫癜之血热妄行证。

本方系《备急千金要方》之"犀角地黄汤"(水牛角代替犀牛角)加紫草而成。犀角地黄汤清热养阴,凉血散瘀,用于温热之邪内燔血分,热甚动血,迫血妄行诸证。紫草凉血活血,解毒透疹,用于温毒发斑、血热毒盛、斑疹紫黑。本方主要用于治疗过敏性紫癜性肾炎急性期。朱师认为,过敏性紫癜性肾炎的发病机制系感受风、热、毒邪,邪入血分,迫血外溢肌肤;热壅致血瘀,血不循经,溢于脉外,分热、瘀、虚三个方面,急性期与迁延期两个阶段。而患者在迁延期的病变过程中常再次感受邪气,出现急性发作。

【临床应用】 过敏性紫癜性肾炎急性期以热毒迫血妄行证为主者,治以清热凉血,活血化瘀,以凉血止血方为基础加减应用;若伴肉眼血尿、咽肿痛、咳嗽等外感表现,合用蝉蜕、白茅根、荠菜花等。

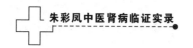

10　清利止血方

【药物组成】　白茅根 30g,荠菜花 30g,茜草 15g。

【功用】　凉血止血,清热利尿。用于膀胱湿热蕴结之尿血。

白茅根凉血止血,清热利尿。本品味甘,性寒,入血分,能清血分之热而凉血止血,用治多种血热出血;又因其性寒降,入膀胱经,能清热利尿,导热下行,用治膀胱湿热蕴结之尿血。荠菜花止血,降压,清利湿热,善治各种出血。本品凉血止血,用治各种血热妄行之出血,同时可清利下焦湿热。白茅根之气能升能降,以降为主,专清血分之热。荠菜花质轻,其气上行升散,善清气分之热。两药相合,一气一血,气血两清,凉血止血之力增强,亦能增强清利湿热之功。茜草凉血化瘀止血。本品既能凉血止血,又能活血行血,对于血热夹瘀的各种出血证,尤为适宜,《日华子本草》称其"治疮疖,泄精,尿血,扑损瘀血"。茜草与白茅根、荠菜花为伍,增强了清热凉血止血之功,又活血行瘀,祛除离经之瘀血,并使止血而不留瘀。

【临床应用】　本方临床应用广泛,对于多种尿血、尿中镜检红细胞,均可加减应用。

专病(证)专方

专方系朱师多年临床实践中形成的经验方,针对优势病种(或者疾病过程中的某个证期)而实施的行之有效的处方。

1 通络益气膜肾方

【药物组成】 地龙 10g,赤芍 10g,川芎 30g,黄芪 30~60g,当归 10g,丹参 10g,桃仁 6g,薏苡仁 30g,焦山楂 15g,莪术 15g,积雪草 30g。

【功效】 活血祛瘀,益气通络,祛湿和胃。

【主治】 原发性膜性肾病(中医:水肿病)——气虚血瘀证。

【临床证候】

主症:下肢浮肿日久,皮色暗甚则肌肤甲错,神疲乏力,肾病理显示基底膜增厚、上皮下大量免疫复合物堆积。

次症:腰酸腰痛,部位固定、昼轻夜重,自汗出,尿纤维蛋白降解产物水平升高,或伴血 D-二聚体水平升高,血黏度升高。

【舌脉】 舌暗或有瘀点、瘀斑,脉细涩。

【方解】 膜性肾病的病理特征——基底膜增厚伴有免疫复合物沉积阻塞,属于微观肾络瘀痹证,治疗当以活血通络为要。而膜性肾病又病程长,易发于中老年人,存在正气不足、脾肾气虚,故膜性肾病总以气虚血瘀证为主。本方系《医林改错》之"补阳还五汤"和杭州市中医院肾内科经验方"复方积雪草汤"加减化裁而成。本方以大剂量川芎配合地龙、积雪草为君,川芎味辛性阳,气善走窜而无阴凝黏滞之态,虽入血分,但能去一切风、调一切气,又可以祛风湿痹痛,还可兼顾慢性肾炎风湿内扰的病机。地龙具有通络、熄风、利尿之功,与川芎相伍可增强通络祛瘀走窜之效,另可祛风利尿,有利于肾病浮肿诸证。积雪草具有活血消癥、清热利湿、消肿解毒之功,广泛用于肾络瘀痹、湿热、水毒诸证。伍赤芍、桃仁、莪术、当归,祛瘀消癥,活血和营。配黄芪,以补气行血;薏苡仁、焦山楂,以健脾祛湿和胃。

【临证加减】 ①伴浊热征象,表现为口舌生疮、咽痛不爽、烦热口苦、胸腹痞闷、小便短赤者,加半枝莲 15g、白花蛇舌草 30g,以清热解毒,散瘀祛湿,利尿消肿。②肾病理上若伴有系膜细胞、系膜基质增生,系膜区免疫复合物沉积(非典型膜性肾病),加祛风除湿药,如汉防己 15g、徐长卿 15g、青风藤 15g,或联合雷公藤多苷片。③老年膜性肾病,或病程日久或激素减量过程中出现脾肾两虚者,加用仙灵脾 15g、菟丝子 30g、益智仁 10g。④配合激素治疗初始阶段出现口咽干燥、五心烦热、烦躁不眠等阴虚内热证候者,加太子参 15g、天冬 10g、麦冬 10g、五味子 10g。

2 老年慢性肾脏病方

【药物组成】 黄芪 30g,杜仲 10g,桑寄生 30g,山药 30g,牛膝,15g,当归 10g,赤芍 6g,川芎 15g,丹参 10g,薏苡仁 30g,焦山楂 12g,莪术 15g,积雪草 30g,金樱子 10g,芡实 10g,白花蛇舌草 15g。

【功效】 益肾固精,活血通络,祛湿解毒。

【主治】 老年慢性肾炎(中医:虚劳病)——肾虚血瘀证。

【临床证候】

主症:腰膝酸软,甚则腰痛夜间为重,双足萎软,小便频数,夜尿频多,尿中微量蛋白。

次症:颜面及下肢轻度浮肿,耳鸣失聪,B 超提示颈动脉斑块,或伴有血肌酐水平轻度升高。

【舌脉】 舌暗淡或边有瘀点,苔白,脉细涩或细弱。

【方解】 朱师认为,表现为微量蛋白尿的老年慢性肾炎患者的主要病机是本虚标实、虚实夹杂、虚极精泄。其本虚以肾气亏虚为主,标实主要有瘀血、痰湿。本方针对本虚病机,以黄芪、杜仲、桑寄生、山药、牛膝补肾益气,以固先天之本,使肾气旺盛,封藏有力。以当归、赤芍、川芎、丹参、莪术活血消癥,祛瘀通络,使肾络通畅,血脉和调。金樱子、芡实相须为伍,《医方集解》曰"金樱、芡实,甘能益精,润能滋阴,涩能止脱",固精止涩是其专功,以针对精微耗散的病机特点。肾气化不利,水液不行,聚而为湿,日久成痰,痰湿阻日久宜郁而化热,故本病多存在痰浊证或浊热证。以积雪草、白花蛇舌草清热利湿祛瘀解毒。配合薏苡仁、焦山楂健脾化湿和胃消食,以固护脾胃。

【临证加减】 ①尿中泡沫多,新起的浮肿,困倦,24h 尿蛋白定量大于 1g,此时合并有风湿证候,加用汉防己 15g、徐长卿 15g,或联合雷公藤多苷片。②伴形寒肢冷、腰膝酸冷等偏肾阳虚者,去牛膝、桑寄生,加仙灵脾 15g、菟丝子 15g、仙茅 6g。

3 凉血止血紫癜方

【药物组成】 黄芪 30g,水牛角 30g,生地黄 20g,女贞子 10g,牡丹皮 10g,赤芍 10g,紫草 10g,蝉衣 6g,白茅根 30g,荠菜花 30g,茜草 15g,白花蛇舌草 15g。

【功效】 清热凉血,解毒止血。

【主治】 过敏性紫癜性肾炎急性期(中医:血证)。

【临床证候】

主症:皮肤紫癜初起,色鲜红或暗红,尿色红或肉眼血尿,尿检见大量红细胞。

次症:咽喉疼痛,身热夜甚,心烦不寐。

【舌脉】 舌质红绛,苔少或无苔,脉数。

【方解】 本方即朱师经验小处方"凉血止血方(水牛角、生地黄、牡丹皮、赤芍、紫草)"与"清利止血方(白茅根、生茜草、荠菜花)"合方,并加黄芪、女贞子、蝉衣、白花蛇舌草而成。过敏性紫癜性肾炎急性期以热毒迫血妄行证为主者,治以清热凉血,活血化瘀,故以"凉血止血方"为基础。"清利止血方"有化瘀止血、凉血利尿之效,具有止血不留瘀,兼有利尿的特点。蝉衣、白花蛇舌草疏散风热,利咽消肿,清热透疹,为清气分之药,即叶天士"透热转气"之法则。女贞子滋补肝肾之阴,《本草备要》言其"益肝肾,安五脏,强腰膝,明耳目,乌须发,补风虚,除百病",即助生地黄养阴清热,又防咸寒之药伤及肾阴。"壮火食气",火热之邪蒸腾于内,易伤津耗气,故以黄芪补气生津。黄芪生用温而不燥,既补益受损之正气,又无助火之虑。

【临证加减】 ①伴口舌干燥、五心烦热、潮热盗汗等阴虚内热证候,加旱莲草30g、天冬10g、麦冬10g,以增强养阴清热之效。②急性期后热势已减,紫癜变暗,去蝉衣、白花蛇舌草,加丹参15g、莪术10g,以增强活血祛瘀之效。

4 益气消癥肾衰方

【药物组成】 黄芪30g,生地黄20g,当归10g,川芎30g,仙灵脾10g,女贞子10g,旱莲草10g,桃仁6g,积雪草30g,莪术10g,三棱10g。

【功效】 补肾益气,活血消癥。

【主治】 慢性肾衰竭——气阴两虚,肾络瘀痹证。

【临床证候】

主症:①久病(病程1年以上),有泡沫尿(尿蛋白<1.0g/24h,伴或不伴镜下红细胞);②面色少华,倦怠乏力,或腰酸腰痛,或手足心热,口干唇燥或肌肤甲错,唇色发紫或心悸失眠,或夜尿清长。③肾病理见毛细血管祥闭塞、血管内血栓形成,肾小球局灶节段硬化,或球囊粘连、瘢痕等肾内微型癥积形成。

【舌脉】 舌淡红或暗红,或舌有瘀点、瘀斑,苔薄或少;脉细,或细涩。

【方解】 肾风—肾虚—肾痹(肾络瘀痹)—肾微癥积(体)—肾劳(用)—溺毒是慢性肾衰竭病机演变规律,故进入肾衰竭阶段主要存在两大证候:一者为"虚",二者为"瘀"。虚、瘀为慢性肾衰竭的基础,在此基础上可合并有风湿、浊毒、肝风等证候。而"虚"则有气血阴阳之异同,临床上以气阴两虚为多,故本方专为"气阴两虚,肾络瘀痹"之证型而设,为治疗慢性肾衰竭的基本方。在此基础上可随证合用祛风除湿、化浊解毒、平肝熄风之品治疗。本方即"黄芪四物汤"合"二至丸"及朱师经验方"活血消癥方(积雪草、莪术、三棱、桃仁)"加仙灵脾而成。黄芪四物汤出自明代《济阴纲目》,具有补气益血之功效;活血消癥方系朱师经验处方,有活血消癥、解毒消肿之功,用于肾络瘀痹诸证;二至丸补益肝肾之阴,配仙灵脾温肾之阳气,阳中求阴,使阴得阳助而泉源不竭,而温通经络以助于血活癥消。本方气、血、阴、阳并补,但以益气养阴为主,活血消癥与补益正气共用,使血活而不伤正。

【临证加减】 ①伴有尿泡沫多、尿蛋白增多、浮肿倦怠等风湿证候,合用徐长卿、汉防己、穿山龙。②伴有恶心呕吐,食少纳呆,困倦身重或大便秘结,血肌酐、尿素氮水平增高等浊毒证候,合用熟大黄、六月雪、虎杖等。

5 益肾行瘀化湿方

【药物组成】 黄芪 30g,丹参 15g,仙灵脾 10g,薏苡仁 30g,桑枝 15g,蚕砂 10g,秦艽 10g,益母草 15g。

【功效】 补肾益气,活血化瘀,利湿通痹。

【主治】 尿酸性肾病(中医:痹证)——肾虚血瘀,湿浊内阻证。

【临床证候】

主症:关节疼痛日久,反复发作,或肿胀或关节畸形,劳累后加重,伴腰酸腰痛,困倦乏力,夜尿增多,或口苦口腻,血尿酸水平升高,或伴有血肌酐、尿素氮水平升高。

【舌脉】 舌淡或暗,或舌有瘀点、瘀斑,苔白腻或黄腻,脉沉涩。

【方解】 本方为朱师治疗尿酸性肾病的基本方。慢性尿酸性肾病患者病程日久,关节痛反复发作,或胀大变形,患者往往伴有肾脏损伤,表现为氮质血症。朱师认为,该病病机以"虚""瘀""浊""痹"为主,在此基础上可伴有"痰阻""湿热""砂石""溺毒"等证候,故治疗以补肾益气、活血化瘀、利湿通痹为主。本方以黄芪配仙灵脾,益气固肾,温阳通痹;丹参配益母草合用活血通络,其中益母草另有利尿消肿、清热解毒之功;蚕砂配薏苡仁以化浊解毒,健脾渗湿;桑枝配秦艽以祛风除湿,通络止痛。四组对药相合为伍,切中"虚""瘀""浊""痹"四大病机,为治疗慢性尿酸性肾病的基本方。

【临证加减】 ①肾虚腰酸甚者,选加杜仲、续断、枸杞子、菟丝子。②肾不摄精,夜尿频多者,选加益智仁、金樱子、覆盆子、桑螵蛸。③痰湿瘀热、痹阻关节者,选加三妙丸、鬼箭羽、萆薢、地龙、白芥子。④瘀血证突出者,可再选加桃仁、红花、丹参、地鳖虫。⑤湿浊中阻胃肠者,选加黄连、半夏、六月雪、熟大黄;湿热下注膀胱者,选加十大功劳叶、黄柏、凤尾草、金钱草。

常用药对

朱师临证用药时善用药对,并积累了丰富的临床经验,现列举 10 个常用药对如下。

1 金银花、忍冬藤

金银花功效清热解毒,疏散风热。本品质体清扬,气味芬芳,于清热之中又有轻微宣散之功,故擅治外感风热。忍冬藤功效清热疏风,通络止痛,能够改善外感风热咽喉肿痛、头身疼痛等症状。朱师认为,IgA 肾病患者肉眼血尿及尿检异常的初发阶段多有风热上扰的证候,症见咽痛口干,发热咳嗽,舌红或苔黄,脉浮数或滑数,上热下扰,热邪迫血妄行,出现血尿。此时两药合用,不仅可增强清热疏风之效,还可通络止痛,改善咽喉肿痛等症状,清上治下,改善血尿近期疗效明显。常用量金银花、忍冬藤各 15g。

2 仙鹤草、大枣

仙鹤草味涩,能收能敛,功效收敛止血。因其性平和,但凡出血病症,不论寒热虚实,皆可运用,具有补虚之功。大枣功效补脾胃,养营安神,缓和药性。朱师常将此药对用于镜下血尿伴气虚症状,而邪实较轻的患者,症见神疲、乏力、气短、脉虚等,两药合用,可止血,益气补虚,且在减少血尿的同时改善体倦乏力等症状。常用量仙鹤草 30g,大枣 15g。

3 白茅根、荠菜花

白茅根功效凉血止血,清热利尿,清肺胃热。本品味甘,性寒,入血分,能清血分之热而凉血止血,用治多种血热出血。又因其性寒降,入膀胱经,能清热利尿,导热下行,治膀胱湿热蕴结之尿血。荠菜花功效止血,降压,清利湿热。本品凉血止血而治各种血热妄行之出血,同时可清利下焦湿热。白茅根之气能升能降,以降为主,专清血分之热。荠菜花质轻,其气上行升散,善清气分之热。两药相合,一气一血,气血两清,凉血止血之力增强,亦能增强清利湿热之功。朱师常将此药对用于下焦湿热或阴虚火旺,热邪迫血妄行所致血尿,每获良效。常用量白茅根 30g,荠菜花 30g。

4 莪术、积雪草

莪术功效破血行气,消积止痛。现代药理学研究表明,其具有抗血小板聚集、抗凝血、改善血液黏稠度、延缓肾间质纤维化等作用。积雪草功效活血消肿止痛、清热解毒,利水。现代药理学研究表明,其具有抗肾间质纤维化等作用。在肾脏疾病治疗中,朱师强调宏观与微观辨证相结合,认为微观上肾络瘀闭证包括肾络不和(肾小球毛细血管襻皱缩、塌陷)、死血凝着(肾内微血栓)和肾内微癥积(局灶节段性或弥漫性肾小球硬化)等,治疗当活血化瘀。朱师不仅将此药对用于宏观辨证有瘀血证候者,更多用于微观辨证有肾内微癥积者。常用量莪术15g,积雪草30g。

5 当归、川芎

当归功效补血调经,活血止痛,润肠通便。现代药理学研究表明,其具有促进造血、抗血小板聚集、防治肾缺血再灌注损伤、增强免疫等作用。川芎功效活血行气,祛风止痛。现代药理学研究表明,其具有抗血小板聚集、降低血液黏度、改善血液流变性、抑制氧自由基合成、增加肾血流、改善微循环、调节免疫、预防肾间质纤维化等作用。朱师认为,肾实质内瘀滞是各种慢性肾脏病发展过程中的病理产物,也是肾损害加重的主要原因,且许多肾脏病的发生发展与免疫功能下降有关。当归、川芎合用既能改善微循环,又可以调节免疫,配合丹参、赤芍等活血药,在肾脏病治疗中的运用十分广泛。例如,对于宏观辨证有瘀血证候患者,症见面色黧黑、皮下紫斑、瘀点、肌肤甲错,疼痛固定不移或刺痛,舌质紫暗或有瘀点瘀斑,脉沉涩等;对于蛋白尿、血尿经久不愈患者,考虑久病入络,气机阻滞,瘀血凝聚,瘀久则络破血溢,渗于膀胱而表现为血尿、蛋白尿;对于肾病综合征患者,相关检查提示存在血液高凝状态等。两药合用,在改善瘀血征象、尿检异常、延缓肾功能恶化等方面具有一定作用。常用量当归10g,川芎15～30g。

6 杜仲、牛膝

杜仲功效补肝肾,强筋骨,安胎。现代药理学研究表明,其具有增强免疫、降压、利尿等作用。牛膝功效活血通经,补肝肾,强筋骨,利水通淋,引火下行。现代药理学研究表明,其具有调节免疫、抗衰老、预防骨质疏松等作用。两药合用,可以增强补肝肾、强筋骨之功,用治肝肾不足、精气亏损引起的腰膝酸痛,筋骨痿软等症状,亦可引药直达肾所。朱师常将此药对用于慢性肾脏病见肾气亏虚患者,亦用作引经药。常用量杜仲10g,牛膝15g。

7 金樱子、芡实

金樱子功效固精缩尿止带,涩肠止泻。芡实功效益肾固精,健脾止泻,除湿止带。两药等分合用,名曰水陆二仙汤,出自《证治准绳》。金樱子味酸而涩,功专收敛,入肾经,用治肾不藏精之蛋白尿等。芡实甘涩收敛,亦能固肾益精,且健脾之力显著。两药合用,补涩双兼。蛋白质属于人体的精微物质。蛋白尿的病因或虚或实,肾不藏精,精气下泄是蛋白尿产生的直接机制。朱师将此药对用治肾脏病辨证为脾肾亏虚而邪实不明显或邪实已去的蛋白尿患者,症见腰腿酸软,耳鸣头晕,食欲不振,面色萎黄,腹胀便溏,神疲体倦,少气懒言,舌淡胖有齿印、苔白,脉沉缓等。常用量金樱子 10g,芡实 10g。

8 黄芪、汉防己

黄芪既能补脾益气,又可利尿消肿,对脾虚水湿失运,以致浮肿尿少者,能够标本兼治。汉防己苦寒降泄,行经脉,通腠理,利小便,消水肿。黄芪以升为主,汉防己以降为要,一升一降,升降调和,利水消肿作用增强,兼可祛风胜湿。王永钧教授擅于从风湿论治肾脏病,认为风湿扰肾证的主症为泡沫尿、尿蛋白定量大于1.0g/24h。肾脏病理可见系膜增生、炎症细胞浸润等。风湿扰肾,肾失气化,开阖不利,可出现尿少、水肿等症。风性开泄,干扰肾的封藏职能,使得精微随尿泄漏,产生泡沫尿,尿检可见蛋白和红细胞阳性。朱师常将此药对用于肾脏病兼风湿扰肾证候者。常用量黄芪 30g,汉防己 10g。

9 生地黄、水牛角

生地黄功效清热凉血,养阴生津。本品苦寒,入营血分,为清热、凉血、止血之要药。水牛角功效清热凉血,解毒,定惊。本品与犀牛角性味相同,药理作用相似,故可代用之。《日华子本草》云"治热毒风并壮热",水牛角清热凉血解毒,生地黄清热凉血滋阴,两药合用,清热凉血、泻火解毒之力益增。朱师常将此药对用于过敏性紫癜性肾炎伴血尿患者,过敏性紫癜性肾炎病因为六淫之邪扰动血络,或因食异物,禀体不受,或因药物过敏等,以致热毒乘虚而入,血液外溢肌肤而为紫斑,内侵肾脏,损伤肾络,迫血妄行而为尿血。两药合用,清热凉血解毒,宁络而止血。常用量生地黄 20g,水牛角 30g。

10 青蒿、生麦芽

青蒿功效清透虚热,凉血除蒸,解暑截疟。本品苦寒,入肝走血,具有清透虚热之功。现代药理学研究证明,青蒿可以调节免疫,主要是抑制体液免疫,对细胞免疫和非特异性免疫,既有抑制的一面,又有提高的一面。生麦芽功效消食健胃,回乳消胀,疏肝解郁。《医学衷中参西录》云:"麦芽为谷之萌芽,生用之柔顺肝木之性使不抑郁。"现代药理学研究表明,生麦芽对催乳素、雌二醇、孕酮等激素水平具有调节作用。朱师认为,狼疮性肾炎发病,先天不足、肝肾阴虚为本,热毒、瘀血为标。又因该病多与西药激素等同用,而激素为阳刚之品,在治疗初始阶段,易出现肝肾阴虚、阴虚火旺证候。肝体阴而用阳,肝阴不足,肝气缺乏化生与涵养,不能冲和畅达,肝气郁滞而出现情志不畅。青蒿与生麦芽合用,清透虚热,疏肝解郁,又可防青蒿苦寒伤胃,可以改善狼疮性肾炎患者低热和情志抑郁等症状。常用量青蒿 20g,生麦芽 60g。

[以上部分内容出自:①包自阳,叶晴晴,李先法,等.朱彩凤临证治疗肾脏病经验方举隅.江苏中医药,2019,51(5):22-24.②叶晴晴,朱彩凤.朱彩凤治疗肾病常用药对举隅.浙江中医杂志,2015,50(4):259-260.]

IgA 肾病

IgA 肾病是目前全球范围内最常见的肾小球疾病,发病率约占原发性肾小球疾病的 45%,其中约 40% 的患者在 5～25 年内可发展至终末期肾病(ESRD),且预后不容乐观。其临床的多样化表现、病理的多样性,给我们制定标准化的诊疗方案带来了困难,目前仍主张个体化治疗。IgA 肾病属中医学"肾风""尿血""虚劳"等范畴。朱师认为,IgA 肾病虽然症状复杂,但其病机本质主要是风湿、肾虚和血瘀,另外可兼夹风热、湿热、痰浊、肝风等证候,临床上需仔细辨别。

案例 1 （IgA 肾病,中药治疗为主）

患者王××,女,38 岁,杭州富阳人,初诊时间 2020 年 4 月 12 日。

主诉:眼睑浮肿 3 个月余。

病史:患者 3 个月前因眼睑及双下肢浮肿,当地医院查尿蛋白＋＋,红细胞＋,24h 尿蛋白定量 0.7g,考虑慢性肾炎。予氯沙坦钾片(100mg/d)及白芍总苷片治疗,多次查尿蛋白＋～＋＋,红细胞＋～＋＋。2 周前至我院住院,查 24h 尿蛋白定量 0.86g,血肌酐 49.5μmol/L,肾小球滤过率 118.7ml/min。尿渗透压 734mOsm/kg,尿 NAG/Cr 7.0U/(g·Cr),尿足细胞检测阴性,血轻链蛋白正常。**乙肝三系:**乙肝三项抗体阳性。双肾 B 超提示双肾大小正常。**肾病理提示:**IgA 肾病(系膜增生伴节段性硬化及新月体形成占 5%)牛津病理分型 M1E0S1T0C1。病理如下:18 个肾小球,1 个小球节段性纤维细胞性新月体形成伴节段性硬化,1 个球囊粘连,余肾小球病变为弥漫性系膜细胞轻度增生伴节段性内皮细胞成对,系膜基质轻中度增多。肾间质纤维化、炎症细胞浸润及小管萎缩均小于 25%;一处小叶间动脉内膜灶性纤维性增厚,部分小动脉壁增厚伴灶性透明变性。免疫荧光(IF):IgA＋＋＋系(团块状)弥,IgM＋系(分枝状)弥,C3＋(分枝状)弥。

既往史:有慢性咽炎病史 10 年。

体格检查：血压 112/65mmHg（服用氯沙坦钾片），眼睑轻微浮肿，咽红，心肺及腹部检查无殊，双下肢无浮肿。

中医症见：眼睑略浮肿，腰酸，偶有腰痛，咽干、咽痛，尿中泡沫，大便偏干，2 日一行，舌暗红，苔白，脉细涩。

中医诊断：肾风病—肾虚血瘀，风湿内扰证。

西医诊断：①IgA 肾病（系膜增生伴节段性硬化及新月体形成占 5%）。②慢性咽炎。

治法：氯沙坦钾片（100mg/次，每日一次）加中药。

中医治则：补肾活血，祛风除湿。

处方：黄芪 30g，桑寄生 30g，当归 10g，赤芍 6g，川芎 15g，丹参 10g，桃仁 6g，薏苡仁 30g，焦山楂 15g，莪术 15g，积雪草 30g，白花蛇舌草 15g，半枝莲 15g，汉防己 15g，牛蒡子 6g，水煎服，每日一剂，共 14 剂。

二诊：药后患者咽干、咽痛好转，仍有腰酸、乏力，大便一日一行，尿中仍有泡沫，舌脉同前。查尿蛋白＋＋，红细胞＋＋，尿足细胞阴性。

处方：去半枝莲，加徐长卿 15g，14 剂。

三诊：仍有乏力，腰酸好转，眼睑无浮肿，尿中仍有泡沫，大便软，一日一行，舌脉同前。查尿蛋白＋，红细胞＋＋，24h 尿蛋白定量 0.48g，尿足细胞阴性。

处方：去桃仁，加仙鹤草 30g，大枣 15g，14 剂。

四诊：诸证好转，尿中泡沫减少，夜尿 1 次，舌暗，苔白，脉沉细。查尿蛋白±，红细胞＋，尿足细胞阴性。

处方：继前治疗。

按语：临床上患者蛋白尿伴红细胞尿，24h 尿蛋白定量小于 1.0g，尿足细胞阴性，乙肝三项抗体阳性；病理上以慢性病变为主，活动性指标不多，故予 ARB 加中药方案。在中医方面，患者兼有虚、瘀、风湿证候特点。虚主要为肾气亏虚，表现为腰酸、乏力，尺脉沉细，以黄芪、桑寄生、当归等益气固肾。瘀血证在肾病中既是病理产物，亦是致病因素。该患者的瘀血证候主要体现在微观辨证上，如节段性硬化、球囊粘连、小叶间动脉内膜灶性纤维性增厚。瘀血可与热、风湿等邪气相搏结，故在治疗初期活血祛瘀力度要大，故予赤芍、川芎、丹参、桃仁、积雪草活血祛瘀，消癥散结。"肾风病"的重要病机为"风湿扰肾"，该患者蛋白尿伴有尿中泡沫、新近出现的浮肿、病理上的内皮细胞成对等均为风湿内扰的证据，故予汉防己、徐长卿祛风除湿，症状甚者可合用雷公藤多苷片。另外，患者合有喉痹热象，牛蒡子、半枝莲等清热解毒。三诊时尿蛋白减少，仍有红细胞，故加用仙鹤草补虚止血。仙鹤草配大枣是朱师常用的对药，此药对用于镜下血尿伴气虚症状。以薏苡仁、焦山楂健脾祛湿，消食和胃，以防活血清热之品伤及脾胃。

学习要点：①虚、瘀、风湿为 IgA 肾病的主要病机特点。②瘀血既是"因"，也是"果"，治疗初期祛瘀药物易多。③许多 IgA 肾病患者伴有喉痹症，少量清热利咽药宜长期合用。④病理上以慢性化为主，活动性指标不多，对于 24h 尿蛋白定量在1.0g 以内的患者，不急于加激素及免疫抑制剂治疗，可以 ARB 配合中药；对于血压不耐受者，可予单用中药治疗，多数患者可见良效。

案例 2 （IgA 肾病，激素加中药治疗）

患者邱××，女，28 岁，浙江丽水人，初诊时间 2017 年 5 月 4 日。

主诉：反复尿检异常 1 年。

病史：患者 1 年前于当地医院体检，尿蛋白＋＋，红细胞＋＋，遂至当地住院查 24h 尿蛋白定量 1.25g，血肌酐 76.5μmol/L，乙肝小三阳，乙肝 DNA＜100U/ml。予厄贝沙坦片（75mg/次，每日一次）及阿魏酸哌嗪片治疗，多次查尿蛋白＋～＋＋＋，红细胞＋＋～＋＋＋。为进一步治疗，2 周前我院住院，查尿蛋白＋＋，红细胞＋＋，24h 尿蛋白定量 1.18g，血肌酐 76μmol/L，肾小球滤过率 98.7ml/min。尿渗透压 687mOsm/kg，尿足细胞检测阴性。乙肝三系：乙肝表面抗原、E 抗体、核心抗体阳性，余阴性。双肾 B 超提示双肾大小及形态正常。肾病理提示：IgA 肾病（系膜增生伴球性及节段性硬化、节段性新月体形成占 14%）牛津病理分型M1E0S1T0。病理如下：28 个肾小球，4 个球性硬化，1 个小球环形纤维细胞性新月体形成伴节段性硬化，3 个小球节段性纤维细胞性新月体形成伴 1 个小球节段性硬化，1 个小球包氏囊增厚，余肾小球病变为弥漫性系膜细胞轻中度增生伴节段性内皮细胞成对，系膜基质轻中度增多。Masson 染色系膜区块状嗜复红蛋白沉积。肾间质纤维化、炎症细胞浸润及小管萎缩均小于 25%；部分小动脉壁增厚；IF：IgA＋＋＋系（团块状）弥，IgM＋系（团块状）弥，C3＋＋（团块状）弥；HBsAg－，HBcAg－。

既往史：有乙肝小三阳病史 10 余年，未治疗。

体格检查：血压 100/65mmHg（服用厄贝沙坦片），眼睑轻微浮肿，咽不红，心肺及腹部检查无殊，双下肢轻度浮肿。

中医症见：眼睑及双脚背略浮肿，腰酸体倦，困乏，夜寐差，心烦躁，夜间偶有汗出，手足心热，尿色红，尿中泡沫，大便调，舌暗红少苔，脉弦细。

中医诊断：肾风病—气阴两虚，风湿内扰证。

西医诊断：①IgA 肾病（系膜增生伴球性及节段性硬化、节段性新月体形成占14%）。②非活动性 HBsAg 携带状态。

治法：甲泼尼龙片，24mg/次，每日一次；恩替卡韦分散片，0.5mg/次，每日一次;碳酸钙 D₃ 片,0.6g/次,每晚一次;以及中药,每日一剂。

中医治则:益气养阴,凉血止血。

处方:黄芪 30g,桑寄生 30g,枸杞子 10g,女贞子 10g,白茅根 30g,生地黄 20g,旱莲草 30g,茜草 15g,山药 30g,积雪草 30g,荠菜花 30g,白花蛇舌草 15g,水煎服,每日一剂,共 14 剂。

二诊:服药后患者仍有心烦,伴失眠,时有盗汗,头晕,尿色转淡,仍有泡沫,舌脉同前。查尿蛋白＋＋,红细胞＋。

处方:上方加菊花 6g,五味子 10g,生龙骨 30g(先煎),14 剂。

三诊:心烦、失眠、盗汗等症好转,尿泡沫明显减少,仍有腰酸、乏力,舌脉同前。查尿蛋白＋,红细胞＋,24h 尿蛋白定量 0.52g,血肌酐 72μmol/L,尿足细胞阴性。

处方:去茜草,加仙鹤草 30g,大枣 15g,14 剂。

四诊:患者无盗汗,夜寐可,时有心烦,腰酸,舌暗红,苔白,脉沉细。查尿蛋白－,红细胞＋,24h 尿蛋白定量 0.28g。

处方:激素开始规律减量,中药仍守上方,随症略加减。

后期患者随诊情况:2017 年 7 月开始患者尿蛋白转阴,时有尿红细胞＋。2018 年 9 月份停用甲泼尼龙片,单予中药调理至今。其间感冒时偶有尿蛋白±～＋,红细胞＋～＋＋,配合中药清热疏风、利咽解毒治疗后可再次转阴。目前中药减至每周 2 剂,患者诸证安稳,劳累后感腰酸、乏力,睡眠可,二便调,舌淡苔白,脉细。处方如下:黄芪 30g,山药 30g,白芍 30g,当归 10g,杜仲 10g,桑寄生 30g,积雪草 30g,川芎 10g,生地黄 15g,白术 15g,太子参 15g,仙鹤草 30g,大枣 15g,水煎服每周 2 剂。

按语:临床上患者以中等蛋白尿伴红细胞尿,24h 尿蛋白定量在 1g 以上;病理上活动性指标较多,表现为节段性新月体占 14%,系膜细胞、基质及内皮细胞增生,故激素抗炎治疗。在中医方面,患者以气阴两虚、阴虚火旺为表现,且伴有风湿证候。服用激素后虚火上扰证候加重,表现为心烦、失眠、头晕,故予二至丸配合黄芪、桑寄生、枸杞子、生地黄等益气养阴。二诊时患者燥热较甚,合用五味子、龙骨、菊花镇静安神,平肝潜阳。予白茅根、荠菜花、茜草清热利尿止血,该组合为朱师经验方"清利止血方",有清热凉血止血之功,又活血行瘀,祛除离经之瘀血,并使止血而不留瘀,对多种尿血、尿中镜检红细胞均可加减应用。患者虽有风湿证候,表现为新近出现的浮肿、尿中泡沫、尿蛋白多、肢体困乏,但方中为何未用祛风除湿药呢?朱师认为,西药激素及免疫抑制剂可以看做强效的祛风湿药,其用于临床时,中医辨证用药要随之改变,中药遣方用药的主要作用是减少激素的副作用,若西药能胜任,则不再应用祛风除湿药。目前尿蛋白转阴,激素已停用,中药以补益肝肾、益气养阴兼活血为治则。

学习要点：①激素应用初期多表现为阴虚内热证候。②激素及免疫抑制剂可以看做是强效的祛风除湿药，配合应用中药时一般不再应用祛风湿药，而以减少激素副作用为主。③年轻患者，其病理活动性指标多，应予以积极治疗。④对于多种尿血、尿中镜检红细胞，均可在辨证的基础上应用"清利止血方"。

案例3 （硬化型 IgA 肾病）

患者黄××，男，62岁，浙江临安人，初诊时间 2016 年 1 月 17 日。

主诉：反复浮肿 2 年余，发现血肌酐升高半年。

病史：患者 2 年多前在无明显诱因下出现双下肢浮肿，伴尿中泡沫增多，夜尿 2～3 次，当地医院检查提示蛋白尿、血尿（报告未见），当时血肌酐偏高（情况不详），当地医院考虑"肾结石"所致，予以中药等治疗。之后未定期复查，双下肢浮肿反复发作，多于劳累、酗酒后出现。半年前因双下肢浮肿再次至当地医院就诊，查尿蛋白＋＋＋，红细胞＋＋，血肌酐 175μmol/L，给予替米沙坦片、非洛地平片降压、降尿蛋白以及中药对症治疗为主。之后多次复查尿蛋白＋＋～＋＋＋，镜检红细胞阳性，血肌酐 141～181μmol/L。半个月前至我院住院，查血红蛋白 121g/L，血尿酸 518μmol/L，尿素氮 10.37mmol/L，血肌酐 208.0μmol/L，血钙 2.22mmol/L，血磷 1.07mmol/L，血钾 4.30mmol/L，血甲状旁腺素 169pg/mL，尿渗透压 535mOsm/kg，24h 尿蛋白定量 0.88g，肾小球滤过率 27.1ml/min，蛋白＋，镜检红细胞 3～4/HP，血自身抗体、抗肾小球基底膜抗体测定、肝炎系列、血肿瘤标志物、体液免疫、血轻链蛋白、类风湿全套未见异常。泌尿系 B 超示：肾实质回声改变，肾脏血流灌注不良（左肾大小约 10.4cm×4.6cm×4.0cm，实质厚 1.1cm，右肾大小约 11.8cm×6.4cm×6.2cm，实质厚 1.2cm），左肾多发囊肿，左肾结石。肾病理提示：IgA 肾病（硬化型）（牛津病理分型 M1E0S1T2）。病理如下：38 个肾小球，其中 23 个小球球性硬化，6 个小球缺血性硬化，2 个小球大型纤维细胞性新月体形成伴节段性硬化，1 个小球肾小球囊肿，其余肾小球病变为弥漫性系膜细胞轻度增生，系膜基质轻中度增多。肾间质片状纤维化（＞50％），弥漫性淋巴细胞、单核细胞、浆细胞浸润（约 50％），肾小管片状萎缩（＞50％）伴代偿性肥大，肾小管上皮细胞浊肿、颗粒空泡变性（＋），蛋白管型（＋＋＋）伴潴留及管腔扩张，红细胞管型（＋），小叶间动脉内膜纤维性增厚，小动脉壁增厚伴透明变性及洋葱皮样改变。IF：IgA ＋＋系（分枝状）弥，IgG－，IgM＋系（分枝状）弥，C3＋＋＋系（分枝状）弥，C4＋系（分枝状）弥，C1q＋＋系（分枝状）弥，F－。

既往史：有高血压病史 10 余年。有酗酒史 40 余年，每天 500g 白酒。10 年前因左肾结石于当地医院行左肾结石手术。

体格检查:血压 133/101mmHg,肥胖体型,BMI 28.7kg/m²,颜面部及双下肢轻度浮肿,心肺无殊。

中医症见:体倦乏力,午后面赤,盗汗,时有腰酸痛,尿中泡沫,浮肿劳累后加重,大便干,舌暗苔白,脉沉涩。

中医诊断:肾风病、慢性肾衰竭—气阴两虚,肾络瘀痹兼风湿证。

西医诊断:①IgA 肾病(硬化型)CKD 4 期。②高血压 2 级,极高危;高血压肾脏损害。③高尿酸血症。④高脂血症。

治法:非洛地平缓释片(5mg/次,每日一次),替米沙坦片(40mg/次,每日一次),非布司他片(20mg/次,每日一次),碳酸氢钠片(1.0g/次,每日 3 次),雷公藤多苷片(10mg/次,每日 3 次)。中药每日一剂。

中医治则:养阴益气,活血通络兼祛风除湿。

处方:黄芪 30g,太子参 15g,生地黄 20g,山药 15g,牡丹皮 10g,茯苓 15g,积雪草 30g,莪术 15g,当归 12g,桃仁 6g,丹参 15g,徐长卿 15g,白花蛇舌草 30g,虎杖 10g,薏苡仁 30g,焦山楂 15g,28 剂,水煎服,每日一剂。

二诊:治疗 1 个月后患者盗汗、面赤等症状好转,仍便干,伴有腰酸乏力,尿中泡沫减少,舌脉同前。查尿蛋白+,红细胞—,血肌酐 176μmol/L,血尿酸 423μmol/L。

上方加熟大黄 6g,14 剂。

2016 年 4 月—2017 年 4 月,血肌酐波动于 156μmol/L 至 188μmol/L。2016 年 12 月开始尿蛋白—,红细胞—。于 2017 年 3 月停用雷公藤多苷片,中药继续以养阴益气、活血通络为主。以黄芪生脉饮合复方积雪草汤加减,基本方如下:黄芪 30g,太子参 30g,天冬 10g,麦冬 10g,五味子 6g,莪术 15g,积雪草 30g,丹参 15g,桃仁 6g,川芎 30g,白花蛇舌草 15g,水煎服,每日一剂。

2017 年 5 月至今,多次查尿蛋白—～+,红细胞—～+,血肌酐 174～205μmol/L。近期查血肌酐 197μmol/L,24h 尿蛋白定量 0.38g,肾小球滤过率 36.5ml/min。

按语:患者肾穿刺结果提示 IgA 沉积为主,同时伴有缺血性硬化、小动脉壁增厚伴透明变性及洋葱皮样改变,考虑同时存在高血压引起的肾脏病变。患者肾穿刺病理提示球性硬化比例高,达 76%,临床上 24h 尿蛋白定量 0.88g,已无激素及免疫抑制剂强化治疗指征,治疗方案以降压、降尿酸为主,配合中药治疗。在中医方面,患者存在气阴两虚证表现,如体倦乏力、腰酸盗汗等。肾络瘀闭表现为腰痛、脉涩、舌暗,肾病理提示有肾小球硬化、球囊粘连等肾络瘀痹证的微观表现。风湿证表现为新近出现的困乏,尿中泡沫以及纤维细胞性新月体、间质炎症细胞浸润等微观辨证,故治疗宜养阴益气,活血通络兼祛风除湿。祛风除湿主要用雷公藤多苷片及中药徐长卿。2017年3月患者尿蛋白转阴,予停用雷公藤多苷片,经治疗后患者长期肾功能稳定。IgA肾病患者预后往往差,20年中,20%～40%的患者进展到终末期肾病。该患者的硬化小球数达76%,所以预后极差。但该患者4年来肾功能稳定且近期肾小球滤过率36.5ml/min,已恢复到CKD 3b期,总结原因如下:①患者纠正了不良的生活习惯,如酗酒。②清淡饮食,控制体重,患者体重较发病初下降10kg,BMI由28.7kg/m² 下降到26.4kg/m²。③肾病理虽然以慢性化指标为主,仍有纤维性新月体,及间质炎症细胞等少许活动性指标,予祛风湿治疗后好转。④患者坚持服用中西药治疗。

学习要点:①伴有肾功能不全的IgA肾病仍以虚、瘀、风湿为主证,但虚证会较前明显。②雷公藤多苷片为雷公藤制剂,仍具有祛风除湿之效,且副作用较中药雷公藤低,剂量可控性强。③控制体重,纠正不良的生活习惯,为延缓慢性肾衰竭的重要手段。

案例4 (IgA肾病,以肾病综合征为表现)

患者陈××,女,47岁,浙江杭州人,初诊时间2017年12月26日。

主诉:反复浮肿1年余。

病史:患者1年前劳累后出现颜面浮肿,外院查尿蛋白＋＋＋＋,红细胞＋＋,肾功能正常,血清白蛋白28g/L,24h尿蛋白定量6.8g,诊断为肾病综合征。行肾活检,提示:IgA肾病(系膜增生伴球性及节段性硬化及新月体形成占15%)。病理如下:20个小球,3个球性硬化,2个小球大型纤维性新月体伴1个小球节段性硬化,1个小球节段性纤维性新月体,余小球病变为弥漫性系膜细胞轻度增生伴节段新内皮细胞成对,系膜基质轻度增多。肾间质纤维化、炎症细胞浸润及小管萎缩均＜25%。IF:IgA ＋＋＋系(分枝状)弥,IgG－,IgM＋系(分枝状)弥,C3 ＋＋(分枝状)弥。予甲泼尼龙片(48mg/次,每日一次),配合氯沙坦钾片及降脂、补钙等治疗1个月后尿蛋白阴性,浮肿消退,激素规律减量。2017年11月初,患者劳累后浮肿再发,查尿蛋白＋＋＋,24h尿蛋白定量5.88g,伴有血糖升高,再予甲泼尼龙片(24mg/次,每日一次)加他克莫司胶囊(1mg/次,每日2次)及氯沙坦钾片治疗。但服用他克莫司胶囊后,患者诉经常有腹泻伴有腹痛、恶心、头痛等症状,且近日来加重,自行停用他克莫司胶囊后上述症状好转。查尿蛋白＋＋＋,红细胞＋＋,24h尿蛋白定量3.15g,血肌酐67μmol/L,肾小球滤过率97.6ml/min。遂来朱师门诊,求中西医治疗。

既往史:有甲状腺功能减退病史半年,目前服用左甲状腺素钠片治疗;半年前服用激素后出现血糖水平偏高,未予药物治疗。

体格检查：血压 119/83mmHg（服用氯沙坦钾片），眼睑轻微浮肿，心肺及腹部检查无殊，双下肢浮肿。

中医症见：乏力明显，潮热面赤，口干，失眠，手足心热，头胀，下肢浮肿，腰酸，尿中大量泡沫，大便偏干，两日一行，舌暗红，少苔，脉弦细。

中医诊断：水肿病—风湿阴虚证。

西医诊断：①肾病综合征 IgA 肾病（系膜增生伴球性及节段性硬化、新月体形成占 15%）。②甲状腺功能减退。③类固醇性糖尿病。

治法：停用他克莫司胶囊，加用雷公藤多苷片（10mg/次，每日 3 次）祛风除湿，激素同前，中药每日一剂。

中医治则：祛风除湿，益气养阴，清热安神。

处方：黄芪 30g，太子参 15g，天冬 10g，麦冬 10g，五味子 10g，酸枣仁 15g，薏苡仁 30g，焦山楂 12g，桑寄生 30g，积雪草 30g，川芎 15g，14 剂，水煎服，每日一剂。

二诊：服药后，潮热、口干好转，仍有头胀，腰酸，夜尿多，舌暗红、少苔，脉细。尿蛋白＋＋，红细胞＋＋，24h 尿蛋白定量 2.1g，血肌酐 75μmol/L。

处方：上方加菊花 6g、杜仲 10g、山药 30g，14 剂，水煎服。

三诊：浮肿已消，睡眠好转，无潮热，仍有心烦，腰酸，舌脉同前，查尿蛋白＋＋，红细胞＋。

处方：改五味子 6g，加丹参 15g、菟丝子 20g，14 剂，水煎服。

四诊：腰酸乏力等症好转，无潮热面赤，夜寐可，舌淡苔白，脉沉细。查尿蛋白＋，红细胞－，24h 尿蛋白定量 0.67g。

处方：中药、雷公藤多苷片同前。甲泼尼龙片减至 12mg/次，每日一次。

后期患者随诊情况：2018 年 4 月开始患者尿蛋白转阴，24h 尿蛋白定量 0.13～0.32g，激素减量至 1 片/d 维持，中药治则同前，配合雷公藤多苷片。

2018 年 8 月来诊，诉时有腰酸乏力，做家务后明显，夜尿 2 次，小便清长，时有双下肢麻木，舌淡苔白，脉沉。查尿蛋白—，红细胞—，血肌酐 68μmol/L。

处方：黄芪 30g，川芎 15g，仙灵脾 20g，莪术 15g，积雪草 30g，芡实 10g，益智仁 10g，当归 10g，地龙 6g，丹参 10g，薏苡仁 30g，焦山楂 12g，白花蛇舌草 15g，28 剂，每日一剂。停用激素，雷公藤多苷片减至 2 片/d。

近期患者情况：患者多次查尿蛋白阴性。雷公藤多苷片已停用。中药以益气补肾活血为法，隔日一剂。

按语：患者临床上呈肾病综合征表现，故外院予足量激素治疗，但激素应用后出现类固醇性糖尿病，且就诊前 1 个月肾病综合征复发，再予半量激素加他克莫司胶囊治疗，而患者对他克莫司不能耐受，出现消化道不良反应。朱师审查患者病证后制订方案：半量激素（0.5mg/kg）＋雷公藤多苷片＋ARB＋中药，此即为 IgA 肾病的四联疗法,主要用于 IgA 肾病呈肾病综合征表现,经激素及中药分阶段治疗获效不著者,或根据临床病理判断,仅给上述治疗难以完全控制病情者,或对西药免疫抑制剂不能耐受者。患者辨证为"水肿病—风湿阴虚证",以风湿证候为主,故以雷公藤多苷片祛风除湿。雷公藤多苷片系是卫矛科雷公藤植物的根经提炼加工而成,主要功用是祛风除湿,活血化瘀。根据"风能胜湿"理论,可将雷公藤多苷片应用于肾炎的治疗。现代药理学研究证实,雷公藤多苷具有抗炎、免疫抑制等作用,主要抑制细胞免疫,阻止活化 T 细胞增殖,诱导 T 细胞凋亡。该患者阴虚内热证候明显,故以朱师经验方之"养阴清热方"(太子参、天冬、麦冬、五味子)为主方,合用活血通络、健脾祛湿等药物。朱师认为,糖皮质激素具阳热之性,有"助阳壮火"之功,《素问·六微旨大论》曰"亢则害,承乃制。制则生化,外列盛衰,害则病乱,生化大病",长期应用会破坏人体阴阳平衡,耗伤人体阴液,因其经归肾,而耗伤肾阴,损及元气。但在小剂量激素维持阶段,临床证型常向肾气虚证转化,此时宜以益气补肾温阳为主,故在该患者缓解期,以益气、温肾、活血为法。

学习要点:①IgA 肾病的中西医结合四联疗法适用于对西药免疫抑制剂不耐受的患者。②糖皮质激素有阳热之性,用药早期阶段多产生阴虚火旺证候,以养阴清热为法,小剂量维持阶段以益气温肾为法。

案例 5 (肾小球硬化比例近 60%,CKD 3 期,经 14 年治疗后肾功能仍稳定)

患者余××,男,47 岁,浙江衢州人,初诊时间 2005 年 12 月 26 日。

主诉:反复浮肿 1 年余。

病史:患者 2 多年前(2002 年 11 月)在无明显诱因下出现尿中泡沫增多,夜尿 2~3 次,未重视。近 1 个月来出现双下肢浮肿,劳累后加重,查尿蛋白+++,红细胞+;血肌酐 147μmol/L,血清白蛋白 29.2g/L,24h 尿蛋白定量 8.3g,肾小球滤过率 58.1ml/min。尿 NAG/Cr 16.83U/(g·Cr);尿渗透压 638mOsm/kg。泌尿系 B 超示:肾实质回声改变(左肾大小约 10.5cm×4.6cm×3.9cm,实质厚 1.2cm,右肾大小约 10.1cm×4.2cm×3.8cm,实质厚 1.2cm),右肾小囊肿。肾活检提示:IgA 肾病(系膜增生伴球性硬化)。病理如下:可见 18 个肾小球,其中 10 个小球球性硬化,其余肾小球病变为弥漫性系膜细胞轻中度增生,伴节段性内皮细胞成对,系膜基质中度增多。Masson 染色系膜区块状嗜复红蛋白沉积。肾间质片状纤维化(约 50%),硬化肾小球周围及间质中多灶性淋巴细胞、单核细胞浸润(>25%),肾小管上皮细胞浊肿、颗粒空泡变性(+),蛋白管型(+),红细胞管型(+),部分小血管壁增厚。IF:8 个小球;IgA++~+++系(粗分枝状)弥,IgG−,IgM−,C3++系(粗分枝状)弥 C4−,C1q−,F−。

既往史:有高血压病史 1 年,最高血压 150/90mmHg,间断服用美托洛尔片治疗,血压未测;否认肝炎、糖尿病等病史。

体格检查:血压 140/78mmHg,体重 52kg,心肺及腹部检查无殊,双下肢轻度浮肿。

中医症见:面色㿠白,体倦乏力,自汗,腰酸,尿中泡沫,浮肿劳累后加重,大便溏,舌苔白、有齿痕,脉沉涩。

中医诊断:水肿—肾气亏虚,风湿内扰兼血瘀证。

西医诊断:肾病综合征 IgA 肾病(系膜增生伴球性硬化)CKD 3 期。

治法:厄贝沙坦片(150mg/次,每日一次),甲泼尼龙片(40mg/次,每日一次),环磷酰胺注射液(0.4g/次,每月 2 次,静脉滴注),配合降血脂、补钙、抗血小板凝聚及中药治疗。

中药治则:补肾益气,祛风除湿兼活血通络。

处方:黄芪 30g,炒党参 15g,白术 10g,仙灵脾 10g,菟丝子 10g,桂枝 10g,泽泻 15g,茯苓 15g,积雪草 30g,莪术 15g,当归 12g,丹参 15g,徐长卿 15g,薏苡仁 30g,28 剂,水煎服每日一剂。

2005 年 2 月 17 日,治疗 1 个月后患者浮肿减退,体倦、自汗等症状好转,仍有腰酸乏力,尿中泡沫减少。查尿蛋白＋＋,红细胞＋,血肌酐 140μmol/L,血尿酸 413μmol/L,血谷丙转氨酶 29U/L,谷草转氨酶 25U/L,血清白蛋白 32.8g/L。血常规:白细胞计数 6.3×10^9/L,血红蛋白 127g/L,血小板计数 182×10^9/L。继续予激素加环磷酰胺注射液治疗。中药继以上方为基础治疗。

2005 年 3 月 14 日,浮肿消退,仍有腰骶部酸痛不适,夜寐差。查 24h 尿蛋白定量 0.56g,尿蛋白＋,红细胞＋,血清白蛋白 36.4g/L,血肌酐 123μmol/L。激素规律减量,继续予环磷酰胺注射液脉冲治疗。中药以补肾益气、活血通络为法。上方去桂枝、泽泻、徐长卿,加山药 15g、桑寄生 30g、夜交藤 15g。

2006 年 11 月开始,尿蛋白－～＋,红细胞－～＋,环磷酰胺总量 7.8g,停用。查血肌酐 96.7μmol/L,血清白蛋白 47.5g/L,尿酸 464.4μmol/L。激素减量至 12mg/次,每日一次,继予厄贝沙坦片(150mg/次,每日一次)。中药以补肾益气,活血祛瘀为法。方药如下:黄芪 30g,炒党参 15g,白术 10g,仙灵脾 10g,菟丝子 10g,当归 12g,丹参 15g,山药 15g,积雪草 30g,莪术 15g,水煎服,隔日一剂。

2007 年 4 月,查尿蛋白－,红细胞－～＋,血肌酐 83～110μmol/L,24h 尿蛋白定量 0.36g。停用激素及中药,以阿魏酸哌嗪片(100mg/次,每日 3 次)、厄贝沙坦片(150mg/次,每日一次)、阿托伐他汀钙片(10mg/次,每晚一次)维持治疗。

2011 年 12 月 28 日,因尿中泡沫及尿蛋白增多再次入院,患者于 1 个月前(2011 年 11 月 15 日)感冒后发现尿中泡沫增多,遂至当地医院查尿常规:蛋白＋

＋,红细胞＋＋。在我院住院期间,查 24h 尿蛋白定量 1.61g,肾小球滤过率 61ml/min。血生化:血清白蛋白 34.5g/L,血尿酸 481μmol/L,血肌酐 127μmol/L。尿渗透压 640mOsm/kg,尿 NAG/Cr 11.51U/(g·Cr)。予泼尼松龙片(25mg/次,每日一次)、氯沙坦钾片(50mg/次,每日一次)、雷公藤多苷片(20mg/次,每日 2 次)、别嘌醇片(0.1g/次,每日一次)、阿托伐他汀钙片(10mg/次,每晚一次),以及中药治疗。中医症见:困乏疲倦,口干舌燥,心烦,夜寐差,多梦,舌红少苔,脉细数。中医治以养阴益气,活血祛瘀。方药如下:生黄芪 30g,太子参 15g,麦冬 10g,天冬 10g,五味子 10g,川芎 30g,赤芍 10g,莪术 15g,丹参 15g,酸枣仁 15g,夜交藤 15g,白花蛇舌草 15g,水煎服,每日一剂。

2012 年 2 月 16 日,睡眠好转,仍有口干乏力,舌红少苔,脉细。查尿蛋白＋,红细胞＋＋;血肌酐 118μmol/L,血清白蛋白 36.1g/L,尿酸 412μmol/L。激素规律减量;雷公藤多苷片 20mg/次,每日 2 次;中药继以养阴益气,活血祛瘀为法治疗。

2012 年 4 月,查 24h 尿蛋白定量 0.65g,血肌酐 108μmol/L。尿常规:蛋白±,红细胞＋。

2013 年后,患者未再随访,停用中药及雷公藤多苷片,服用泼尼松龙片(5～10mg,每日一次)、氯沙坦钾片(50mg,每日一次),偶测血肌酐 98～115μmol/L,尿蛋白－～＋,红细胞－～＋。

2018 年 1 月 19 日就诊,查血肌酐 155.7μmol/L,尿蛋白＋,红细胞－。中医症见:头晕乏力,腰酸肢冷,尿中泡沫,纳可,眠可,时有腰痛,舌暗苔白,脉细涩。治以补肾益气,祛瘀通络兼以化浊。方药如下:黄芪 30g,莪术 15g,积雪草 30g,桃仁 6g,虎杖 15g,徐长卿 10g,川芎 15g,当归 10g,生白芍 15g,茯苓 15g,白术 10g,仙灵脾 10g,菟丝子 10g,水煎服,每日一剂。西药继以泼尼松龙片(5mg/次,每日一次)、氯沙坦钾片(50mg/次,每日一次)、别嘌醇片(0.1g/次,隔日一次)治疗。

2018 年 2 月 23 日,头晕、尿中泡沫好转,易疲劳,舌暗苔白,脉细涩。查血肌酐 133.2μmol/L,尿蛋白－,红细胞＋。改泼尼松龙片 5mg/次,隔日一次。中药继以上方为基础治疗。

2018 年 3 月 30 日,查尿蛋白－,红细胞－,血肌酐 120μmol/L。停用泼尼松龙片。继续以中药补肾益气、祛瘀通络治疗。后多次查尿常规:蛋白质－～±,红细胞－～＋,血肌酐 108～121μmol/L。

按语:该患者病程长,依从性可,长期在我院随诊,有利于对整个病程的观察治疗。患者 2005 年以肾病综合征起病,病理提示 IgA 肾病,但硬化小球较多,可推知患者在 2005 年前的数年已患慢性肾炎,初次治疗予足量激素加 CTX,在激素治疗过程中遵循起始量足、减量缓慢、长程维持的原则。但对于硬化小球较多的肾病综合征患者,足量激素治疗时要密切观察肾功能,部分患者足量激素应用后血肌酐水平会快速上升,此时要尽快撤减激素。该患者激素加 CTX 治疗后血肌酐水平缓慢下降,尿蛋白好转,故予激素长期维持。2011 年患者在上呼吸道感染诱因下,病情加重,感染好转后尿蛋白仍有 1.6g/24h,伴有血清白蛋白水平偏低,故再次予激素治疗,此次予半量激素加雷公藤多苷片的方案,疗效可,且无肝功能损伤、血白细胞计数下降等副作用。2018 年 1 月,患者血肌酐水平上升至 155.7μmol/L,但尿蛋白、尿红细胞无明显增加,加用中药补肾益气、活血通络治疗后,血肌酐水平下降并趋于稳定。在中医方面,肾病综合征可辨属于中医学"水肿"范畴。所有的肾病综合征患者初起均表现为大量蛋白尿、四肢困乏,因此风湿内扰是其辨证基础,结合临床症候和病理变化,又有伴气(阳)虚、阴虚和挟热、瘀的不同,故在辨证治疗中,祛风除湿是根本,在此基础上再辨证加减它药。激素及免疫抑制剂可以看作是强效的祛风湿药物,雷公藤多苷片具有较好的祛风湿、止痹痛的功效。根据朱师多年临床经验,IgA 肾病出现的肾病综合征表现,与其他非增殖性肾小球疾病所致的肾病综合征,在激素治疗后的证型转化规律方面略有差异,即肾阳虚证少且轻,所以治疗不温肾阳而补肾气,不用桂附而用党参、黄芪、仙灵脾。在该患者长达 14 年的病史过程中,不同的阶段中医证候不同,初期以风湿合并肾气亏虚为主,中期又以气阴两虚为主,后期以肾气虚伴瘀血为主,故治疗上有所不同,需明辨病机,有是证用是药,随证治之。

学习要点:①对于肾病综合征伴有肾功能不全患者,初期应用足量激素时要密切随访肾功能变化。②IgA 肾病病程长,不同疾病阶段证候不同,处方用药各异。③IgA 肾病以肾病综合征为表现者,与其他非增殖性肾小球疾病比较,肾阳虚证少且轻,所以治疗不温肾阳而补肾气。

案例 6 (IgA 肾病合并膜性肾病)

患者叶××,女,36 岁,浙江金华人,初诊时间 2017 年 9 月 12 日。

主诉:反复尿检异常 8 年,再发 9 个月。

病史:患者 8 年前因"化脓性扁桃体炎"同步出现尿色加深,在当地医院查尿蛋白++,红细胞+++/HP,考虑"慢性肾炎"。予盐酸贝那普利片加中药治疗,尿检转阴性,后门诊不规律随访。9 个月前自觉乏力,伴蛋白尿增多+++,红细胞+。至我院住院,查 24h 尿蛋白定量 1.58g,血肌酐 39.0μmol/L,肾小球滤过率149.0ml/min。血总胆固醇 6.28mmol/L,低密度脂蛋白 3.76mmol/L,血尿酸482μmol/L,血清白蛋白31.0g/L,乙肝三系均阴性。尿 NAG、尿渗透压无殊。肾活检提示:IgA 肾病伴膜性肾病。病理如下。光镜:可见 17 个肾小球,其中 1 个小球缺血性硬化,其余肾小球病变为弥漫性基底膜增厚伴系膜细胞、系膜基质轻度增生,节段性内皮细胞成对,足细胞肿胀,空泡变性,Masson 染色上皮下颗粒状嗜复红蛋白沉积,PAM 染色基底膜空泡变性伴钉突形成。肾间质少量纤维化,少量淋巴细胞、单核细胞浸润,肾小管少量萎缩,肾小管上皮细胞浊肿、颗粒、空泡变性(+),蛋白管型(+),红细胞管型(+),小血管未见明显病变。IF:4 个小球,IgA++系(分枝状)弥,IgG+++毛(颗粒状)弥,IgG1+++毛(颗粒状)弥,IgG2-,IgG3-,IgG4++毛(颗粒状)弥,IgM+系(分枝状)弥,C3+~++系(分枝状)弥,C4-,C1q+毛(颗粒状)弥,F+节,κ+++毛(颗粒状)弥,λ+++毛(颗粒状)弥。免疫组化(IHC):HBsAg-,HBcAg-,PLA2R++毛(颗粒状)弥。间接免疫荧光(IIF):Ⅳ型胶原蛋白 α_3 基底膜连续阳性,α_5 基底膜连续阳性,刚果红染色(-)。电镜:肾小球基底膜弥漫性增厚,830~970nm,上皮下大量电子致密物沉积,基底膜内颗粒状电子致密物沉积伴钉突形成、链环状改变及虫蚀样吸收,节段内皮细胞增生,系膜节段轻度增生,块状电子致密物沉积,足突广泛融合,微绒毛化。肾间质未见明显病变,肾小管溶酶体增多。

既往史:有"脂肪肝"病史。

体格检查:血压 137/92mmHg,心肺及腹部检查无殊,双下肢无浮肿。

中医症见:面色少华,腰酸疲乏,时有腰痛,夜寐可,尿中泡沫,大便干,舌稍红,少苔,脉细涩。

中医诊断:肾风—气阴亏虚,肾络瘀痹兼风湿证。

西医诊断:①IgA 肾病伴膜性肾病 CKD 1 期。②高尿酸血症。③高脂血症。④脂肪肝。

治法:半量激素(泼尼松龙片 30mg/次,每日一次)+ACEI+中药治疗。

中医治则:以益气养阴、活血通络、祛风除湿为法。

处方:黄芪 30g,太子参 30g,天冬 10g,麦冬 10g,五味子 10g,赤芍 15g,当归 12g,地龙 6g,桃仁 10g,徐长卿 15g,汉防己 10g,青蒿 10g,莪术 15g,白花蛇舌草 15g,水煎服每日一剂。

2017 年 12 月 25 日再诊:患者首诊后未按时随诊,至今激素未减量服用,4 天前当地医院复查发现血糖升高,空腹血糖 12.87mmol/L,伴眼部肿胀,眼压升高,再次就诊。血常规:白细胞计数 7.92×10^9/L,中性粒细胞百分比 59.3%,血红蛋白 147g/L,血小板计数 308×10^9/L。血生化:血清白蛋白 31.5g/L,血尿酸 $309\mu mol/L$,尿素氮 4.63mmol/L,血肌酐 $42\mu mol/L$,肝功能、血脂正常。糖化血红蛋白 8.9%。空腹血糖 13.2mmol/L,餐后 2h 血糖 24.55mmol/L。24h 尿蛋白定量 0.83g,肾小球滤过率 133.9ml/min。尿常规:蛋白质+,白细胞 0~1/HP,红细胞 0~1/HP。眼科会诊,测眼压,略升高。

中医症见:面色无华,腰酸乏力,口干目眩,手足心热,舌红少苔,脉弦细。

治疗:快速撤减激素至停用。继续予盐酸贝那普利片降低血压,辛伐他汀片调脂,加用胰岛素降低血糖,以及中药治疗。中医治以益气活血,养阴清热。

处方:黄芪 30g,太子参 30g,天冬 10g,麦冬 10g,五味子 10g,赤芍 15g,当归 12g,地龙 6g,桃仁 6g,莪术 10g,生地黄 15g,菊花 10g,枸杞子 15g,白花蛇舌草 15g,水煎服,每日一剂。

2018 年 1 月 23 日就诊:诉口干,目眩好转,仍有乏力,尿中泡沫,舌红少苔,脉弦细。24h 尿蛋白定量 0.7g,空腹血糖 4.3mmol/L,眼科复测眼压,较前好转。中药上方加用汉防己 10g。

2018 年 3 月 13 日就诊:诉易疲劳,时有口干,夜间偶有汗出,复查 24h 尿蛋白定量0.19g,血清白蛋白 38g/L,血肌酐 45μmol/L。尿常规:尿蛋白阴性,红细胞阴性,尿比重 1.020。治疗同前,中药仍以益气活血、养阴清热为法,以上方为基础治疗。

2018 年 6 月 28 日就诊:查 24h 尿蛋白定量 0.26g。

2018 年 8 月 30 日就诊:查血清白蛋白 38.3g/L,血肌酐 46μmol/L。尿常规:尿蛋白±,红细胞阴性,尿比重 1.025。

按语:该患者肾脏病史时间长,前期表现为 IgA 肾病在感染后同步血尿的表现,病理上见 IgA 系膜区沉积及系膜区电子致密物沉积,所以考虑该患者存在 IgA 肾病基础。近期出现的蛋白尿增多,以尿蛋白为主,红细胞基本阴性,病理提示膜性肾病改变(光镜见弥漫性基底膜增厚,Masson 染色上皮下颗粒状嗜复红蛋白沉积,PAM 染色基底膜空泡变性伴钉突形成。电镜见肾小球基底膜弥漫性增厚,830～970nm,上皮下大量电子致密物沉积,基底膜内颗粒状电子致密物沉积伴钉突形成、链环状改变及虫蚀样吸收),考虑近期蛋白尿增多为膜性肾病所致,电镜上可见虫蚀样吸收,提示膜性肾病有自发缓解的倾向。综上,诊断为 IgA 肾病伴膜性肾病,以 IgA 肾病为基础,膜性肾病已进入缓解期。因此,我们治疗以半量激素＋ACEI＋中药,但患者激素使用后出现类固醇性糖尿病、眼压高,不得不停用激素,以 ACEI＋中药治疗,患者尿检缓解仍较理想。在中医方面,患者以气阴两虚,阴虚内热,兼瘀血、风湿为表现,故治疗上以益气活血,养阴清热;病初有尿蛋白、尿中泡沫、困乏等风湿证候,加用徐长卿、汉防己等祛风除湿药;随着尿蛋白减少,风湿证候逐渐好转,后期治疗以益气养阴、活血通络为主。

学习要点:①IgA 肾病临床及病理表现多样化,近年发现合并膜性肾病的案例有增多趋势。②电镜对诊断及治疗意义重大。③虚、瘀、风湿为 IgA 肾病的主要证候,在病程过程中是动态变化的,初期往往以风湿为主,后期以虚、瘀为主。

膜性肾病

膜性肾病是导致成年人(尤其是 60 岁以上中老年人)肾病综合征最常见的肾病病理类型,其起病以蛋白尿、水肿为主,80%表现为肾病综合征,但其血栓、栓塞等并发症的发生率比较高。朱师认为,膜性肾病属于中医学"水肿""泡沫尿"范畴,病性为本虚标实之证。同时,朱师认为,膜性肾病的病位在"肾络"。脾肾气虚、脉络瘀滞则是膜性肾病的主要病机特点。她提出"膜性肾病肾小球基膜增厚、上皮细胞下弥漫的免疫复合物沉着,当属中医学理论中肾络瘀阻"的微观辨证,并认为肾络受损除了"瘀阻肾络"外,还存在"风伏肾络"的因素。其总的病机可概括为:气血津液亏乏,肾络空虚,行血无力,久则络脉郁滞,血脉瘀阻,肾络由虚而瘀,或伴有风邪扰肾,隐伏于肾络,总以本虚标实为病机特点。故治疗上主要从补肾益气、化瘀通络、祛风通络入手。

案例 1 (膜性肾病,中药治疗为主)

患者吴××,女,42 岁,浙江杭州人,初诊时间 2016 年 11 月 20 日。

主诉:双下肢浮肿 4 个月余。

病史:患者 4 个月前劳累后出现双下肢浮肿,未予重视,后逐渐加重。半个月前当地医院查尿蛋白＋＋＋,红细胞－。遂来我院住院,查血清白蛋白 35g/L,总胆固醇 5.71mmol/L,甘油三酯 3.08mmol/L,尿酸 418μmol/L,血肌酐 52μmol/L,血红蛋白 141g/L。尿渗透压 632mOsm/kg,尿 NAG/Cr 22.25U/(g·Cr);蛋白＋＋＋,尿比重 1.025,白细胞 7～8/HP,红细胞 6～7/HP。乙肝三系:乙肝表面抗体、e 抗体及核心抗体阳性,余阴性。24h 尿蛋白定量 3.61g,肾小球滤过率 122.9ml/min;血抗磷脂酶 A_2 受体抗体20.5RU/ml。双肾 B 超:双肾大小、形态正常。肾活检提示:①膜性肾病(Ⅰ期);②慢性肾小管间质病变(轻度)。病理如下:可见 29 个肾小球,其中 3 个小球球性硬化,其余肾小球病变为弥漫性基底膜增厚伴节段性系膜细胞、系膜基质轻度增生,足细胞肿胀,空泡变性,Masson 染色上皮下颗粒状嗜复红蛋白沉积,PAM 染色基底膜空泡变性。肾间质灶性纤维化(＜25%),灶性淋巴细胞、单核细胞、浆细胞浸润(＜25%),肾小管灶性萎缩(＜25%),肾小管上皮细胞浊肿、颗粒、空泡变性(＋),蛋白管型(＋),红细胞管型(＋),个别小动脉壁增厚伴灶性透明变性。IF:2 个小球,IgA－,IgG＋＋毛(颗粒状)弥,IgG1＋＋＋毛(颗粒状)弥,IgG2±,IgG3－,IgG4＋＋毛(颗粒状)弥,IgM－,C3＋＋毛

（颗粒状）弥，C4－，C1q－，F±，κ＋＋毛（颗粒状）弥。λ＋＋毛（颗粒状）弥；IIF：HBsAg－，HBcAg－，刚果红染色（－），消化后刚果红染色（－）。IHC：PLA2R＋＋毛（颗粒状）弥。

既往史：无殊。

体格检查：血压 132/75mmHg，眼睑无浮肿，心肺及腹部检查无殊，双下肢轻度凹陷性浮肿。

中医症见：眼睑浮肿，气短乏力，腰酸体倦，纳差，时有胸胁部胀满，口苦口疮，大便黏滞，舌淡，苔薄黄腻，脉沉涩。

中医诊断：水肿病—气虚血瘀兼湿热证。

西医诊断：①膜性肾病Ⅰ期。②慢性肾小管间质病变（轻度）。

治法：氯沙坦钾片（50mg/次，每日一次）加中药。

中医治则：补肾益气，活血通络兼清热利湿。

处方：黄芪 30g，地龙 6g，当归 10g，赤芍 6g，川芎 30g，丹参 10g，莪术 15g，积雪草 30g，半枝莲 15g，片姜黄 10g，垂盆草 30g，白花蛇舌草 30g，桃仁 6g，佛手 10g，苍术 10g，桑寄生 30g，14 剂，水煎服，每日一剂。

二诊：服药后患者口苦口疮好转，仍有肢体浮肿，乏力体倦，大便一日一行，舌脉同前。查尿蛋白＋＋＋＋，红细胞－。

处方：去半枝莲，加芡实 30g，14 剂。

三诊：患者气短乏力好转，纳可，无腹满腹胀，双下肢浮肿好转，大便成形，一日一行，舌淡薄黄，脉沉涩。尿常规：尿蛋白＋＋＋，红细胞－；24h 尿蛋白定量 3.04g；血清白蛋白 37.2g/L，尿酸 358μmol/L，血肌酐 61μmol/L。

处方：去片姜黄、垂盆草，加薏苡仁 30g，焦山楂 15g。

后期患者随诊情况：继续以上方为基础治疗，2017 年 3 月患者尿中泡沫减少，胃纳好转，自觉腰酸，双下肢无浮肿，舌淡苔白，脉沉涩。查 24h 尿蛋白定量 2.1g，尿蛋白＋＋；血清白蛋白 40g/L，尿酸 402μmol/L，血肌酐 59μmol/L。处方：加杜仲、牛膝以补益肝肾，继续守方。后尿蛋白情况逐渐好转，2017 年 11 月查尿常规：蛋白±；24h 尿蛋白定量 0.54g，血清白蛋白 46.5g/L，血肌酐 68μmol/L。患者诸证安稳。

按语：该患者临床表现为肾病综合征，但 24h 尿蛋白定量在 4.0g 以下，病理提示膜性肾病Ⅰ期，可暂缓免疫抑制剂，予 ARB 加中药治疗。朱师认为，膜性肾病的病位在"肾络"，具有"络气不足，肾络空虚""邪气滞络，易积成形"的络病特征。其病理特征——基底膜增厚伴有免疫复合物沉积阻塞，属于微观肾络瘀痹证，治疗当以活血通络为要。而膜性肾病又有病程长，易发于中老年人，存在正气不足，脾肾气虚，故膜性肾病以气虚血瘀证为主。该患者除了气虚血瘀证候外，还有湿热证候,表现为口苦口疮,大便黏滞,舌苔黄腻,故治以补肾益气,活血通络兼清热利湿,以朱师经验方——通络益气膜肾方(组成:地龙,赤芍,川芎,黄芪,当归,丹参,桃仁,薏苡仁,焦山楂,莪术,积雪草)加减治疗。二诊时热证好转,去半枝莲加芡实益肾固精。三诊时湿热好转,去姜黄、垂盆草,加薏苡仁、焦山楂健脾护胃。经1年治疗,患者24h尿蛋白定量控制在0.5g以下,诸证均好转。膜性肾病病程长,使用本方需久服才能有效,愈后还应继续服用(改为隔日一剂甚至每周2剂),以巩固疗效,防止复发。

学习要点:①膜性肾病病位在肾络,气虚血瘀是其主要病机特点,"通络益气膜肾方"是朱师治疗气虚血瘀型膜性肾病的经验方。②对于膜性肾病Ⅰ期,24h尿蛋白定量在4.0g以下者,可暂缓免疫抑制治疗,以中药治疗为主。

案例2(膜性肾病,中药联合激素和免疫抑制剂治疗)

患者王××,男,24岁,浙江上虞人,初诊时间2018年2月10日。

主诉:反复双下肢浮肿3年半。

病史:患者3年半前(2014年7月)劳累后出现双下肢浮肿,伴尿中泡沫多,腰酸乏力,当地医院查肝功能异常同时伴有蛋白尿,24h尿蛋白定量6.68g,血清白蛋白31g/L。乙肝三系提示:乙肝表面抗原、e抗体、核心抗体阳性,余阴性;乙肝病毒DNA $5.68×10^6$ U/ml。遂于2014年8月行肾活检,提示:膜性肾病Ⅱ期。予恩替卡韦片抗乙肝病毒,氯沙坦钾片降尿蛋白治疗4个月,尿蛋白仍较多,24h尿蛋白定量4.57g,浮肿未好转。2015年1月,加用泼尼松龙片(6片/次,每日一次)及他克莫司胶囊(1mg/次,每日2次),配合恩替卡韦片抗乙肝病毒治疗,浮肿逐渐好转,查24h尿蛋白定量减少。2015年6月,查24h尿蛋白定量2.53g。8月,查24h尿蛋白定量1.15g,但出现肝功能异常,查血谷丙转氨酶145U/L,谷草转氨酶98U/L,予停他克莫司胶囊,以抗病毒＋ARB＋护肝＋泼尼松龙片(3片/次,每日一次)治疗;至2015年10月,24h尿蛋白定量0.89g,后激素逐渐撤减。门诊定期随诊,查尿常规:尿蛋白＋＋～＋＋＋。10天前患者双下肢浮肿再发,伴小便泡沫增多,查24h尿蛋白定量6.68g。于2018年2月来我院住院,朱师予中药治疗。完善相关检查如下。尿常规:尿蛋白＋＋＋,红细胞－;血生化:谷丙转氨酶22U/L,谷草转氨酶17U/L,血清白蛋白30.0g/L,总胆固醇6.41mmol/L,低密度脂蛋白3.96mmol/L,血尿酸267μmol/L,尿素氮3.48mmol/L,血肌酐52μmol/L,钾4.31mmol/L;24h尿蛋白定量6.75g,肾小球滤过率133.6ml/min;尿渗透压614mOsm/kg;尿足细胞阴性;尿NAG/Cr 15.5U/(g·Cr);乙肝病毒DNA:低于检测限;血抗核抗体(ANA)、抗中性粒细胞胞质抗体(ANCA)均阴性;乙肝三系提示:乙肝小三阳;丙肝抗体阴性;双肾B超:双肾输尿管未见异常。重新病理阅片提示:光镜下可见21个小球,其中1个小球缺血性硬化,1个小球包氏囊增厚,其余肾小球为弥漫性基底膜增厚伴节段性系膜细胞、系膜基质轻度增生,足细胞肿胀,空泡变性,Masson染色上皮下颗粒状嗜复红蛋白沉积,PAM染色基底膜空泡变性伴钉突形成。肾间质灶性纤维化(<25%),灶性淋巴细胞、单核细胞、浆细胞浸润(<25%),肾小管灶性萎缩(<25%),肾小管上皮细胞浊肿、颗粒、空泡变性(+),蛋白管型(+),红细胞管型(+),个别小动脉壁增厚伴灶性透明变性。IF:4个小球,IgA—,IgG++毛(颗粒状)弥,IgG1++毛(颗粒状)弥,IgG2—,IgG3—,IgG4+++毛(颗粒状)弥,IgM—,C3+毛(颗粒状)弥,C4—,C1q—,F+,κ++毛(颗粒状)弥,λ++毛(颗粒状)弥;IIF:HBsAg—,HBcAg—,刚果红染色(—);IHC:PLA2R++毛(颗粒状)弥。电镜下示肾小球基底膜增厚,420~580nm,上皮下大量颗粒状电子致密物沉积伴少量钉突形成,系膜节段轻度增生,个别小块状电子致密物沉积,足突广泛融合,微绒毛化。肾间质未见明显异常,肾小管溶酶体增多。
病理诊断:膜性肾病(Ⅰ—Ⅱ期)。

既往史:有乙肝小三阳病史,免疫抑制治疗时开始服用恩替卡韦至今。

体格检查:血压135/84mmHg,眼睑无浮肿,心肺及腹部检查无殊,双下肢轻度浮肿。

中医症见:乏力气短,腰酸体倦,四肢不温,昼日困倦,动则汗出,夜尿频数,3~4次/夜,尿多泡沫,胃纳差,大便稀,舌淡苔白,脉沉细涩。

中医诊断:水肿病—气虚血瘀证。

西医诊断:①膜性肾病Ⅰ—Ⅱ期。②慢性乙型病毒性肝炎。③高尿酸血症。④高脂血症。

治法:足量激素(泼尼松龙片60mg/次,每日一次),恩替卡韦片抗乙肝病毒,贝那普利片降压护肾,以及抗血小板、降血脂、降尿酸,中药治疗。

中医治则:益气固肾,活血通络。

处方:黄芪60g,地龙10g,当归10g,赤芍6g,川芎30g,丹参10g,莪术15g,积雪草30g,片姜黄10g,垂盆草30g,薏苡仁30g,焦山楂15g,芡实30g,徐长卿15g,鸡血藤15g,补骨脂15g,桑寄生30g,14剂,水煎服,每日一剂。

二诊:服药后大便成形,一日一行,困倦、汗出好转,夜尿2次,仍有肢体浮肿,腰酸乏力,舌脉同前。查尿蛋白+++,红细胞—。

处方:上方继服14剂。

三诊:患者腰酸乏力好转,纳可,二便调,双下肢轻度浮肿,舌淡苔白,脉沉涩。尿蛋白+++,红细胞8~10/HP;24h尿蛋白定量3.64g;血清白蛋白33.2g/L,尿酸408μmol/L,血肌酐65μmol/L。

处方:去补骨脂,加桃仁 6g,14 剂。

四诊:患者略有腰酸乏力,活动后出汗多,思虑重,夜寐欠安,多梦,夜尿 1~2 次,双下肢不肿,舌脉同前。尿蛋白++,红细胞-。

处方:上方加益智仁 10g、酸枣仁 15g,14 剂。

五诊:仍略感体倦乏力,夜寐欠安,昼日困倦,舌脉同前。尿蛋白++,红细胞 8~10/HP;24h 尿蛋白定量 2.8g;血清白蛋白 35.7g/L,尿酸 321μmol/L,血肌酐 72μmol/L,肝功能正常。

处方:上方加生龙骨 30g,14 剂。激素减量,泼尼松龙片 50mg/次,每日一次,余治同前。

后期患者随诊情况:继续以上方为基础治疗,配合降血压、降血脂、降尿酸等治疗,激素规律减量。2018 年 7 月,患者尿中泡沫明显减少,无明显不适,查 24h 尿蛋白定量 1.02g,尿蛋白+;血清白蛋白 39.8g/L,尿酸 340μmol/L,血肌酐 61μmol/L。2019 年 3 月,停用激素,查尿蛋白阴性,24h 尿蛋白定量 0.27g,中药改为隔日一剂,以巩固治疗。

按语:该患者临床表现为肾病综合征,24h 尿蛋白定量在 4.0g 以上,曾以激素加他克莫司胶囊治疗好转,但服用他克莫司胶囊出现肝功能异常的副作用,且停用激素后病情复发。患者虽有乙肝,曾有乙肝病毒复制,但肾病理上无继发性膜性肾病表现,且无乙肝抗原沉积,故乙肝病毒相关性肾炎依据不足,重新阅片后仍考虑原发性膜性肾病。此次就诊为病情复发,临床上仍呈肾病综合征表现,患者曾用他克莫司胶囊后出现肝脏损伤,故免疫抑制剂应用较困难。朱师综合患者的临床表现、病理结果,制定方案如下:足量激素+ACEI+中药为主。在中医方面,如案例 1 所述,膜性肾病病位在肾络,"气虚血瘀"为其基本的病机特征,在此基础上可合并有痰湿瘀络、风伏肾络、风湿扰络。朱师认为,膜性肾病患者的 24h 尿蛋白定量大于 4.0g,除气虚血瘀证外,往往会同时合并风湿扰络证,在益气活血的基础上酌情加用祛风除湿药(如徐长卿、汉防己、穿山龙),或雷公藤多苷片,并予西药他克莫司、环磷酰胺等,故该患者以"补阳还五汤"为基本方加减,方中以大剂量黄芪大补元气,使气旺以促血行;当归活血通络养血,赤芍、川芎、桃仁活血祛瘀。该患者病初有大便溏,故未用桃仁,以丹参活血通络,积雪草活血消癥;地龙祛风活络,利尿消肿。该患者除气虚证外,还表现为肾阳虚馁、肾精不固,故方中合用芡实、补骨脂、益智仁等益肾固精之品。该患者兼有风湿扰络证候,故合用徐长卿、鸡血藤,且方中地龙兼有祛风作用。合用薏苡仁、焦山楂,健脾和胃消食。垂盆草配片姜黄,疏肝清热,利湿退黄,为朱师常用保肝护肝之药对。该患者经激素配合 ACEI 及中药治疗后,浮肿消退,尿蛋白逐渐好转至转阴性,患者诸证安稳。需要指出的是,国外临床研究提示,膜性肾病需激素联合免疫抑制剂治疗,单用激素治疗效果不显著。改善全球肾脏病预后组织(KDIGO)指南推荐,治疗膜性肾病需激素联合环磷酰胺或他克莫司治疗。该患者肾病综合征第二次发作,单以激素加中药,未用免疫抑制治疗,效果显著。朱师在治疗膜性肾病部分病例时,选用激素加雷公藤方案,或中药加雷公藤方案也能获得较好疗效,所以中药在膜性肾病治疗中的地位非常重要,值得今后行随机对照试验研究来证实。

学习要点:①当膜性肾病患者 24h 尿蛋白定量＞4.0g 时,除气虚血瘀证外,同时合并风湿扰络证,需加用祛风除湿药。②虽然国外研究表明,治疗膜性肾病需激素联合免疫抑制剂,单用激素治疗无效,但该病例以激素加中药仍得到完全缓解。③中药在膜性肾病治疗中的地位非常重要。

过敏性紫癜性肾炎

过敏性紫癜是以皮肤紫癜、出血性胃肠炎、关节炎及肾脏损害为特征的综合征。过敏性紫癜的基本病理变化是全身性弥漫性小血管炎,肾脏的主要病理变化为伴有 IgA 沉积的系膜增生性病变,病理上与 IgA 肾病难以鉴别,确诊需结合临床。过敏性紫癜属中医学"血证"范畴。朱师认为,过敏性紫癜性肾炎的发病机制是风热之邪袭表,热毒深入血分,热壅血瘀,血不循经,溢于脉外,分为热、瘀、虚三个方面,急性期与迁延期两个阶段。患者在迁延期的病程中可再次感邪,出现急性发作。急性期以毒热迫血妄行证为主,而迁延期以气阴两虚为主。

案例 1 （轻症紫癜,中药治疗为主）

患者章×,女,31 岁,浙江杭州人,初诊时间 2017 年 5 月 12 日。

主诉:反复双下肢皮疹伴尿检异常 1 个月余。

病史:患者 1 个月前进食海鲜后出现双下肢皮肤暗红色皮疹,局限于皮面,压之不褪色,至皮肤科就诊,诊断为过敏性紫癜,予氯雷他定片、复方芦丁片治疗,并查尿常规,提示尿蛋白＋,红细胞＋＋,遂转入肾科治疗。门诊查 24h 尿蛋白定量 0.36g,血肌酐 56.5μmol/L,肾小球滤过率 109.6ml/min;尿蛋白±,红细胞＋＋＋,尿渗透压 694mOsm/kg,尿 NAG/Cr 5.4U/(g·Cr),尿足细胞检测阴性。血常规:白细胞计数 $5.9×10^9$/L,中性粒细胞百分比 69.3%,血红蛋白 127g/L,血小板计数 $248×10^9$/L。双肾 B 超提示双肾大小正常,未行肾活检。

既往史:无殊。

体格检查:血压 103/61mmHg,咽红,眼睑浮肿,心肺及腹部检查无殊,双下肢皮肤见散在暗红色皮疹,双下肢无浮肿。

中医症见:眼睑浮肿,发热咽痛,皮肤紫斑,小便短赤,大便干,2 日一行,舌暗红有瘀斑,苔薄黄,脉细数。

中医诊断:血证(紫斑)—血热夹瘀证。

西医诊断:过敏性紫癜,紫癜性肾炎。

治法:中药治疗为主,余同皮肤科用药。

中医治则:清热散瘀,凉血止血。

处方:生黄芪 30g,水牛角 30g(先煎),生地黄 20g,女贞子 10g,牡丹皮 10g,赤芍 10g,紫草 10g,蝉衣 6g,白茅根 30g,荠菜花 30g,茜草 15g,白花蛇舌草 15g,14

剂,水煎服,每日一剂。

二诊:服药后患者咽痛好转,皮疹颜色变淡,伴有口干、乏力,大便软,一日一行,仍有尿色赤,舌脉同前。查尿蛋白±,红细胞++。

处方:加太子参15g,14剂。

三诊:皮疹消退,无咽痛,眼睑无浮肿,尿色转淡,舌质暗红,苔薄,脉细数。查尿蛋白-,红细胞+,24h尿蛋白定量0.28g,血肌酐51μmol/L。

处方:去蝉衣,改水牛角15g,14剂。

四诊:诸证均好转,仍时有口干、乏力,舌暗少苔,脉细。查尿蛋白-,红细胞+。

处方:上方加桑寄生15g。

按语:该患者尿蛋白少(24h尿蛋白定量<0.5g),以血尿为主,属于轻症紫癜,故以中药治疗为主。朱师认为,过敏性紫癜性肾炎分为热、瘀、虚三个方面,急性期与迁延期两个阶段。患者在迁延期的病程中可再次感邪,出现急性发作。急性期多以毒热迫血妄行证为主。该患者有发热咽痛、皮肤紫斑、小便短赤、苔黄、脉数等血热妄行证候,故应清热利尿,凉血止血。同时,患者有舌暗红有瘀斑等瘀血证候,且"离经之血即为瘀",故应配合活血散瘀之法,采用朱师经验方——"凉血止血紫癜方"治疗。该方系犀角地黄汤基础上加减而成,具有凉血止血、活血散瘀之功,是过敏性紫癜急性期的常用处方。二诊时患者有气阴两伤,故合用太子参。三诊时热象减,风热证候消除,故去蝉衣减水牛角量。四诊时合用桑寄生以补益肝肾。

学习要点:①轻症紫癜可单以中药治疗,急性期以毒热迫血妄行证为主。②热毒证候好转,继之易出现气阴两虚或伴有肾虚证候。

案例2 (中症紫癜,中西医结合治疗)

患者盛××,女,39岁,浙江嘉兴人,初诊时间2015年3月21日。

主诉:皮疹伴尿检异常3个月余。

病史:患者3个月前在无诱因下出现双下肢皮肤暗红色瘀斑、瘀点,压之不褪色,初伴有脐周疼痛,2天后缓解,无关节痛,至皮肤科就诊,查尿蛋白+,红细胞+++,诊断为"过敏性紫癜",予氯雷他定片、复方甘草酸苷片及中药治疗2个月余,皮疹反复发作,多次查尿蛋白+~++,红细胞+++。1个月前至当地医院住院,查尿蛋白++,红细胞+++,24h尿蛋白定量0.67g。肾活检提示:IgA肾病(系膜增生伴节段性新月体形成占11%),符合紫癜性肾炎。病理如下:13个肾小球,1个小球节段性细胞性新月体形成,1个小球节段性纤维细胞性新月体形成,1个小球球囊粘连,冰冻切片、HE染色可见4个肾小球,其余肾小球病变为弥漫性系膜细胞轻度增生伴节段性内皮细胞增生及个别炎症细胞浸润,系膜基质增生。肾间质少量纤维化,灶性水肿,少量淋巴细胞、单核细胞浸润,肾小管少量萎缩,肾小管上皮细胞浊肿、颗粒变性(+),蛋白管型(+),红细胞管型(+),肾小血管未见明显病变。IF:IgA+++系(分枝状)弥,IgG−,IgM++系(分枝状)弥,C3++系(分枝状)弥,C4−,C1q−,F++系(分枝状)弥。予氯雷他定片及福辛普利片治疗,紫癜好转。4 天前紫癜再次加重,并蔓延至双上肢及腹部,当地医院予泼尼松龙片(6 片/次,每日一次)治疗,后转入我院进一步诊疗。查 24h 尿蛋白定量 0.56g,血肌酐 52μmol/L,肾小球滤过率 125.8ml/min;尿蛋白+、红细胞+++,尿渗透压 722mOsm/kg,尿 NAG/Cr 15.04U/(g·Cr),尿足细胞检测阴性。血常规:白细胞计数 6.6×10⁹/L,中性粒细胞百分比 69.3%,血红蛋白 127g/L,血小板计数 248×10⁹/L;血总 IgE<100U/ml;血 ANA、ANCA 及体液免疫均正常,肾脏 B 超提示双肾无殊。

既往史:有慢性咽炎病史。

体格检查:血压 118/69mmHg,咽红,扁桃体Ⅰ度肿大,心肺及腹部检查无殊,双上肢、腹部及双下肢皮肤见散在红色皮疹,压之不褪色,伴色素沉着,双下肢无浮肿。

中医症见:咽喉肿痛,目赤,皮肤紫斑,小便黄赤,大便正常,舌暗红,苔薄黄,脉数。

中医诊断:血证(紫斑)—血热夹瘀证。

西医诊断:①过敏性紫癜,紫癜性肾炎,IgA 肾病(系膜增生伴节段性新月体形成占 11%)。②慢性咽炎。

治法:甲泼尼龙注射液(40mg/d),氯沙坦钾片(50mg/次,每日一次)及中药治疗。

中医治则:清热散瘀,凉血止血兼利咽消肿。

处方:黄芪 30g,水牛角 45g(先煎),生地黄 20g,女贞子 10g,牡丹皮 10g,赤芍 10g,紫草 10g,蝉衣 6g,白茅根 30g,荠菜花 30g,茜草 15g,白花蛇舌草 15g,黄芩 10g,7 剂,水煎服,每日一剂。

二诊:服药后患者仍有尿赤涩,皮疹明显减少,颜色变淡,咽痛好转,大便软,一日一行,舌暗红,苔薄黄,脉细数。查尿蛋白±、红细胞+++。

处方:上方加小蓟 15g,14 剂。激素改为泼尼松龙片,20mg/次,每日一次,口服,并规律减量(30 天减 1 片)。

三诊:皮疹消退,咽痛好转,伴有腰酸头晕,尿色转淡,无涩滞感,舌暗红,苔薄黄,脉细数。查尿蛋白±、红细胞+,24h 尿蛋白定量 0.32g,血肌酐 64μmol/L,尿足细胞检测阴性。

处方:去黄芩、蝉衣,加墨旱莲 30g,14 剂。

后期患者随诊情况:仍以上方为基础治疗 3 个月余,2015 年 7 月患者皮疹完全消退,再无新发皮疹;患者时有小便黄赤,感腰膝酸软,口干乏力,时有头晕头胀,咽痛,无发热,大便稀,舌暗淡,苔薄黄,脉细数。查尿蛋白－,红细胞＋。处方:黄芪 30g,女贞子 10g,赤芍 6g,白茅根 30g,白花蛇舌草 15g,桑寄生 30g,仙鹤草 30g,太子参 15g,生地黄 20g,牡丹皮 10g,蝉衣 6g,荠菜花 30g,杜仲 10g,北沙参 15g,大枣 15g,14 剂。泼尼松龙片已减至 5mg/次,隔日一次。后继在上方的基础上治疗,2015 年 9 月停用激素,单以中药治疗,多次查尿蛋白－,红细胞－～＋,紫癜再未发作。2016 年 7 月,停用中药,以六味地黄丸、阿魏酸哌嗪片等治疗。

2017 年 8 月 23 日,进食烧烤后感脐周疼痛,持续数日,皮肤无紫癜出现,无关节痛。当地医院查尿蛋白＋,红细胞＋,再次来诊。查大便隐血实验(±),尿足细胞＋,尿蛋白＋,红细胞＋＋,24h 尿蛋白定量 0.39g,血肌酐 61.4μmol/L。考虑腹型紫癜。

中医症见:腹部胀满,时有腹痛,大便不畅,质稀、黏滞、臭秽、口苦,舌质暗红,苔薄黄,脉濡数。

中医治以清化湿热,凉血止血兼健脾益气。

处方:黄芪 30g,苍术 10g,薏苡仁 30g,焦山楂 10g,茜草 15g,地榆 10g,生白芍 15g,当归 12g,生地黄 15g,川芎 15g,黄连 5g,黄芩 10g,熟大黄 3g,白茅根 30g,荠菜花 30g,14 剂。

2017 年 9 月 6 日,腹痛腹胀好转,大便成形、色黄,口苦,舌脉同前。查尿蛋白－,红细胞＋。处方:上方去熟大黄,继服 14 剂。

后继以健脾益气,祛湿清热为法调理 2 个月余,诸证安稳,多次查尿蛋白－,红细胞－～＋。

按语:患者临床上见蛋白尿伴红细胞尿,24h 尿蛋白定量虽然未超过 1.0g,但肾病理上活动性指标较多,表现为新月体占 11%、系膜细胞及内皮细胞增生,且单以抗组胺药物治疗,皮肤紫癜仍反复发作,故予糖皮质激素治疗。初诊时,患者表现为血热妄行兼有瘀血,故予清热散瘀、凉血止血治疗,以"凉血止血紫癜方"加减,使血热清、瘀热除、风热退。二诊时加用小蓟,凉血止血,利尿通淋。三诊时风热证候改善,故去黄芩、蝉衣,加用墨旱莲滋补肝肾,兼凉血止血。2015 年 7 月后患者皮疹完全消退,证候发生改变,由血热妄行转变为肝肾阴虚兼有下焦郁热,故治以补益肝肾,兼以凉血止血,清热利尿。2017 年 8 月,虽未有皮肤紫癜,但有腹痛、大便黑,尿蛋白及红细胞增多,考虑腹型紫癜,表现为大肠湿热及下焦郁热为主,故以泻心汤合用地榆散并配合养血和营、益气健脾药治疗,病情好转。

学习要点:①对于皮疹反复发作且病理较活跃的患者,需及时配合激素治疗。②对于过敏性紫癜患者,需加强宣教,嘱注意休息,确保饮食清洁。在患者就诊时,要多关注胃肠道症状,排除腹型紫癜。④腹型紫癜患者以大肠湿热为多见,常在泻心汤的基础上加用清热凉血药治疗。

案例3 （重症紫癜伴有急性肾损伤）

患者张××,女,63岁,浙江杭州人,初诊时间2018年5月29日。

主诉:双下肢皮疹伴尿检异常2个月。

病史:患者2个月前在无诱因下出现皮肤红色瘀点,不高出皮肤,压之不褪色,至皮肤科就诊,诊断为过敏性紫癜,并查尿常规,提示尿蛋白＋,红细胞＋＋,血肌酐水平正常(具体不详),予复方甘草酸苷片、复方芦丁片及抗组胺治疗后皮疹消退。1个月前因咽喉肿痛至当地医院就诊,诊断为"急性扁桃体炎",予头孢美唑及利巴韦林静脉滴注5天,咽痛好转,查尿蛋白＋＋,红细胞＋,血肌酐未测。1周前当地医院查血肌酐281.2μmol/L。我院查24h尿蛋白定量0.66g,血肌酐327μmol/L,肾小球滤过率13.7ml/min;尿蛋白＋＋,红细胞＋＋＋＋,尿渗透压337mOsm/kg,尿NAG/Cr 16.4U/(g・Cr),尿足细胞检测阳性(2/20HP)。血常规:白细胞计数4.33×10^9/L,中性粒细胞百分比71.2%,血红蛋白98g/L,血小板计数238×10^9/L。肾脏B超提示,双肾轮廓清晰,大小正常。肾活检提示:①IgA肾病(系膜增生伴球性、节段性硬化及新月体形成、节段性纤维素样坏死),符合紫癜性肾炎。②急性肾小管损伤。病理如下:16个肾小球,其中4个球性硬化,1个小球节段性细胞性新月体形成,2个小球大型细胞纤维新月体形成,4个小球节段性纤维细胞新月体形成伴1个小球节段性纤维素样坏死,余肾小球病变为弥漫性系膜细胞轻度增生伴节段性内皮细胞成对,系膜基质增多。肾间质纤维化、炎症细胞浸润、小管萎缩均低于25%,肾小管上皮细胞浊肿、颗粒、空泡变性(＋＋～＋＋＋),小区肾小管上皮细胞刷状缘脱落,小管坏死、再生,蛋白管型＋,红细胞管型＋,部分小动脉壁增厚伴灶性透明变性。IF:IgA＋＋系(分枝状)弥,IgG－,IgM＋系(分枝状)弥,C3＋＋系(分枝状)弥,C4－,C1q－,F＋系(分枝状)弥。

既往史:有高血压病史10余年,目前服用厄贝沙坦氢氯噻嗪片治疗,血压控制可。

体格检查:血压134/81mmHg,咽红,眼睑浮肿,心肺及腹部检查无殊,双下肢皮肤见散在暗红色皮疹,双下肢轻度浮肿。

中医症见:肢体浮肿,困乏体倦,出汗多,午后面赤,头晕目眩,耳鸣,口干,手足心热,咽痛,舌淡苔白,脉细数。

中医诊断:血证(紫斑),肾风病—气阴两虚,风湿内扰证。

西医诊断:①过敏性紫癜,紫癜性肾炎(IgA血管炎),急性肾损伤3级。②高血压。

治法:甲泼尼龙注射液(80mg/d,静脉滴注 7 天),改为泼尼松龙片(50mg/次,每日一次,口服);配合氨氯地平片(5mg/次,每日一次),以及降血压、护胃、补钙,中药治疗。

中医治则:益气养阴兼祛风湿。

处方:黄芪 30g,太子参 15g,天冬 10g,麦冬 10g,五味子 6g,当归 10g,川芎 15g,丹参 10g,薏苡仁 30g,焦山楂 15g,积雪草 30g,生地黄 20g,桑寄生 30g,7 剂。水煎服,每日一剂。

二诊:汗出、耳鸣、口干好转,仍有乏力疲倦,腰酸乏力,舌脉同前。查尿蛋白±,红细胞++,血肌酐 225μmol/L。

处方:加杜仲 15g,7 剂。

三诊:浮肿消退,仍有腰酸乏力,心烦,偶有失眠,舌质暗红,苔薄,脉细数。查尿蛋白±,红细胞++,24h 尿蛋白定量 0.28g,血肌酐 142μmol/L。

处方:上方加酸枣仁 15g、生龙骨 30g(先煎),14 剂。

四诊:睡眠、腰酸好转,仍时有口干、乏力,舌暗少苔,脉细。查尿蛋白-,红细胞+,血肌酐 83μmol/L。尿足细胞检测阴性。

处方:继以上方为基础治疗。

后期患者随诊情况:激素规律减量(半个月至 1 个月减 1 片),降压药调整为厄贝沙坦片。多次查尿蛋白-~±,红细胞-~+,皮疹未再发作。2019 年 6 月血肌酐 78μmol/L,停用激素,以中药治疗为主。

按语:该患者紫癜性肾炎较重,表现为新月体多,伴纤维素样坏死,尿足细胞检测阳性,这些均为肾脏活动性指标,故予大剂量激素治疗。患者伴有急性肾损伤 3 级,通过肾病理确定为急性肾小管坏死,考虑与利巴韦林有关。利巴韦林具有较强的肾毒性,可导致肾小管间质损伤。在中医方面,患者主要表现为气阴两虚、阴虚内热证候,大剂量激素应用后燥热愈加明显。该患者虽有风湿证,如新出现的浮肿伴困乏,肾病理的增殖性指标多,但已经予激素治疗,故未再应用祛风除湿药。患者急性肾小管损伤,伴有小管坏死、上皮细胞脱落、肾小管阻塞等病理改变。朱师认为,"虚"为肾小管损伤的基础,"瘀"为其损伤后的表现,故多从"气虚血瘀"入手,以补肾益气,活血通络为法。故主方在黄芪生脉饮的基础上加用活血益气固肾之品。应用较大剂量激素后,患者有烦热、失眠,故加用龙骨、酸枣仁镇静安神除烦。对于重症紫癜性肾炎患者,朱师主张予中西医结合治疗,前半程以大剂量激素或加用免疫抑制剂,以抑制血管炎性反应,抑制系膜、内皮增殖性病变,中医治疗主要是减轻激素的副作用,多以养阴益气、活血通络为主;炎症控制进入后半程后,以中药治疗为主,需观其脉证,随证治之。

学习要点：①对于重症紫癜性肾炎，需中西医结合治疗，初期予较大剂量激素或加用免疫抑制剂，配合中药减轻西药副作用。②对于急性肾小管坏死，中医辨证以"虚""瘀"为主。

慢性肾功能衰竭

慢性肾功能衰竭是由各种病因引起肾脏损害和肾功能进行性恶化的结果。无论病因如何,当肾小球滤过率(GFR)逐步下降到一定程度时,临床上可以出现一系列全身症状或代谢紊乱组成的临床综合征,如乏力、贫血、代谢性酸中毒、水电解质紊乱、食欲减退、恶心等。本病属中医学"慢性肾衰""关格""溺毒""虚劳""肾劳"等范畴。朱师认为,慢性肾衰的主证为虚、瘀、风湿、浊毒,在此四大主证中,虚、瘀为必备之证。另外,慢性肾衰还可伴有兼夹证,分别为水饮、痰热、燥屎、肝风等。需重视慢性肾功能不全基础上的急性肾损伤,并积极寻找可逆因素。

案例 1 (慢性肾功能衰竭急性加重)

患者罗××,男,68 岁,浙江杭州人,初诊时间 2013 年 6 月 13 日。

主诉:发现血肌酐水平升高 6 年,加重 1 个月。

病史:患者 6 年前(2007 年 8 月)体检发现血肌酐 126μmol/L,尿蛋白＋,血压 140/90mmHg,未予重视。后每年体检血肌酐浓度在 120μmol/L 至 146μmol/L 波动(末次体检时间 2011 年 9 月,血肌酐 146μmol/L),2012 年未体检。1 个月前(2013 年 5 月 1 日)感乏力口干,纳差,体倦,社区卫生院查血肌酐 603μmol/L,患者无发热,无腹泻,无少尿。2013 年 5 月 7—31 日来杭州市中医院肾内科住院,查 24h 尿蛋白定量 0.98g,胱抑素 C 4.14mg/L,肌酐清除率 17.0ml/min,GFR 10.2ml/min,尿 NAG/Cr 17.0U/(g·Cr);血肌酐 400～500μmol/L;空腹血糖 5.42mmol/L,餐后 2h 血糖 11.21mmol/L;尿渗透压 414mOsm/kg;血甲状旁腺素 51.5pg/ml;尿常规:蛋白＋,红细胞－;血常规:白细胞计数 7.6×10⁹/L,中性粒细胞百分比 67.4%,血红蛋白 105g/L,血小板计数 168×10⁹/L;血 ANA、ANCA、体液免疫、免疫固相电泳、血尿轻链蛋白均无殊;双肾 B 超:慢性肾脏病,左肾多发细小结石,右肾多发囊肿(左肾 9.9cm×4.6cm×4.3cm,实质厚 1.2cm,散在分布数枚直径在 0.3cm 以下的强回声光斑;右肾大小约 9.4cm×4.6cm×4.4cm,实质厚 1.2cm,中极与下极可见 1.2cm 和 1.4cm 囊性无回声区,实质回声偏粗偏强,分布欠匀,皮髓分界欠清)。建议患者行肾活检,患者拒绝。予多糖铁复合物胶囊、碳酸氢钠片、复方 α-酮酸片、百令胶囊等非透析治疗。患者求朱师中医治疗,当日查血肌酐 443μmol/L,血尿酸 377μmol/L,尿蛋白＋,红细胞－。

既往史:既往有痛风性关节炎病史 7 年,间断服用降尿酸药物,疼痛时服用双氯芬酸钠缓释片。有高血压病史 1 年,服用氨氯地平片治疗,血压控制可。4 个月前因尿道感染应用依替米星注射液治疗 3 天。

体格检查:血压 130/82mmHg,慢性病容,面色萎黄,心肺及腹部检查无殊,下肢轻度浮肿。

中医症见:体倦乏力,腰膝酸痛,口干舌燥,手足心热,偶盗汗,胃脘不适,偶有恶心泛酸,肌肤甲错,纳差,舌暗苔白,脉细涩。

中医诊断:溺毒—气阴两虚,肾络瘀痹证。

西医诊断:①慢性肾脏病急性加重,CKD 5 期;肾性高血压;肾性贫血。②糖耐量异常。③痛风性关节炎。

治法:西药降血压、降尿酸、复方 α-酮酸片,中药治疗。

中医治则:益气养阴,活血祛瘀兼化浊。

处方:黄芪 30g,地龙 6g,当归 10g,赤芍 6g,川芎 30g,丹参 10g,薏苡仁 30g,焦山楂 12g,莪术 15g,积雪草 30g,太子参 15g,天冬 10g,麦冬 10g,五味子 15g,六月雪 30g,仙灵脾 10g,海螵蛸 30g,14 剂,水煎服,每日一剂。

二诊:仍体倦乏力,腰膝酸软,手足心热及口干好转,胃脘不适,偶有泛酸,纳差,舌脉同前。检验:血肌酐 373μmol/L,尿素氮 16.2mmol/L,尿酸 388μmol/L。

处方:去五味子,加山药 30g,14 剂。

三诊:体倦乏力好转,仍腰膝酸软,无手足心热,胃脘不适好转,偶有泛酸,纳差,舌脉同前。检验:血肌酐 325μmol/L,尿素氮 17.4mmol/L,尿酸 397μmol/L,血钾 5.02mmol/L;血常规:白细胞计数 7.4×10⁹/L,中性粒细胞百分比66.8%,血红蛋白 117g/L。

处方:继前方治疗,14 剂。

四诊:体倦乏力好转,劳累后仍腰膝酸软,胃纳好转,大便干,舌暗苔白,脉细涩。检验:血肌酐 315μmol/L,尿素氮 16.21mmol/L,尿酸 399μmol/L,血钾4.47mmol/L。

处方:去赤芍,加熟大黄 3g,14 剂。

五诊:轻度体倦乏力,偶腰膝酸软,无手足心热及盗汗,纳差,舌暗苔白,脉细涩。检验:血肌酐 307μmol/L,尿素氮 16.96mmol/L,尿酸 448μmol/L。

处方:继前方治疗,14 剂。

六诊:近日口干,夜间偶有盗汗,体倦腰酸,大便调,舌暗苔白,脉细涩。检验:血肌酐 283μmol/L,尿素氮 15.03mmol/L,尿酸 395μmol/L。

处方:上方加生地黄 20g,14 剂。

七诊:口干及盗汗好转,近日咽痛咽痒,干咳,舌暗苔薄黄,脉细数。检验:血肌酐 250μmol/L,尿素氮 17.5mmol/L,尿酸 384μmol/L。

处方:上方加蝉衣 6g、黄芩 10g,14 剂。

八诊：诸症安稳，偶有腰酸，无腰痛，时有口干，舌暗苔白，脉细涩。检验：血肌酐 223μmol/L，尿素氮 13.04mmol/L，尿酸 407μmol/L。

处方：黄芪 30g，地龙 6g，当归 10g，川芎 30g，丹参 10g，薏苡仁 30g，焦山楂 12g，莪术 15g，积雪草 30g，太子参 15g，六月雪 15g，仙灵脾 20g，熟大黄 3g，麦冬 10g，蒸五味子 6g，桃仁 6g，桑寄生 30g，14 剂。

后期患者随诊情况：继续以上方为基础加减治疗，血肌酐水平逐渐下降。2014 年 2 月查血肌酐 156μmol/L，诸症安稳。后定期复查血肌酐，在 138μmol/L 至 176μmol/L 波动。近期查血肌酐 168μmol/L，尿酸 407μmol/L，痛风未发作，血压控制可。

按语：患者既往有慢性肾脏病（CKD 3 期）病史，1 个月前发现血肌酐浓度升高至 600μmol/L，考虑慢性肾功能衰竭基础上的急性加重，需积极明确急性加重的原因。临床上可排除肾前性及肾后性因素，考虑肾性损伤，但因未行肾活检，故肾性损伤的原因未能明确。临床上患者未出现大量尿蛋白及红细胞，故无激素及免疫抑制剂应用指征。患者有慢性肾功能不全基础，肾功能损伤加重后，往往难以恢复至既往水平，需积极给予中西医治疗。该患者西医治疗主要是基础治疗，控制血压、尿酸，低蛋白饮食配合复方 α-酮酸片治疗。慢性肾衰的病理基础是肾纤维化，其病理改变以肾小球硬化、肾间质纤维化、细胞外基质积聚为主，这些病理形态学特点符合中医有关癥积的认识，即肾纤维化是发生在肾脏的微型癥积。而正虚邪瘀，痰瘀互结是肾微癥积的病机本质。肾风—肾虚—肾痹（肾络瘀痹）—肾微癥积（体）—肾劳（用）—溺毒是慢性肾衰病机的演变规律。正虚邪实贯穿于本病的始终，邪实伤正，因虚致实，两者互为因果，形成恶性循环，反复发作，逐渐加重，而致终末期肾病。该患者虚证以气阴两虚为主要表现，如体倦乏力，腰膝酸软，手足心热，盗汗，脉细。"久病必瘀"，故实证表现为肾络瘀阻，如肌肤甲错、腰痛、脉涩等证候。另外，朱师认为急剧出现的血肌酐、尿酸水平升高系中医"浊毒"，应配合祛湿化浊治疗，故治疗以益气养阴，活血祛瘀，兼以化浊和胃。以补阳还五汤、黄芪生脉饮、复方积雪草汤三方合用，并加用六月雪、熟大黄清热利湿、化浊解毒，以及焦山楂、海螵蛸抑酸和胃。经过 1 年的中药治疗，患者症状改善，血肌酐浓度逐渐下降至 160μmol/L 左右，并保持长期稳定。补阳还五汤是朱师比较推崇的治疗慢性肾脏病气虚血瘀的代表方，临床上多用于慢性肾衰、膜性肾病、局灶节段性肾小球硬化症等。复方积雪草汤活血消癥，解毒消肿，用于肾络瘀痹诸证。

学习要点：①"虚""瘀"为慢性肾衰的必备证，常伴有"浊毒"。②慢性肾炎进入肾功能不全阶段，是一个由"体"及"用"的过程，疾病的内涵将发生改变，治疗更多是维持"用"。③补阳还五汤及复方积雪草汤是治疗慢性肾功能衰竭的常用处方。④需重视慢性肾功能不全基础上的急性肾损伤，积极寻找可逆因素。

案例2 （慢性肾衰竭伴风湿证候）

患者褚××,男,48岁,浙江金华人,初诊时间2017年3月13日。

主诉:头晕伴双下肢浮肿3年,加重1个月。

病史:患者3年前在无明显诱因下出现头晕、乏力,伴有双下肢轻度浮肿,当地医院查血压160/94mmHg,并查血肌酐176μmol/L,血尿酸507μmol/L,尿蛋白＋,红细胞＋,双肾B超提示肾脏缩小(具体不详),予非洛地平片降血压及阿魏酸哌嗪片、百令胶囊护肾等治疗,后查血肌酐150～172μmol/L,尿蛋白±～＋,红细胞＋～＋＋。1个月前浮肿加重,伴尿中泡沫增多,纳差,困乏,查血肌酐193μmol/L,尿蛋白＋＋,红细胞＋。今患者来朱师门诊求中医治疗。查24h尿蛋白定量1.28g,血肌酐186μmol/L,GFR 37.2ml/min;尿渗透压514mOsm/kg;血甲状旁腺素151.2pg/ml;尿常规:蛋白＋＋,红细胞＋＋,异形红细胞百分比75%;血ANA、ANCA,体液免疫,血尿轻链蛋白均无殊;双肾B超:慢性肾脏病(左肾大小约9.4cm×4.2cm×3.9cm,实质厚1.0cm;右肾大小约9.2cm×4.1cm×3.7cm,实质厚0.9cm,实质回声偏粗偏强,分布欠均匀,皮髓分界不清)。

既往史:有高血压病史3年,服用非洛地平片治疗,血压控制可。

体格检查:血压132/80mmHg,面色萎黄,心肺及腹部检查无殊,下肢轻度浮肿。

中医症见:倦怠困乏,腰膝酸痛,纳差,头晕头胀,尿中泡沫增多,大便干,舌暗苔白腻,尺脉沉涩。

中医诊断:慢性肾衰—肾虚血瘀,风湿内扰兼肝风证。

西医诊断:①慢性肾小球肾炎,CKD 3期;肾性高血压。②高尿酸血症。

治法:西药非洛地平片降血压,非布司他片降尿酸,加中药及雷公藤多苷片(10mg/次,每日3次)祛风除湿。

中医治则:补肾活血,祛风除湿兼平肝。

处方:黄芪30g,当归10g,川芎30g,牛膝12g,桑寄生30g,积雪草30g,熟大黄3g,桃仁10g,莪术15g,汉防己15g,徐长卿15g,白芍30g,炒白术15g,枸杞子10g,白菊花10g,珍珠母30g(先煎),14剂,每日一剂。

二诊:头晕头胀好转,仍有腰酸乏力,口干,尿中泡沫,大便畅,舌脉同前。查血肌酐178μmol/L,尿酸402μmol/L;尿蛋白＋,红细胞＋＋。

处方:上方加太子参15g,14剂。

三诊:无头晕头胀,倦怠乏力好转,尿中泡沫减少,仍有腰酸,舌淡苔白,脉沉。查血肌酐161μmol/L,尿酸408μmol/L;24h尿蛋白定量0.43g,GFR 52.7ml/min;

尿蛋白＋,红细胞＋。

处方:去珍珠母,加杜仲 15g、仙鹤草 30g,14 剂。

四诊:腰酸乏力好转,无头晕,纳可,二便调,舌淡苔白,脉沉。查血肌酐 163μmol/L,尿酸 378μmol/L;尿蛋白±,红细胞－。

处方:去汉防己、桃仁,改雷公藤多苷片(1 片/次,每日 2 次)。

后期患者随诊情况:继续以上方为基础加减治疗,配合雷公藤多苷片。查血肌酐 148～165μmol/L,尿蛋白－～±,红细胞－～＋,血压平稳,尿酸水平正常。

按语:患者 24h 尿蛋白定量在 1g 以上,且伴血尿,但慢性肾脏病时间长,肾脏萎缩,失去肾活检机会,且无激素应用指征,故以中医治疗为主。"虚""瘀"为慢性肾衰的基本证候特征,该患者表现为肾气不足、肾络瘀痹,故以复方积雪草汤加黄芪益气活血消癥。在"虚""瘀"的基础上可伴有风湿证,风湿证会在病程中某一阶段出现,加重病情。朱师认为风湿证的出现多与机体"失和"有关,或失于"寒温和""营卫和""血气和""志意和""饮食和","失和"后原有的机体平衡被打破,风湿趁虚而入。方中以防己黄芪汤加徐长卿、雷公藤(雷公藤多苷片代替),益气祛风除湿。风湿证的出现会加快肾功能不全进展,尤其合并有肝风,内风与外风相结合,风盛则动,可使病情加速进展。朱师认为,当外风合内风时,不能单独祛风,应配合滋补肝肾药物,使肝血充足、肾气旺盛、阴阳调和,则风宜除,所以在祛风除湿、平肝熄风的基础上,以牛膝、白芍、当归、桑寄生、枸杞子补肾养肝和血。

学习要点:①风湿证的出现会加快肾功能不全进展,需积极治疗。②风湿证多由机体"失和"所致。③当外风合内风时,不能单独祛风,应配合滋补肝肾药物。

老年慢性肾炎

慢性肾小球肾炎是由多种原因、多种病理类型组成的原发于肾小球的一组疾病。老年慢性肾炎是老年人这一特殊人群的慢性肾炎，其病程冗长，往往有一段时间的无症状期，呈缓慢进行性病程。尿常规检查有不同程度的蛋白尿，尿沉渣镜检常可见到红细胞，部分患者有程度不等的高血压，最终可致肾功能损害。慢性肾炎临床上以浮肿、腰酸、乏力等为主要症状，可参考中医学"水肿""虚劳""血尿"等文献记述。老年人群具有一定的特殊性，如基础疾病多、预期寿命短、对激素及免疫抑制剂不耐受、难以明确肾病理、现代医学无循证证据等，中西医治疗上均需制定个体化方案。

案例1（老年慢性肾炎，尿蛋白大于1g）

患者胡××，女，81岁，浙江杭州人，初诊时间2017年4月1日。

主诉：双下肢浮肿半年余。

病史：患者半年前在无明显诱因下出现双下肢轻度浮肿，伴有头晕乏力，腰酸，查尿蛋白＋＋＋，此后复查尿蛋白波动于＋＋至＋＋＋。曾间断服用雷公藤多苷片治疗，仍有双下肢浮肿。1周前至我院住院，查尿常规：蛋白＋＋，红细胞＋＋；24h尿蛋白定量1.54g，肾小球滤过率65.5ml/min，血肌酐78μmol/L，血清白蛋白30.6g/L。尿渗透压486mOsm/kg，尿NAG/Cr 15.13U/(g·Cr)，尿足细胞检测阴性。血轻链蛋白、血ANA及ANCA、肝炎系列均阴性。双肾B超：肾实质回声改变伴左肾结石（左肾大小的10.3cm×5.2cm×4.4cm，实质厚1.2cm；右肾大小约9.8cm×4.6cm×4.2cm，实质厚1.1cm，实质回声偏粗、偏强，分布欠匀，皮髓分界尚清，左肾集合系见数枚大者长约0.8cm的强光斑）。

既往史：有高血压病史3年，最高血压160/98mmHg，服用厄贝沙坦片、美托洛尔缓释片治疗，血压控制可。有慢性胆囊炎、胆囊结石病史30余年。

体格检查：血压116/63mmHg，面色萎黄，心肺及腹部检查无殊，下肢轻度浮肿。

中医症见：头胀，时有昏蒙，肢体麻木，夜寐差，腰酸痛，困乏，尿中泡沫，肢体浮肿，舌淡苔白，脉沉细涩。

中医诊断：慢肾风—肝肾亏虚，风湿内扰兼瘀血、肝风证。

西医诊断：①慢性肾小球肾炎，CKD 2期。②高血压2级，极高危。③左肾结石。④慢性胆囊炎伴胆囊结石。

治法:西药厄贝沙坦片降血压,阿托伐他汀钙片及氢氯吡格雷片抗动脉硬化、抗血小板等治疗;中药每日一剂。

中医治则:补益肝肾,祛风除湿兼平肝活血。

处方:黄芪30g,杜仲10g,桑寄生30g,山药30g,牛膝15g,当归10g,川芎15g,薏苡仁30g,焦山楂12g,积雪草30g,金樱子10g,芡实10g,三七3g,天麻9g,茯苓30g,生龙骨30g(先煎),猪苓10g,14剂,每日一剂。

雷公藤多苷片(10mg/次,每日2次),祛风除湿通痹。

二诊:头晕头胀及浮肿好转,仍有肢体麻木,腰酸乏力,大便干,尿中泡沫,舌脉同前。查血肌酐76μmol/L,血清白蛋白31.1g/L;尿蛋白++,红细胞++。

处方:上方加虎杖6g,14剂。

三诊:略有头晕,无头胀,无浮肿,仍感乏力,舌脉同前。查尿蛋白+,红细胞+,24h尿蛋白定量0.84g。

处方:去猪苓、生龙骨,加仙鹤草30g、大枣15g,14剂。

后期患者随诊情况:继以上方为基本方加减治疗,2017年10月查24h尿蛋白定量0.54g,血清白蛋白35.2g/L,尿蛋白+,红细胞+,血肌酐64μmol/L。雷公藤多苷片减量至10mg/次,每日一次。

按语:患者24h尿蛋白定量在1g以上,且伴血尿,肾功能正常,有肾活检指征,但患者为80岁以上的老年人,虽然基础疾病少,但肾活检风险较高,预期获益不多,故未予肾活检。老年慢性肾炎在现代医学中缺少循证证据,以个体化治疗为主。

朱师根据老年患者的病机特点,结合自己多年的临床经验,提出了"一涩、二消、三补"的治疗方法,简称"三步法"(详见第二部分)。"三步法"是针对老年慢性肾炎蛋白尿患者本虚标实、虚极精泄的病机特点,临床上通过对患者本虚和标实病机的辨证,将涩、消、补三步组合应用。该患者的病机为肝肾亏虚,风湿内扰兼瘀血、肝风。处方中金樱子、芡实、龙骨、仙鹤草收敛固涩,减少精微物质漏出(涩法);雷公藤祛风除湿,川芎、三七活血化瘀通络,针对风湿内扰兼瘀血的病机(消法);黄芪、杜仲、当归、桑寄生、山药补益肝肾,针对肝肾亏虚的病机(补法);另外,患者合并有肝风证,故予天麻、龙骨平肝潜阳熄风。

学习要点:①老年慢性肾炎"三步法"的临床应用。②老年慢性肾炎患者24h尿蛋白定量大于1g,一般需予雷公藤祛风除湿治疗。

案例2 (老年慢性肾炎,尿蛋白小于1g)

患者韩××,男,73岁,浙江宁波人,初诊时间2018年7月7日。

主诉:反复腰酸伴泡沫尿 4 年余。

病史:患者 4 年前感腰酸乏力,并发现尿中泡沫增多,无浮肿,当地医院查尿蛋白+、红细胞++,血肌酐 134μmol/L,予氯沙坦钾片、百令胶囊、阿魏酸哌嗪片及肾炎康复片等治疗,多次查尿蛋白±~+,红细胞+~++,血肌酐 128~145μmol/L,血尿酸 418~475μmol/L。近期劳累后感肢体困乏,腰酸痛,尿中泡沫增多,我院查尿蛋白++,红细胞+,24h 尿蛋白定量 0.81g,血肌酐 165μmol/L,尿酸 468μmol/L,血清白蛋白 38.6g/L,血脂正常,尿渗透压 428mOsm/kg,尿 NAG/Cr 12.3U/(g·Cr)。血常规:白细胞计数 5.7×10⁹/L,中性粒细胞百分比 64.2%,血红蛋白 107g/L,血小板计数 187×10⁹/L。尿足细胞检测阴性,血轻链蛋白、免疫固相电泳、血 ANA 和 ANCA 均阴性。B 超提示慢性肾脏病(左肾大小约 9.3cm×4.6cm×3.4cm,实质厚 1.0cm;右肾大小约 9.0cm×4.2cm×3.2cm,实质厚 0.9cm,实质回声偏粗、偏强,分布欠匀,皮髓分界不清)。

既往史:有高血压病史 3 年,最高血压 160/100mmHg,服用氯沙坦钾片治疗,血压控制可。无糖尿病、乙肝、痛风等病史。

体格检查:血压 146/73mmHg,慢性病容,心肺及腹部检查无殊,下肢轻度浮肿。

中医症见:困乏体倦,腰酸痛,时有便溏,尿中泡沫多,平素怕冷,动则汗出,舌暗少苔,脉细涩。

中医诊断:慢肾风——肾气亏虚,风湿内扰兼瘀血证。

西医诊断:①慢性肾小球肾炎,CKD 3 期。②高血压 2 级,极高危。

治法:西药氯沙坦钾片降血压,中药每日一剂。

中医治则:益气固精,祛风除湿,活血通络。

处方:黄芪 30g,仙灵脾 15g,熟地黄 20g,菟丝子 15g,当归 12g,金樱子 10g,芡实 10g,益智仁 10g,五味子 10g,汉防己 15g,徐长卿 10g,积雪草 30g,莪术 10g,防风 6g,14 剂,水煎温服,每日一剂。

二诊:服药 2 周后,患者感四肢温,无汗出,腰酸痛好转,劳累后尿中仍有泡沫,仍有疲劳,舌脉同前。复查尿蛋白+,红细胞++。

处方:上方去防风,加仙鹤草 30g、茜草炭 10g,14 剂。

三诊:尿中泡沫减少,困乏疲倦等症好转,二便调,尿蛋白+,红细胞+。仍以二诊时处方为基础加减治疗,2 个月时查 24h 尿蛋白定量 0.38g,尿蛋白-~±,红细胞-~+,血肌酐 138μmol/L。

按语:朱师认为,本虚标实、精微耗散是老年慢性肾炎患者共有的病机特点。该患者的本虚证:体倦、乏力、便溏、动则汗出等肺脾肾气虚表现,故予黄芪、仙灵脾、熟地黄、菟丝子、金樱子、芡实、益智仁等,以补肾健脾,益气固涩。标实证:24h

尿蛋白定量 0.81g,伴有泡沫尿,新近的困乏,符合风湿内扰证的特征,故予徐长卿、汉防己,以消风除湿;患者有腰痛、舌暗、脉涩,且血肌酐水平缓慢升高(朱师认为血肌酐水平缓慢升高,提示肾病理有肾小球硬化及肾间质纤维化情况,这些符合瘀血证的微观辨证,需考虑瘀血证的存在),提示有肾络瘀痹证,故予积雪草、莪术、川芎,以活血通络。二诊时,患者尿蛋白减少,但仍有尿红细胞,予仙鹤草、茜草炭收敛止血。后经 2 个月治疗后,患者诸证安稳,尿蛋白、尿红细胞好转,肾功能稳定。

学习要点: 老年慢性肾炎患者 24h 尿蛋白定量小于 1g,一般不予雷公藤治疗,以 ARB 加中药治疗,中医仍以"三步法"辨证论治。

肾小管间质性疾病

肾小管间质性疾病是指主要结构改变发生于肾脏的间质和小管,主要病理生理改变由小管结构和功能障碍引起的各种疾病。该病可伴有肾小球和血管结构及功能改变,并在较晚时期出现小球硬化。肾小管间质性疾病在慢性肾衰竭中占20%～24%,在急性肾功能衰竭中占10%～25%。该疾病散见于中医学"虚劳""痿证""慢性肾衰""溺毒"等病证中。朱师认为,慢性小管间质性疾病多以"虚""瘀"为主,"虚"以气阴两虚为多见,而急性间质性肾炎则以"浊毒""热毒""风湿"等证候为主。

案例 1 (亚急性间质性肾炎)

患者宣××,女,52 岁,浙江诸暨人,初诊时间 2018 年 1 月 27 日。

主诉:发现尿多泡沫伴血肌酐水平升高 8 个月。

病史:8 个月前因泡沫尿在外院就诊,当时伴口干,纳差,查血肌酐 262.2μmol/L,尿素氮 7.72mmol/L,尿蛋白＋＋。2017 年 5 月 1 日在当地医院住院,查血肌酐 290～318μmol/L,24h 尿蛋白定量 1.375g,血红蛋白 87g/L,考虑"CKD 4 期"。外院住院,血肌酐浓度最高至 385μmol/L。肾穿刺病理提示:①亚急性间质性肾炎。②肾小球轻度系膜增生伴球性硬化。予泼尼松片治疗后血肌酐水平逐渐下降,并维持在 140～150μmol/L,患者求助于中医进一步治疗。我院查 24h 尿蛋白定量 0.22g,血肌酐 152μmol/L,肾小球滤过率 45.8ml/min;尿蛋白±,红细胞－,尿渗透压 470mOsm/kg,尿 NAG/Cr 23.0U/(g・Cr)。血常规:白细胞计数 5.79×10^9/L,中性粒细胞百分比 59.1%,血红蛋白 105g/L,血小板计数 152×10^9/L;血ANA、ANCA 及体液免疫均正常。双肾 B 超提示:双肾轮廓清晰,形态正常;左肾大小约 8.9cm×5.1cm×4.6cm,实质厚 1.1cm;右肾大小约 8.9cm×4.7cm×3.5cm,实质厚 1.0cm;实质回声偏粗、偏强,分布欠匀,皮髓分界清楚。

既往史:慢性乙肝病史,服用恩替卡韦片治疗。有高脂血症病史,服用辛伐他汀片治疗。有胃溃疡病史。

体格检查:血压 113/71mmHg,眼睑浮肿,心肺及腹部检查无殊,双下肢无浮肿。

中医症见:腰酸,乏力,口干,目涩,手足心热,午后面赤,眼睑浮肿,夜尿多,舌红少苔,脉细涩、微数。

中医诊断:慢性肾衰—肾气阴两虚,肾络瘀痹证。

西医诊断:①亚急性间质性肾炎,肾小球轻度系膜增生伴球性硬化,CKD 3 期。②慢性乙型病毒性肝炎。③胃溃疡。④高脂血症。

治法:西医继续予恩替卡韦片、辛伐他汀片、泮托拉唑钠肠溶片,配合中药治疗。

中医治则:益气养阴,活血祛瘀。

处方:黄芪 30g,太子参 15g,天冬 10g,麦冬 10g,五味子 6g,当归 10g,川芎 15g,丹参 10g,薏苡仁 30g,焦山楂 15g,积雪草 30g,白花蛇舌草 15g,桑寄生 30g,14 剂,水煎服,每日一剂。

二诊:眼睑浮肿好转,仍有潮热,午后面赤,口干,舌脉同前。查尿蛋白阴性,红细胞阴性,血肌酐 111μmol/L。

处方:上方加青蒿 20g,14 剂。

三诊:潮热、面赤明显好转,仍有口干、乏力,无浮肿,夜尿 1 次,舌淡红苔白,脉细涩。查 24h 尿蛋白定量 0.14g,血肌酐 92μmol/L,肾小球滤过率 72.4ml/min。

处方:继以上方治疗。

后期患者随诊情况:继续以养阴益气、活血通络为法治疗 3 个月,患者血肌酐浓度波动在 76～90μmol/L,肾小球滤过率 74.8～90.2ml/min;尿常规:尿蛋白阴性。患者诸证安稳。

按语:朱师认为,急性间质性肾炎以"浊毒""热毒""风湿"等证候为主。急性期后的亚急性间质性肾炎以"热毒伤津,气阴耗伤,邪毒留恋"为主。而慢性间质性肾炎以"脾肾气虚""阴虚火旺"为主,并兼有瘀血。急性期应予以短期激素治疗,亚急性或慢性期以中药治疗为主。该患者间质性肾炎伴有乙肝,治疗较棘手。患者以口干、腰酸、目涩、手足心热等气阴两虚为表现;微观辨证看:肾病理有小球硬化、包氏囊粘连增厚、肾间质纤维灶占比＞25％,这些均为微癥积,且脉细涩,病机符合气阴两虚,肾络瘀阻。治疗以养阴益气,祛瘀通络。以黄芪生脉饮加复方积雪草汤为主方加减,方中黄芪、太子参、天冬、麦冬、五味子养阴益气,生津除烦,积雪草、丹参、川芎祛瘀通络消癥;白花蛇舌草清热解毒,活血消肿;焦山楂、薏苡仁和胃消食,上方共奏养阴益气、活血消癥、清热和胃之效。二诊潮热证候明显,加用青蒿清透虚热,凉血除蒸。该方药养阴益气而不敛邪,活血通络而不伤正,清热除蒸不伤胃。经治疗后血肌酐水平逐渐下降,并长期稳定在 76～90μmol/L。

学习要点:急性间质性肾炎到慢性间质性肾炎,具有一定的病机演变规律,亚急性期及慢性期可以中药治疗为主。

案例2（老年慢性小管间质病变）

患者刘××,男,80岁,浙江杭州人,初诊时间2016年6月30日。

主诉:发现血肌酐水平升高3年余。

病史:3年前因椎间盘突出查肾功能,提示血肌酐浓度升高133μmol/L,未予重视,平素夜尿多,3～4次。半个月来患者感头晕、乏力,社区医院查血生化,提示:血肌酐157μmol/L,尿素氮12.4mmol/L,尿酸478μmol/L,予百令胶囊治疗。今来我院就诊,查24h尿蛋白定量0.44g,血肌酐152μmol/L,尿酸455μmol/L,肾小球滤过率35.2ml/min。尿渗透压396mOsm/kg,尿微量蛋白以β2微球蛋白及白蛋白为主。尿常规:蛋白质±,红细胞—。血常规:白细胞计数6.23×10⁹/L,中性粒细胞百分比69.1%,血红蛋白115g/L,血小板计数138×10⁹/L,血甲状旁腺素154pg/ml。颈动脉B超提示:颈动脉硬化,伴斑块形成。双肾B超:慢性肾脏病(左肾大小约9.2cm×4.0cm×3.3cm,实质厚0.9cm;右肾大小约8.9cm×4.0cm×3.1cm,实质厚0.8cm;实质回声偏粗、偏强,分布欠匀,皮髓分界不清)。

既往史:有高尿酸血症病史10余年,偶有痛风发作,间断服用非布司他片治疗。有三叉神经痛病史,间断服用塞来昔布胶囊治疗。有高血压病史5年,最高血压158/90mmHg,服用硝苯地平缓释片治疗,血压控制可。有前列腺增生病史,服用非那雄胺片治疗。

体格检查:血压133/61mmHg,慢性病容,心肺及腹部检查无殊,双下肢无浮肿。

中医症见:口干气短,时有头晕,偶有胸闷,腰酸乏力,心烦,大便干涩,舌红少苔,脉细涩。

中医诊断:慢性肾衰—肾气阴两虚,肾络瘀痹证。

西医诊断:①慢性肾小管间质病变,CKD 3期。②痛风性关节痛。③三叉神经痛。④高血压。⑤前列腺增生。

治法:继续予硝苯地平缓释片、非布司他片、瑞舒伐他汀片、非那雄胺片等常规治疗,配合中药口服。

中医治则:益气养阴,活血祛瘀,润肠通便。

处方:黄芪30g,太子参15g,天冬10g,麦冬10g,五味子15g,地龙6g,当归10g,薏苡仁30g,川芎15g,焦山楂12g,赤芍6g,丹参10g,莪术15g,积雪草30g,六月雪30g,仙灵脾10g,火麻仁20g,14剂,水煎服,每日一剂。

二诊:近日无胸闷,气短、头晕好转,仍有咽干、便干,大便颗粒状,仍感腰酸乏力,舌脉同前。尿常规:蛋白质±,红细胞—。

处方：上方加玄参 15g、生地黄 15g，14 剂。

三诊：便干好转，大便 2 日一行，口干咽干好转，仍有乏力、腰酸，无胸闷及头晕，夜尿多，3～4 次，舌淡红，脉细涩。尿常规：蛋白质－，红细胞－。血肌酐 127μmol/L，尿酸 412μmol/L。

处方：去六月雪，改五味子 6g，加芡实 30g。

四诊：腰酸乏力好转，无胸闷心悸，无头晕，大便一日一行，便软，夜尿 2～3 次，舌淡红，脉细涩。尿常规：蛋白质阴性，红细胞阴性。24h 尿蛋白定量 0.21g，血肌酐 113μmol/L，尿酸 415μmol/L，肾小球滤过率 58.4ml/min。

处方：继以上方治疗。

后期患者随诊情况：继续以养阴益气、活血通络、润肠通便为法，并随证加减治疗，患者血肌酐浓度波动在 105～123μmol/L，多次查尿蛋白均阴性。

按语：患者高龄，有多种基础疾病，如高血压、高尿酸血症、动脉粥样硬化等，这些疾病均可导致肾小管间质损伤，加之有三叉神经痛，经常服用镇痛药治疗。临床上患者尿渗透压低下，夜尿多，尿微量蛋白以小分子蛋白尿为主，故考虑慢性肾小管间质病变。朱师经常把肾小管间质比作土壤，肾小球比作树木，树木需要土壤的滋润和氧供。因此，朱师认为慢性肾小管间质性疾病的病机特点是气血、津液亏虚，以气阴两虚为主，且证候多固定不变，在气阴两虚基础上兼有瘀血。该患者表现为气阴两虚，津亏肠燥，兼有瘀血，故以益气养阴、增液润肠、活血化瘀为法，予黄芪生脉饮、补阳还五汤及复方积雪草汤三方加减治疗。二诊时大便干燥、颗粒状，加玄参、生地黄，合方中的麦冬成增液汤，以滋阴润肠。三诊时患者血尿酸水平正常，故去化浊解毒药——六月雪，加芡实益精固肾，针对老年肾精不固之夜尿频数。经中医数月调理后，患者肾功能好转，中医证候改善，并长期稳定。

学习要点：老年慢性肾小管间质病变病机多表现为气血、津液亏虚，以气阴两虚为主，且证候多固定不变，在气阴两虚基础上兼有瘀血。

尿酸性肾病

尿酸性肾病是体内嘌呤代谢紊乱形成高尿酸血症所致肾脏损害的一种疾病。近年来,随着高蛋白、高嘌呤饮食增加,我国痛风的发病率日趋增高。尿酸性肾病的初期病变以关节疼痛为主,病位在关节经络,相当于中医的"痹症"。由于素体虚弱,卫外不固,复感外邪,内外相因风湿热留注经络关节,淫居于脉道之中,日久邪气缠绵不去,血滞成瘀,深入骨骼而成"痹症"。若"痹症"进一步发展,病邪湿浊瘀阻郁久化热,或病邪由浅入深,由经络入脏腑,若入脏,则"穷必及肾",可表现为肾虚内热,砂石阻滞的"石淋""尿血",又可表现为肾气亏损,封藏失职,以及脾肾阳虚,湿浊留滞而成的"水肿""虚劳",甚至"溺毒""关格"等危证。

案例1 （年轻患者高尿酸伴肾结石）

患者王××,男,20岁,浙江杭州人,初诊时间 2017 年 12 月 10 日。

主诉:发现尿酸水平升高及肾结石 3 年,反复关节痛 1 年。

病史:患者 3 年前体检发现有肾结石,尿酸浓度约 $500\mu mol/L$,血肌酐 $87\mu mol/L$,间断服用非布司他片治疗,偶查尿酸 $420\sim488\mu mol/L$。1 年前感左脚跖趾关节疼痛,皮肤红,予秋水仙碱及双氯芬酸钠片治疗后好转。3 个月前劳累后疼痛再发,服用双氯芬酸钠片治疗后好转。4 天前外院查血肌酐 $106.7\mu mol/L$,尿酸 $541\mu mol/L$,为求中医治疗来朱师门诊就诊。检验:血肌酐 $108.4\mu mol/L$,24h 尿蛋白定量 0.07g,肾小球滤过率 86.4ml/min,血尿酸 $529\mu mol/L$,尿酸清除率 5.6%;尿蛋白、红细胞均阴性;血 ANA、抗链球菌溶血素 O(ASO)、类风湿指标均阴性。双肾 B 超:双肾集合系小结石。

既往史:无殊。

家族史:父亲有痛风病史。

体格检查:血压 112/70mmHg,BMI 26.8kg/m^2,心肺及腹部检查无殊,下肢无浮肿,关节无畸形。

中医症见:膝关节酸胀,劳累后加重,无明显红肿、疼痛,伴腰酸体倦,昼日困倦,尿黄、较浑浊,无尿痛,舌淡苔薄腻,脉沉。

中医诊断:痹证—肾气亏虚,湿浊瘀滞证。

西医诊断:高尿酸血症,痛风性关节炎。

治法:非布司他片、碳酸氢钠片降尿酸,碱化尿液,加中药治疗。并嘱患者低嘌吟饮食,多饮水。

中医治则:补肾益气,清热利湿化浊。

处方:黄芪30g,川芎30g,仙灵脾20g,牛膝10g,薏苡仁30g,当归10g,海金沙10g,丹参10g,金钱草30g,蚕砂6g,泽泻15g,14剂,水煎服,每日一剂。

二诊:关节酸胀好转,仍有腰酸体倦,尿色转淡,时有腹胀、纳差,舌淡苔薄黄,脉沉。查血肌酐93.6μmol/L,尿酸487μmol/L。

处方:上方加山药30g、苍术10g,14剂。

三诊:无关节酸痛,腰酸乏力较前好转,腹胀好转,纳食可,舌淡苔薄白,脉沉。查血肌酐82.2μmol/L,尿酸421μmol/L。

处方:继上方治疗。

后期患者随诊情况:继续以上方为基础加减,患者血肌酐、尿酸水平均平稳,痛风未再发作。2018年3月,查24h尿蛋白定量0.08g,血肌酐77μmol/L,尿酸398μmol/L,肾小球滤过率126.2ml/min。双肾B超提示:右肾结石消失,左肾结晶。中药改为隔日一剂。2018年8月查双肾B超,双肾未见异常,未见肾结石。后患者未再就诊,自服非布司他片(20mg/次,隔日一次)及碳酸氢钠片治疗。

2019年8月2日来诊:近期患者饮食未控制,且工作劳累,经常熬夜,进食油腻夜宵,查血肌酐87μmol/L,尿酸641μmol/L,血甘油三酯3.54mmol/L。感踝关节隐痛,纳呆,口苦口腻,小便灼热、色黄,舌苔黄腻,脉滑。

处方:苍术10g,黄柏6g,牛膝12g,土茯苓20g,砂仁6g,薏苡仁30g,厚朴10g,半夏6g,金钱草30g,当归10g,鸡血藤15g,豨莶草10g,杜仲10g,莪术15g,川芎15g,7剂。并嘱清淡饮食,多饮水。

二诊:关节隐痛及口苦口腻等症状好转,小便清,仍有纳差,舌淡苔薄黄,脉滑。

处方:上方加焦山楂10g、炒麦芽15g,14剂。

按语:慢性痛风的常见临床表现有:①只出现高尿酸血症,而无任何症状。②高尿酸只有关节损害而无肾损伤。③高尿酸血症有肾脏损害或兼有关节痛。④高尿酸血症只见肾结石症状。朱师认为痛风性关节炎的辨证要点有二:一是湿浊(或痰浊),二是瘀阻。在疾病进程中,湿浊瘀阻化热,可致痰浊瘀热,痹阻关节;或灼阴熬液,而成砂石;若入脏,则穷必及肾,致肾气不足,肾络痹阻。该患者无明显肾脏损伤,但有关节痛及肾结石。该案例列举了高尿酸血症不同阶段的治疗方法,第一阶段,为高尿酸血症伴肾结石,但无关节痛,辨证为肾气不足,湿热内蕴,在补肾益气的基础上予以清热利湿、利尿化浊治疗,患者血肌酐、尿酸水平平稳,痛风未再发作,且肾结石逐渐消失。第二阶段,患者进食大量油腻之品后痛风发作,辨证为痰浊瘀热痹阻关节,予三仁汤合四妙丸加减,以清热利湿化痰,并加祛风湿、通经络之品,如豨莶草、鸡血藤等,治疗后关节痛好转。

学习要点：①痛风性关节炎的辨证要点一是湿浊（或痰浊），二是瘀阻。②嘱患者清淡饮食，多饮水尤为重要。③在痛风的不同阶段，予以相应的辨证治疗。

案例2 （痛风性肾病伴肾功能不全）

患者李××，男，64岁，浙江杭州人，初诊时间2017年4月23日。

主诉：反复关节疼痛12年，血肌酐水平升高2年。

病史：患者12年前劳累后出现右踝关节疼痛，局部红肿，当地医院查血尿酸浓度约600μmol/L，血肌酐水平正常（具体不详）。疼痛发作时服用复方对乙酰氨基酚或塞来昔布等治疗，未服用降尿酸药物，血尿酸未检验。每年疼痛发作7～10次，涉及膝关节、踝关节及跖趾关节、手掌指关节等。2年前因头晕在当地医院就诊，查血肌酐147μmol/L，尿酸758μmol/L，尿蛋白阴性，予非布司他片、百令胶囊、肾复康胶囊等治疗，多次查血肌酐139～156μmol/L，尿酸451～542μmol/L，仍时有关节痛，疼痛时以秋水仙碱片及复方倍他米松注射液肌内注射。1周前至我院门诊就诊，查血肌酐186μmol/L，尿酸517μmol/L，为求中医治疗来朱师门诊就诊。

检验：24h尿蛋白定量0.32g，肾小球滤过率36.4ml/min，尿渗透压414mOsm/kg，尿NAG/Cr 9.4U/(g·Cr)。血常规：白细胞计数$6.7×10^9$/L，中性粒细胞百分比62.3%，血红蛋白97g/L，血小板计数$231×10^9$/L。双肾B超提示：慢性肾脏病，双肾多发细小结石（左肾大小约9.2cm×4.1cm×3.7cm，实质厚1.0cm；右肾大小约8.9cm×4.0cm×3.6cm，实质厚0.9cm；双肾散在分布数枚直径在0.3cm以下的强回声光斑，实质回声偏粗、偏强，分布欠匀，皮髓分界不清）。

既往史：有高血压病史10年，最高血压168/96mmHg，服用左旋氨氯地平片治疗，血压控制可。

体格检查：血压142/82mmHg，心肺及腹部检查无殊，下肢无浮肿，双手掌指关节畸形，见多处痛风石。

中医症见：膝关节肿大变形，关节酸胀、隐痛，劳累后加重，腰酸痛，口苦口腻，尿色深、浑浊，纳差，大便黏滞，舌淡苔白腻，脉沉涩。

中医诊断：痹证，慢性肾衰—肾气亏虚，痰瘀阻络证。

西医诊断：①高尿酸血症；痛风性关节炎；痛风性肾病，CKD 3期。②高血压2级，极高危。

治法：非布司他片、碳酸氢钠片降尿酸、碱化尿液，左旋氨氯地平片降血压，加中药治疗。并嘱患者低嘌呤饮食，多饮水。

中医治则：补肾益气，祛瘀化痰利湿。

处方：黄芪30g，丹参15g，仙灵脾10g，桑枝30g，蚕砂10g，秦艽10g，益母草

15g,杜仲 10g,续断 10g,地龙 6g,陈皮 6g,六月雪 30g,虎杖 10g,苍术 10g,薏苡仁 30g,川芎 15g,14 剂,水煎服,每日一剂。

二诊:口苦口腻好转,关节酸痛好转,感腰酸,腹胀、纳差,时有反酸,舌脉同前。查血肌酐 183μmol/L,尿酸 454μmol/L。

处方:上方加海螵蛸 30g、炒枳壳 6g,14 剂。

三诊:劳累后仍有关节酸胀,无关节疼痛,纳可,腹胀好转,大便成形,小便转清,舌淡苔白,脉沉涩。查血肌酐 175μmol/L,尿酸 441μmol/L;尿蛋白一,红细胞一。

处方:上方去蚕砂、六月雪,加莪术 10g、三棱 10g,14 剂。

四诊:症状同前,诸证安稳。查血肌酐 172μmol/L,尿酸 423μmol/L;24h 尿蛋白定量 0.21g,肾小球滤过率 41ml/min。

处方:继前方治疗。

后期患者随诊情况:继以补肾健脾、祛瘀化湿治疗为主,配合非布司他片降尿酸治疗。患者痛风发作频率及程度较前减低,血肌酐浓度波动在 165～181μmol/L,尿酸 378～456μmol/L。

按语:该患者高尿酸及痛风时间长,伴有关节畸形及慢性肾衰竭。慢性痛风性肾病引起的肾衰竭与原发性肾小球肾炎所致的慢性肾衰在辨证治疗上有所差异,后者以"虚""瘀"为主,常兼有"风湿""肝风""浊毒"等,而前者在"虚""瘀"基础上常伴有"痰阻""湿热""砂石""浊毒"。故在治疗尿酸性肾病时,朱师制定了经验方——"益肾行瘀化湿方",该方由黄芪、丹参、仙灵脾、薏苡仁、桑枝、蚕砂、秦艽、益母草组成,具有补肾益气、活血化瘀、利湿通痹之功。上方加减:肾虚腰酸,选加杜仲、续断、枸杞子、菟丝子;肾不摄精、夜尿频多,选加益智仁、金樱子、覆盆子、桑螵蛸;痰湿瘀热、痹阻关节,选加三妙丸、鬼箭羽、萆薢、地龙、白芥子、陈皮;瘀血证突出,可再选加桃仁、红花、丹参、地鳖虫;湿浊中阻胃肠,选加黄连、半夏、六月雪、熟大黄;湿热下注膀胱,选加十大功劳叶、黄柏、凤尾草、金钱草。该患者即在本方的基础上加杜仲、续断、地龙、陈皮、六月雪、虎杖、苍术,加强补肾化浊、活血通络之效。二诊时患者兼有胃气上逆,故加用海螵蛸、炒枳壳。三诊时患者湿浊证候好转,故去蚕砂、六月雪,加莪术、三棱活血消癥,以祛肾微癥积,改善肾纤维化。经综合治疗后,患者尿酸水平平稳,肾功能好转,肾小球滤过率较治疗前升高。

学习要点:①痛风性肾病引起的肾衰竭与慢性肾炎所致的慢性肾衰在辨证治疗上有所差异。②"益肾行瘀化湿方"是朱师治疗痛风性肾病的经验方。③对于慢性肾衰竭患者,要注重"活血消癥"。

狼疮性肾炎

系统性红斑狼疮(SLE)是一种常见的侵犯全身结缔组织的自身免疫性疾病,病变可累及多个器官和组织,当其累及肾脏时,即为狼疮性肾炎。狼疮性肾炎是系统性红斑狼疮最主要的内脏损害,60%~80%的病例受累。不仅肾小球受累,肾小管-间质也可受到不同程度的损伤,使得肾脏的病理组织呈"万花筒样改变"。该病属于中医学"阴阳毒""风毒流注""温毒发斑""红蝴蝶疮""水肿""热痹"等范畴。朱师将系统性红斑狼疮的中医发病原因分内外两大因素,认为该病的形成内因多为禀赋不足,素体虚弱,肝肾亏损,气阴两虚,脉络瘀阻;外因多与感受"风毒""热毒""湿毒"等毒邪有关。有关狼疮性肾炎的治疗,朱师主张中西医结合,急性期予激素及免疫抑制剂治疗,配合中药清热解毒、祛风除湿、凉血活血等;缓解期予中药治疗为主或配合小剂量激素长期口服,以滋补肝肾、滋阴养血、活血祛瘀为主。

案例 1 (狼疮性肾炎急性加重伴急性肾损伤,中西医结合治疗)

患者沈××,女,22岁,浙江杭州人,初诊时间 2019 年 8 月 21 日。

主诉:面部红斑 11 年,浮肿 8 年余。

病史:患者 11 年前出现颜面部红斑,伴踝关节疼痛、僵硬,浙江省儿童医院查血 ANA 1:1000,ds-DNA 阳性,尿蛋白+,红细胞++,诊断为系统性红斑狼疮。后一直在外院风湿科就诊,以激素加羟氯喹片、硫唑嘌呤片等治疗。8 年前(2011 年 6 月)出现双下肢浮肿,查尿蛋白+++。我院肾活检提示:狼疮性肾炎(Ⅳ型)。予甲泼尼龙片联合霉酚酸酯胶囊治疗,浮肿好转,激素及霉酚酸酯规律减量,尿蛋白+~++。2013 年 6 月,患者因阑尾炎发作出现病情加重,浮肿再发,激素再次加至足量并联合霉酚酸酯治疗,尿蛋白逐渐好转。半年后停用霉酚酸酯,维持激素治疗。2 年前患者出现呼吸道感染、发热,伴血肌酐浓度升高(约 160μmol/L),予激素加量及抗感染治疗后,血肌酐浓度下降至 70μmol/L。8 个月前患者自行停用所有药物。5 个月前患者出现双下肢浮肿,未予重视。1 个月前浮肿加重,伴胸闷而入我院,查血肌酐 208μmol/L,血清白蛋白 16.8g/L,24h 尿蛋白定量 5.49g,尿足细胞检测阳性,血 ANA 1:160。双肾 B 超提示:双肾轮廓清晰,形态正常,左肾大小约 11.2cm×5.7cm×5.6cm,实质厚 1.3cm;右肾大小约 11.4cm×5.1cm×4.9cm,实质厚 1.3cm;实质回声偏粗、偏强,分布欠匀,皮髓分界欠清。考虑狼疮活动,肾病综合征复发,予激素加量并配合人免疫球蛋白治疗,但患者尿量持续减少,血肌酐浓度升高至 560μmol/L,尿酸 713μmol/L,血钾 5.8mmol/L,遂行血液透析,治疗 6 次后尿量增加,血肌酐浓度逐渐下降至 179μmol/L,尿酸 513μmol/L,血钾 3.8mmol/L,24h 尿蛋白定量 7.8g,尿量 1500ml 左右,遂请朱师会诊,制定下一步诊疗方案。

既往史:高血压病史 8 年,最高血压 200/100mmHg,目前服用硝苯地平控释片及比索洛尔片治疗,血压控制可。无糖尿病、乙肝、结核病病史。有青霉素过敏史。

体格检查:血压 121/84mmHg,形体肥胖,满月脸,双肺呼吸音低,无干湿啰音,心脏及腹部检查无殊,双下肢浮肿。

中医症见:面部浮肿,面色无华,困倦无力,动则气短,午后面赤,心烦,腰酸腰痛,纳差泛恶,大便黏滞,小便不利,舌质暗苔白腻,脉沉涩。

中医诊断:红蝴蝶疮—气阴两虚兼瘀血、浊毒证。

西医诊断:①系统性红斑狼疮,狼疮性肾炎,肾病综合征。②急性肾损伤。

治法:泼尼松龙片(50mg/d),环磷酰胺注射液(0.4g/2 周,静脉滴注),硝苯地平控释片降血压,羟氯喹片调节免疫,以及补钙、护胃,配合中药治疗。

中医治则:益气养阴,活血化浊。

处方:黄芪 45g,太子参 15g,当归 10g,茯苓 20g,赤芍 6g,川芎 15g,丹参 10g,薏苡仁 30g,焦山楂 15g,积雪草 30g,莪术 15g,六月雪 15g,青蒿 20g(后下),生麦芽 60g,杜仲 10g,桑寄生 30g,白花蛇舌草 30g,14 剂,水煎服,每日一剂。

二诊:浮肿好转,尿量 2000ml/d,困倦好转,仍有腰酸乏力,午后面赤,夜寐差,心烦,夜间多汗,夜尿 1~2 次,舌脉同前。尿常规:尿蛋白++,红细胞 6~7/HP;血清白蛋白 28.1g/L,血肌酐 135μmol/L,尿素氮 18.86mmol/L,尿酸 328μmol/L。

处方:上方加五味子 10g,14 剂。

三诊:浮肿消退,夜寐好转,心神安稳,夜间汗出好转,仍有体倦乏力,大便偏干,小便泡沫多,舌质暗苔白,脉沉涩。尿常规:尿蛋白++,红细胞+;血清白蛋白 29.7g/L,血肌酐 118μmol/L,尿素氮 12.64mmol/L,尿酸 373μmol/L。

处方:上方加虎杖 10g,14 剂。

后期患者随诊情况:继续以上方为基础加减治疗,激素规律减量,配合环磷酰胺注射液抗免疫治疗。患者肾功能平稳,尿蛋白逐渐减少。2019 年 12 月查尿蛋白+,红细胞阴性;血清白蛋白 35.5g/L,血肌酐 94μmol/L,尿素氮 11.69mmol/L,尿酸 431μmol/L。

按语:该患者病史长,幼年起病,肾病理为狼疮性肾炎(Ⅳ型),病理活动性强,临床上表现为肾病综合征,病情多次复发,西医应用激素加多种免疫抑制剂治疗。此次患者肾病综合征复发,伴有急性肾损伤、少尿,予激素抗炎及利尿、补充白蛋白等治疗后,血肌酐水平仍进行性升高,临时予血液透析治疗,后血肌酐水平下降。

朱师会诊后制定了中西医结合治疗方案,西医予足量激素加环磷酰胺注射液脉冲治疗。朱师将系统性红斑狼疮的中医发病原因分为内外两大因素,内因多为禀赋不足,素体虚弱,肝肾亏损,气阴两虚,脉络瘀阻;外因多与感受"风毒""热毒""湿毒"等邪毒有关。急性期多见邪毒炽盛之象,邪毒伤肾,肾气化不利,出现水肿;邪毒内蕴,化热生痰阻络,则出现湿热、痰浊、水湿、瘀血等病理产物夹杂,使疾病顽固难愈。该患者表现为气阴两虚伴有瘀血、浊毒,故予黄芪、太子参、茯苓、青蒿、桑寄生等益气养阴,健脾益肾;予赤芍、川芎、丹参、莪术活血祛瘀通络;予积雪草、六月雪、薏苡仁、白花蛇舌草祛湿化浊,清热解毒;积雪草另有活血消癥之功。方中青蒿配生麦芽是朱师治疗系统性红斑狼疮常用的药对。青蒿与生麦芽合用,清透虚热,疏肝解郁,可以改善狼疮性肾炎患者低热和情志抑郁等症状。二诊时患者阴虚燥热之候甚,加五味子补肾宁心安神。三诊时加虎杖,以增利湿化浊解毒之功。白花蛇舌草配虎杖是朱师治疗狼疮性肾炎急性期常用的药对,具有清热解毒、祛风除湿、化浊散瘀之功效。现代药理学研究表明,白花蛇舌草能刺激网状内皮系统,增强白细胞吞噬功能,并能提高小鼠体内 IgG 含量,刺激抗体形成,具有调节免疫作用。虎杖具有抗炎镇痛、调节免疫、改善微循环等作用。

学习要点:①重症狼疮性肾炎需激素、免疫抑制剂配合中药治疗。②狼疮性肾炎急性期多见邪毒炽盛之象,邪毒有"风毒""热毒""湿毒"之别。③青蒿配生麦芽,白花蛇舌草配虎杖,均是该病常用的药对。

案例2 （狼疮性肾炎伴干燥综合征）

患者孙××,女,25 岁,浙江杭州人,初诊时间 2010 年 10 月 26 日。

主诉:面部红斑伴尿检异常 5 年。

病史:患者 5 年前出现发热,伴关节痛,面部红斑,口干、眼干,外院查血 ANA 阳性,ds-DNA 阳性,SS-A 阳性,SS-B 阳性。尿常规:尿蛋白＋＋,红细胞＋＋。24h 尿蛋白定量 1.62g,血肌酐 64μmol/L。诊断为系统性红斑狼疮,干燥综合征。行肾活检,提示:狼疮性肾炎Ⅲ型。予泼尼松片、霉酚酸酯胶囊等治疗,尿蛋白好转,后小剂量激素维持。1 年前劳累后出现双下肢浮肿,查尿蛋白＋＋＋,红细胞＋＋,24h 尿蛋白定量 2.03g,血肌酐 76μmol/L,红细胞沉降率 65mm/h,外院予激素加环磷酰胺注射液治疗(共用 7.8g),尿蛋白好转。后多次查尿蛋白＋～＋＋,红细胞＋～＋＋,为求中西医结合治疗,遂来朱师门诊就诊。检验:血 ANA 1:80,ds-DNA 阴性,ENA 阳性,SS-A 阳性,SS-B 阳性。尿蛋白＋,红细胞＋＋＋,24h 尿蛋白定量0.78g,血肌酐 68μmol/L,肾小球滤过率 110.4ml/min,血常规无殊,红细胞沉降率 32mm/h,尿足细胞检测阴性,尿渗透压 716mOsm/kg,尿

NAG/Cr 14.9U/(g·Cr)。双肾B超：双肾大小正常，实质回声改变。

既往史：高脂血症病史1年，服用阿托伐他汀钙片治疗。无高血压、糖尿病、乙肝、结核病病史。

体格检查：血压135/81mmHg，面部浮肿，满月脸，心肺及腹部检查无殊，双下肢无浮肿。

中医症见：体倦乏力，午后面部烘热，口干口渴，眼睛干燥，夜寐差，多梦，夜间汗出，纳差，胃嘈杂感，舌暗有瘀斑，苔薄而干，脉弦细。

中医诊断：红蝴蝶疮——气阴两虚兼瘀血证。

西医诊断：①系统性红斑狼疮，狼疮性肾炎。②干燥综合征。③高脂血症。

治法：继续予甲泼尼龙片（12mg/d），并予厄贝沙坦片降血压，护肾，羟氯喹片调节免疫，以及补钙、护胃，及中药治疗。

中医治则：益气养阴，活血通络。

处方：黄芪30g，太子参15g，生地黄20g，女贞子10g，青蒿20g（后下），生麦芽60g，赤芍10g，薏苡仁30g，焦山楂15g，莪术15g，积雪草30g，徐长卿10g，当归10g，川芎15g，丹参10g，生龙骨30g（先煎），14剂，水煎服，每日一剂。

二诊：面部烘热好转，体倦好转，仍有口干、眼干，夜寐可，仍多梦，夜间少量汗出，胃胀、嘈杂，舌脉同前。尿常规：尿蛋白＋，红细胞＋＋。

处方：上方加佛手10g、石斛12g，14剂。

三诊：面部已无烘热感，口干好转，感体倦乏力，仍有眼干，夜寐安，夜间无汗出，胃脘不适好转，舌暗少苔，脉弦细。

处方：上方去生龙骨，加夜交藤15g，14剂。

四诊：仍时有口干、眼干，腰酸乏力，偶有胃胀，无嘈杂感，夜寐安，舌暗少苔，脉弦细。尿常规：尿蛋白＋，红细胞＋＋。24h尿蛋白定量0.52g。

处方：上方加仙鹤草30g、大枣15g。

后期患者随诊情况：以小剂量激素（甲泼尼龙片8mg/d）长期维持，配合厄贝沙坦片及中药治疗。中药仍以益气养阴、活血通络、养心安神为主调治。患者多次查尿常规：尿蛋白－～＋，红细胞＋～＋＋，24h尿蛋白定量0.25～0.46g。后分别于2014年7月、2016年9月因急性肠胃炎发作，查24h尿蛋白定量1.13～1.5g，予抗感染，甲泼尼龙片加量至20～24mg/d（后逐渐减量），尿蛋白好转，以甲泼尼龙片（8mg/d）及厄贝沙坦片长期维持治疗，中药于2017年年底停用，查24h尿蛋白定量0.12～0.38g。

第二阶段：2019年10月患者来诊，查血ANA 1∶40，SS-A阳性，余阴性。尿常规：尿蛋白±，红细胞－，24h尿蛋白定量0.41g，肾小球滤过率108.6ml/min。

中医症见：腰膝酸痛，萎软无力，头晕目涩，口干，纳差，时有腹胀，大便干，舌淡暗少苔,脉沉涩。

处方:黄芪 30g,肉苁蓉 15g,山药 20g,黄精 30g,菟丝子 20g,仙灵脾 10g,川芎 15g,鸡血藤 15g,丹参 15g,香附 10g,青蒿 20g,白芍 30g,当归 15g,炒白术 10g,炒麦芽 15g,白花蛇舌草 15g,14 剂,每日一剂。

二诊:仍感腰酸乏力,仍时有头昏目涩,腹胀好转,饮食转佳,大便一日一行,便软,舌脉同前。尿常规:尿蛋白、红细胞均阴性。

处方:上方加菊花 6g、枸杞子 10g,14 剂。

三诊:诸症好转,仍时有头晕、口干,纳可,眠可,二便调,舌苔少苔,脉沉。24h 尿蛋白定量 0.21g。尿常规:蛋白及红细胞均阴性。

处方:继上方治疗。

按语:该患者在朱师门诊随访 10 年之久,病初(急性发作期)患者尿蛋白多,血炎症指标高,ds-DNA 阳性,均提示狼疮活动,故予激素加霉酚酸酯治疗,后病情反复,予激素加环磷酰胺注射液治疗,但环磷酰胺注射液用至累积剂量 7.8g 后,患者尿蛋白仍未完全缓解,伴有身体不适,故求助中医治疗。第一阶段,中医表现为气阴两虚、阴虚燥热、瘀血阻滞、心神不宁之候,故予黄芪、太子参、生地黄、女贞子、青蒿益气养阴,清热除蒸,予赤芍、莪术、当归、川芎、丹参活血通络和营,予生龙骨配丹参镇静安神除烦。另予薏苡仁、焦山楂健脾和胃消食;徐长卿、积雪草祛风除湿,解毒消肿,以祛风、湿、毒之余邪。二诊时患者胃胀不适,配合佛手、石斛理气和中,益胃生津。三诊时患者燥热好转,夜寐安,且生龙骨乃重镇之品,久服易伤胃气,故改生龙骨为夜交藤,以养心安神。四诊时患者仍有疲倦之候,且尿中持续见红细胞,予仙鹤草配大枣,以收敛止血,养血补虚。后患者病情持续稳定,以小剂量激素巩固治疗,其间因感染病情反弹,短期增加激素剂量治疗后好转。第二阶段,此时疾病已达 15 年,长年服用激素使得患者证候发生改变,由阴虚燥热逐渐转变为肝肾精亏,阳气不足,故予补益肝肾、助阳固精兼以活血通络,且配合补肝益肾中药治疗,有利于激素减量,目前激素减量至甲泼尼龙片 4mg/d(口服),诸症好转,病情稳定。

学习要点:①狼疮性肾炎患者长年服用激素,证候易发生变化,常由"气阴两虚"向"阳气亏虚"转变。②应用"补益肝肾、温阳益气"之药,有利于激素减量。

缩写词表

（按英文字母顺序排列）

缩写词	英文全称	中文全称
ACE	angiotensin converting enzyme	血管紧张素转换酶
ACEI	angiotensin converting enzyme inhibitor	血管紧张素转换酶抑制剂
AKI	acute kidney injury	急性肾损伤
ALB	albumin	白蛋白
ANA	antinuclear antibody	抗核抗体
ANCA	anti-neutrophilic cytoplasmic antibody	抗中性粒细胞胞质抗体
Ang II	angiotensin II	血管紧张素 II
ARB	angiotensin-receptor blocker	血管紧张素受体 II 阻滞剂
ASO	anti-streptococci O	抗链球菌溶血素 O
BMI	body mass index	体重指数
BSA	bovine serum albumin	牛血清白蛋白
BUN	blood urea nitrogen	血尿素氮
CCB	calcium channel blocker	钙通道阻滞剂
CCr	creatinine clearance rate	内生肌酐清除率
CKD	chronic kidney disease	慢性肾脏病
Col-IV	collagen IV	IV 型胶原蛋白
COVID-19	coronavirus disease 2019	新型冠状病毒肺炎
CRF	chronic renal failure	慢性肾（功能）衰竭
CTGF	connective tissue growth factor	结缔组织生长因子
CTX	cyclophosphamide	环磷酰胺
CysC	cystatin C	胱抑素 C
DBP	diastolic blood pressure	舒张压
DN	diabetic nephropathy	糖尿病肾病

缩写词	英文全称	中文全称
eGFR	estimated glomerular filtration rate	估算肾小球滤过率
ELISA	enzyme-linked immunosorbent assay	酶联免疫吸附测定
ESRD	end stage renal disease	终末期肾病
ESRF	end stage renal failure	终末期肾衰竭
FDP	fibrin degradation product	纤维蛋白降解产物
FITC	fluorescein isothiocyanate	异硫氰酸荧光素
FN	fibronectin	纤维粘连蛋白
FSGS	focal segmental glomerulosclerosis	局灶节段性肾小球硬化(症)
GBM	glomerular basement membrane	肾小球基底膜
GC	glucocorticoid	糖皮质激素
GFR	glomerular filtration rate	肾小球滤过率
HDL	high density lipoprotein	高密度脂蛋白
HE	hematoxylin-eosin(staining)	苏木精-伊红(染色)
HL	hyperlipidemia	高脂血症
hs-CRP	high sensitivity C-reactive protein	高敏 C 反应蛋白
HT	hypertension	高血压
ICAM-1	intercellular cell adhesion molecule-1	细胞间黏附分子-1
IF	immunofluorescence	免疫荧光
IgA	immunoglobulin A	免疫球蛋白 A
IgAN	immunoglobulin A nephropathy	IgA 肾病
IgG	immunoglobulin G	免疫球蛋白 G
IgM	immunoglobulin M	免疫球蛋白 M
IHC	immunohistochemistry	免疫组织化学
IIF	indirect immunofluorescence	间接免疫荧光
KDIGO	Kidney Disease Improving Global Outcomes	改善全球肾脏病预后组织
LDL	low density lipoprotein	低密度脂蛋白
LN	lupus nephritis	狼疮性肾炎
LN	laminin	层粘连蛋白

续表

缩写词	英文全称	中文全称
MAP	mean arterial pressure	平均动脉压
MAPK	mitogen activated protein kinase	丝裂原活化蛋白激酶
MCD	minimal change disease	微小病变性肾病
MCP-1	monocyte chemoattractant protein-1	单核细胞趋化蛋白-1
MHC	major histocompatibility complex	主要组织相容性复合体
MMF	mycophenolate mofetil	霉酚酸酯
MMP-13	matrix metalloproteinase-13	基质金属蛋白酶-13
MN	membranous nephropathy	膜性肾病
mTOR	mechanistic target of rapamycin	雷帕霉素靶蛋白
NAG	N-acetyl-β-D-glucosaminidase	N-乙酰-β-D-氨基葡萄糖苷酶
NFAT	unclear factor of activated T cells	活化 T 细胞核因子
NS	nephrotic syndrome	肾病综合征
PAN	puromycin aminonucleoside	嘌呤霉素氨基核苷
PAS	periodic acid-Schiff(staining)	过碘酸雪夫(染色)
PASM	periodic acid-silver methe-namine(staining)	六胺银(染色)
PBS	phosphate buffer saline	磷酸盐缓冲液
PCR	polymerase chain reaction	聚合酶链式反应
PDGF	platelet derived growth factor	血小板源性生长因子
PDX	podocalyxin	足萼糖蛋白
pFSGS	primary focal segmental glomerulosclerosis	原发性局灶节段性肾小球硬化症
PI3K	phosphatidylinositol 3-kinase	磷脂酰肌醇 3 激酶
PKC	protein kinase C	蛋白激酶 C
PLA2R	phospholipase A_2 receptor	磷脂酶 A_2 受体
PTEC	proximal tubular epithelial cell	近端肾小管上皮细胞
PTEN	phosphatase and tensin homolog	同源性磷酸酶张力蛋白
ROS	reactive oxygen species	活性氧
SARS	severe acute respiratory syndrome	严重急性呼吸综合征
SBP	systolic blood pressure	收缩压

缩写词	英文全称	中文全称
SCr	serum creatinine	血肌酐
sFSGS	secondary focal segmental glomerulosclerosis	继发性局灶节段性肾小球硬化（症）
SLE	systemic lupus erythematosus	系统性红斑狼疮
TC	total cholesterol	总胆固醇
TG	triglyceride	甘油三酯
TGF-β	transforming growth factor-β	转化生长因子β
TLR4	toll like receptor 4	Toll 样受体 4
TNF-β_1	tumor necrosis factor-β_1	肿瘤坏死因子β_1
TP	total protein	总蛋白
TRPC6	transient receptor potential cationic channel 6	瞬时受体电位阳离子通道蛋白-6
UA	uric acid	尿酸
Uosm	osmotic pressure of urine	尿渗透压
Upro	urine protein quantification	尿蛋白定量
WB	western blot	蛋白质印迹
WHO	World Health Organization	世界卫生组织